JN095529

受験生の皆さんへ

　過去の問題に取り組む目的は、(1)出題傾向(2)出題方式(3)難易度(4)合格点を知り、これからの受験勉強に役立てることにあります。出題傾向などがつかめれば目的は達成したことになりますが、それを一歩深く進めるのが、受験対策の極意です。

　せっかく志望校の出題と取り組むのですから、本番に即した受験対策の場に活用すべきです。では、どうするのか。

　第一は、実際の入試と同じ制限時間を設定して問題に取り組むこと。試験時間が六十分なら六十分以内で挑戦し、時間配分を感覚的に身に付ける訓練です。

　二番目は、きっちりとした正答チェック。正解出来なかった問題は、正解できるまで、徹底的に攻略する心構えが必要です。間違えた場合は、単なるケアレスミスなのか、知識不足が原因のミスなのか、考え方が根本的に間違えていたためのミスなのか、きちんと確認して、必ず正解が書けるようにしておく。

　正答が手元にある過去問題にチャレンジしながら、正解できなかった問題をほったらかしにする受験生もいます。そのような受験生に限って、他の問題集をやっても、間違いを放置したまま、次の問題、次の問題と単に消化することだけに走っているのではないかと思います。過去問題であれ問題集であれ、間違えた問題は、正解できるまで必ず何度も何度も繰り返しチャレンジする。これが必勝の受験勉強法なことをお忘れなく。

入試問題検討委員会

【本書の内容】

1. 本書は 2022 年度、2023 年度の生命・環境科学部、獣医学部動物応用科学科の入試問題と解答を収録しています。
2. 英語・数学・化学・生物と総合問題の問題と解答を収録しています。尚、大学当局より非公表の問題は掲載していません。
3. 現在受験生を指導している、すぐれた現場の先生方による解答解説を掲載しています。
4. 本書は問題の微細な誤りをなくすため、大学より提供を受けた実物の入試問題を、そのまま画像化して印刷しています。
5. 解答後の記録、分析のためにチェックシートを掲載しています。 実力分析、課題発見等にご活用ください。(目次の後に掲載しています。コピーをしてご活用ください。)

　尚、本書発行にご協力いただきました先生方に、この場を借り、感謝申し上げる次第です。

麻布大学

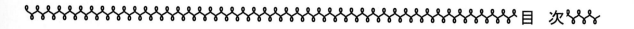
目　次

_____ 年度　　　　　大学　　　　　学部　　　　科目 _____

【問題No.　】	目標	実際	〈評価と気付き〉
時間	分	分	
得点率	％	％	
【問題No.　】	目標	実際	〈評価と気付き〉
時間	分	分	
得点率	％	％	
【問題No.　】	目標	実際	〈評価と気付き〉
時間	分	分	
得点率	％	％	
【問題No.　】	目標	実際	〈評価と気付き〉
時間	分	分	
得点率	％	％	
【問題No.　】	目標	実際	〈評価と気付き〉
時間	分	分	
得点率	％	％	
【問題No.　】	目標	実際	〈評価と気付き〉
時間	分	分	
得点率	％	％	
【問題No.　】	目標	実際	〈評価と気付き〉
時間	分	分	
得点率	％	％	
【問題No.　】	目標	実際	〈評価と気付き〉
時間	分	分	
得点率	％	％	
【問題No.　】	目標	実際	〈評価と気付き〉
時間	分	分	
得点率	％	％	
【Total】	目標	実際	《総合評価》　（解答の手順・時間配分、ケアレスミスの有無、得点の獲得状況等）
時間	分	分	
得点率	％	％	

【得点アップのための対策】　　　　　　　　　　　　　　　　　　　実行完了日

・　　　　　　　　　　　　　　　　　　　　　　　　　　　　　　　　　　／
・　　　　　　　　　　　　　　　　　　　　　　　　　　　　　　　　　　／
・　　　　　　　　　　　　　　　　　　　　　　　　　　　　　　　　　　／
・　　　　　　　　　　　　　　　　　　　　　　　　　　　　　　　　　　／

《チェックシート》　※解答後の分析にご活用ください

令和5年度

問　題　と　解　答

英　語

問題
(2科目　120分)

一般 A

5年度

1　次の英文を読み，下記の設問に答えなさい。

Have you ever been told that you look （　1　） your mother or father? You look
（　1　） your parents because features （　2　） eye color pass from parents to their
children. This is called inheritance, and it happens through genes.

Genes are found inside cells. They are located in the cell nucleus — the tiny dot
near the center of each cell that controls how it works. Genes are like little bits of
code. Each gene carries instructions for a particular feature, （　2　） whether your
hair is straight or curly. A full set of genes (3)[for / provides / needed / the instructions]
building a unique living thing.

Inside the nucleus of each cell, genes are found inside long strings （　4　）
*chromosomes. These strings often coil up to make tiny X-shapes. You have 46
chromosomes in each cell, and each contains thousands of genes.

Genes are made of chemicals （　4　） DNA. DNA has an amazing shape, like a
twisted ladder. The ladder's *rungs (5)are made up of four chemicals, which pair up in
different ways. The arrangement forms a code that tells cells how to develop.

So exactly how do genes pass on features from parents to their children? Well,
remember that humans have 46 chromosomes. (6)Nearly all the cells in your body
have a full set of 46 chromosomes, but *sperm and egg cells are different. They only
have （　7　） the normal number: 23 chromosomes. When the sperm and egg cell join,
each adds 23 chromosomes to make a full set of 46 in the *fertilized egg. (8)That is
how you inherit features from both your mother and father.

If children inherit 23 chromosomes from both their parents, why are not all the
children in a family (9)exactly alike? The answer is that the DNA code is a little
different in each sex cell. When the sperm and egg cell join, it makes a unique
combination each time.

（注）*chromosome「染色体」　*rung「はしごの横木，桟」　*sperm「精子」

　　　*fertilized egg「受精卵」

（1）本文中に二つある空欄（　1　）に当てはまる共通の語として最も適当なものを，下記の①〜④の中から一つ選びなさい。

　　① at　　　　　② for　　　　　③ like　　　　　④ into

（2）本文中に二つある空欄（　2　）に当てはまる共通の語句として最も適当なものを，下記の①〜④の中から一つ選びなさい。

　　① as for　　　② even as　　　③ as well as　　　④ such as

（3）（3）の［　　　］内の語（句）を並べ替えて意味の通る英文にするとき，並べ替えた語（句）のうち3番目にくるものを，下記の①〜④の中から一つ選びなさい。

　　① for　　　　② provides　　　③ needed　　　④ the instructions

（4）本文中に二つある空欄（　4　）に当てはまる語として最も適当なものを，下記の①〜④の中から一つ選びなさい。

　　① called　　　② spoke　　　③ talked　　　④ told

（5）下線部（5）の意味に最も近いものを，下記の①〜④の中から一つ選びなさい。

　　① carry　　　② consist　　　③ control　　　④ create

（6）下線部（6）の意味に最も近いものを，下記の①〜④の中から一つ選びなさい。

　　① None of the cells　　　　② Some of the cells

　　③ Only a few of the cells　　④ Most of the cells

（7）空欄（　7　）に当てはまる語（句）として最も適当なものを，下記の①〜④の中から一つ選びなさい。

　　① one-third　　② half　　　③ twice　　　④ three times

（8）下線部（8）の意味に最も近いものを，下記の①〜④の中から一つ選びなさい。

　　① That is the way you inherit a large fortune from your parents.

　　② That is the method of informing your parents of the fact.

　　③ In that way, you receive characteristics from both your parents.

　　④ In some way or other, you can inherit your parents' wealth.

（9）　下線部（9）の意味に最も近いものを，下記の①〜④の中から一つ選びなさい。

①　identical　　　②　critical　　　③　typical　　　④　logical

(10)　本文の内容に**一致する**ものを，下記の①〜④の中から一つ選びなさい。

①　Genes are located outside chromosomes in the nucleus of each cell.

②　The arrangement of the four chemicals of DNA tells the cells how to develop.

③　Sperm and egg cells of humans each have a full set of 46 chromosomes.

④　It is still unanswered why all the children in a family are slightly different.

2 次の各空欄に当てはまるものとして最も適当なものを，それぞれ下記の①〜④の中から一つ選びなさい。

(11) A: Now make yourself at home and please (　　) yourself to the cookies.

B: Thank you very much. It's good to be here.

① give　　　② get　　　③ help　　　④ take

(12) A: How do you do, Mr. Harris? It's very nice (　　) you to come all the way.

B: How do you do, Ms. Brown? I'm pleased to meet you.

① on　　　② to　　　③ with　　　④ of

(13) A: Do you have any (　　) what the distance from here to the station is?

B: I've heard it's about five kilometers.

① idea　　　② mind　　　③ plan　　　④ issue

(14) A: You were right. I (　　) all that cake.

B: That's why you have a stomachache now.

① shouldn't have eaten　　　② wouldn't eat

③ might not eat　　　④ must not have been eaten

(15) A: He's not in at the moment. He's (　　) back around three o'clock.

B: Oh, I see. Then I'll call again after three.

① expect　　　② expecting　　　③ expected　　　④ to expect

(16) A: Do you know what the entrance fee is?

B: (　　) I know, it's free.

① As long as　　　② As far as　　　③ As well as　　　④ As much as

3　次の空欄（　17　），（　18　），（　21　）に当てはまるものとして適当なものを，また，下線部（19），（20）の意味に最も近いものを，それぞれ下記の①〜④の中から一つ選びなさい。

People sometimes bring animals and plants with them when they settle in new places. Sometimes people carry seeds to new places （　17　）. The alien species compete with native plants and animals （　18　） water, space, and food. Native desert plants and animals (19)sometimes have trouble surviving when aliens change their habitat.

Camels are not native to Australia. Ten thousand or more camels were brought from India between 1840 and 1907. The camels helped explorers in the Australian outback. Because camels are well adapted to desert life, their numbers increased. They could (20)go without water for a long time, ate most desert plant species, and carried heavy loads. But over time, roads, railroads, and airplanes reached the desert. People （　21　） needed camels to do work. The camels became *feral.

There are now close to one million feral camels in Australia. The camels compete with native animals （　18　） food and water, especially during droughts.

（注）*feral「野生の」

(17)　①　by accident　　　　　②　in danger
　　　③　without exception　　④　on duty

(18)　①　at　　　　②　by　　　　③　on　　　　④　for

(19)　①　生存競争に打ち勝つことができる
　　　②　生き延びる危険をかえりみない
　　　③　時に生存は困難なことがある
　　　④　生存の可能性はほぼない

(20)　①　水を飲んで過ごす　　　　②　水なしで過ごす
　　　③　水を持って行く　　　　　④　水を持たずに来る

(21)　①　no longer　　②　ever more　　③　any more　　④　at all

数 学

問題

(2科目　120分)

一般A

5年度

1

（1）　$x = 3 + 2\sqrt{2}$ とするとき，$x^2 - \sqrt{2}\,x = \boxed{アイ} + \boxed{ウ}\sqrt{\boxed{エ}}$ である。

また，$x(a + b\sqrt{2}) = 8 + 4\sqrt{2}$ を満たす整数 a, b の値は $a = \boxed{オ}$，$b = \boxed{カキ}$ である。

（2）　$\dfrac{\pi}{2} < \alpha < \pi$ とする。$\sin\alpha = \dfrac{1}{3}$ のとき，$\cos\alpha = \dfrac{\boxed{クケ}\sqrt{\boxed{コ}}}{\boxed{サ}}$ である。また，

$\sin\left(\alpha + \dfrac{\pi}{3}\right) = \dfrac{\boxed{シ} - \boxed{ス}\sqrt{\boxed{セ}}}{\boxed{ソ}}$ である。

（3）　$3^x + 3^{-x} = 5$ であるとき，$9^x + 9^{-x} = \boxed{タチ}$ である。

また，$x = \log_3\left(\dfrac{\boxed{ツ} \pm \sqrt{\boxed{テト}}}{\boxed{ナ}}\right)$ である。

（4）　$5x - 6y = 21$ を満たす正の整数の組 (x, y) について，x, y ともに 10 未満であるものは，

$\left(\boxed{ニ}, \boxed{ヌ}\right)$ である。また，$x + y$ が 100 に最も近い値となるものは，

$\left(\boxed{ネノ}, \boxed{ハヒ}\right)$ である。

2

　　原点を O とする座標平面において，$x^2+y^2-2ax-2by+a^2+b^2=4$（$a$, b は正の定数）で表される円を C，$y=\sqrt{3}\,x$ で表される直線を l とする。C が x 軸に接するとき，以下の問いに答えよ。

(1)　$b=\boxed{\text{フ}}$ であり，C の半径は $\boxed{\text{ヘ}}$ である。また，l と x 軸のなす鋭角の大きさは $\boxed{\text{ホマ}}^{\circ}$ である。

(2)　C が l と接するとき，C の中心から l までの距離が半径と一致するので，$a=\boxed{\text{ミ}}\sqrt{\boxed{\text{ム}}}$ となる。このとき，C と l の接点を P，C と x 軸の接点を Q とすると，線分 PQ の長さは $\boxed{\text{メ}}\sqrt{\boxed{\text{モ}}}$，点 P の座標は $\left(\sqrt{\boxed{\text{ヤ}}}, \boxed{\text{ユ}}\right)$ となる。

3

箱Aには最初，赤球2個と白球3個が入っている。この箱Aに対して，次の（操作）を行う。

（操作）：さいころを1個振って1か6の目が出たら，箱Aに赤球を1個入れ，その他の目が出たら，箱Aに白球を1個入れる。

（1）（操作）を1度行ったとき，箱Aの中の球が赤球3個，白球3個となっている確率は $\dfrac{\text{ヨ}}{\text{ラ}}$ である。また，（操作）を1度行った後，箱Aから1個の球を取り出す。このとき，赤球を取り出す確率は $\dfrac{\text{リ}}{\text{ルレ}}$ である。

（2）（操作）を1度行った後，箱Aから2個の球を取り出す。このとき，2個とも赤球である確率は $\dfrac{\text{ロ}}{\text{ワ}}$ であり，赤球，白球を1個ずつ取り出す確率は $\dfrac{\text{ン}}{\text{あ}}$ である。

（3）（操作）を2度行った後，箱Aから1個の球を取り出すとき，赤球を取り出す確率は $\dfrac{\text{い}}{\text{うえ}}$ である。また，（操作）を2度行った後，箱Aから2個の球を取り出すとき，赤球と白球を1個ずつ取り出す確率は $\dfrac{\text{おかき}}{\text{くけこ}}$ である。

4

c を定数とする。x の関数 $f(x) = x^3 - 3x^2 - 24x + c$ について，以下の問いに答えよ。

（1） $f'(x) = 0$ となる x の値は $\boxed{\text{さし}}$，$\boxed{\text{す}}$ であり，$f(x)$ の極小値が 0 となるときの c の値は $\boxed{\text{せそ}}$ である。

（2） O を原点とする座標平面において，曲線 $y = f(x)$ 上の点 $(3,\ f(3))$ における接線を l とするとき，l の方程式は $y = \boxed{\text{たちつ}}\, x + c - \boxed{\text{てと}}$ である。l が O を通るとき c の値は $\boxed{\text{なに}}$ となる。このとき，曲線 $y = f(x)$ と直線 l の共有点の x 座標は $x = 3$，$\boxed{\text{ぬね}}$ であり，$x \leqq 0$ において曲線 $y = f(x)$ と直線 l および y 軸のすべてによって囲まれる図形の面積は $\dfrac{\boxed{\text{のはひ}}}{\boxed{\text{ふ}}}$ である。

化　学

問題

（2科目　120分）

一般A

5年度

1　物質の構成と構造に関する，次の問1〜問5に答えよ。

問1　混合物から純物質を分離するときに，**分留**の操作によって混合物から目的の物質を取り出すことができる具体例として最も適当なものを〔解答群〕から1つ選べ。　1

1　の〔解答群〕

①　ガラス片が混じったグルコースから，グルコースを取り出す。

②　少量の硫酸銅(Ⅱ)が混入した硝酸カリウムから，硝酸カリウムを取り出す。

③　砂を含む塩化ナトリウム水溶液から砂を取り出す。

④　脱水・脱塩した原油から，ナフサ（粗製ガソリン）を取り出す。

⑤　炭酸飲料から，二酸化炭素を取り出す。

⑥　ヨウ素を含むヨウ化カリウム水溶液から，ヨウ素を取り出す。

問2　互いに同位体である原子に関する記述のうち，**誤りを含むもの**を〔解答群〕から1つ選べ。　2

2　の〔解答群〕

①　原子番号が同じである。

②　化学的性質がほとんど同じである。

③　原子核中に含まれる陽子数と中性子数の和が同じである。

④　元素の周期表には，同じ元素記号で配置される。

⑤　価電子数が同じである。

⑥　最外殻電子が同じ電子殻に配置される。

問 3　イオンの化学式とその名称との組合せが**適当ではないもの**を〔解答群〕から1つ選べ。
$\boxed{3}$

$\boxed{3}$　の〔解答群〕

	化学式	名称
①	Fe^{3+}	鉄(Ⅲ)イオン
②	HCO_3^-	炭酸水素イオン
③	H_3O^+	オキソニウムイオン
④	Mg^{2+}	マグネシウムイオン
⑤	S^{2-}	硫黄イオン
⑥	SO_3^{2-}	亜硫酸イオン

問 4　元素の周期表において，アルカリ土類金属元素に分類される元素の元素記号として最も適当なものを〔解答群〕から1つ選べ。　$\boxed{4}$

$\boxed{4}$　の〔解答群〕

①　Al　　②　Ba　　③　Fe　　④　K　　⑤　Na　　⑥　Zn

問 5　原子間の共有結合には極性があるが，分子全体として無極性となる分子として最も適当なものを〔解答群〕から1つ選べ。　$\boxed{5}$

$\boxed{5}$　の〔解答群〕

①　CH_4　　②　Cl_2　　③　HF　　④　H_2S　　⑤　N_2　　⑥　NH_3

2 　化学の基本計算に関する，次の問 1〜問 4 に答えよ。

問 1 　溶液の濃度に関する，次の (1)〜(3) に答えよ。ただし，グルコース $C_6H_{12}O_6$ のモル
　　　質量は 180 g/mol とする。

(1) モル濃度が 2.00 mol/L のグルコース水溶液（密度 1.20 g/cm^3）の質量パーセント濃度
　　〔％〕として最も近いものを〔解答群〕から 1 つ選べ。　6

　6 　の〔解答群〕

　　① 25.0 ％　　② 27.5 ％　　③ 30.0 ％　　④ 33.3 ％　　⑤ 36.0 ％

(2) 質量パーセント濃度が 15.0 ％であるグルコース水溶液に水を加えてモル濃度が
　　0.200 mol/L のグルコース水溶液 400 mL を調製した。このときに用いた 15.0 ％の
　　グルコース水溶液の質量〔g〕として，最も近いものを〔解答群〕から 1 つ選べ。　7

　7 　の〔解答群〕

　　① 54.0 g　　② 96.0 g　　③ 138 g　　④ 180 g　　⑤ 216 g

(3) モル濃度が 0.250 mol/L のグルコース水溶液 100 mL と質量パーセント濃度が 9.00 ％
　　のグルコース水溶液 50.0 g とを 500 mL のメスフラスコに入れ，標線まで水を加えた。
　　得られたグルコース水溶液のモル濃度〔mol/L〕として，最も近いものを〔解答群〕か
　　ら 1 つ選べ。　8

　8 　の〔解答群〕

　　① 0.0667 mol/L　　② 0.100 mol/L　　③ 0.120 mol/L

　　④ 0.133 mol/L　　⑤ 0.150 mol/L

問 2　図 1 は，水 100 g に対する不揮発性物質 A の水に対する溶解度と温度との関係を表したグラフである。この物質の溶媒への溶解に関する，下の文中の空欄 9 ～ 11 に当てはまる数値として最も近いものをそれぞれの〔解答群〕から 1 つずつ選べ。ただし，溶解度〔g/100 g 水〕は水 100 g に溶ける溶質の最大質量（g 単位）の数値で表し，この物質は無水塩の固体として水溶液中から析出するものとする。

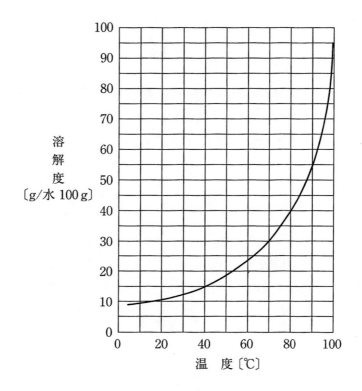

図 1

70℃の水60gに物質A 9 gを溶解させて70℃の飽和溶液を，40℃の水に物質A 10 gを溶解させて40℃の飽和溶液92.0gをそれぞれ調製した。調製した2種類の飽和溶液の全量を混合した後，90℃に加熱して水を蒸発させると， 11 gの水が減少したときに90℃の飽和溶液になる。

9 の〔解答群〕

① 18 　　② 24 　　③ 30 　　④ 36 　　⑤ 42

10 の〔解答群〕

① 10 　　② 12 　　③ 14 　　④ 15 　　⑤ 16

11 の〔解答群〕

① 54 　　② 64 　　③ 75 　　④ 85 　　⑤ 96

問 3　次の記述 a～d のうち，下線部のイオン，分子，または原子の物質量〔mol〕が等しいものの組合せとして最も適当なものを〔解答群〕から1つ選べ。ただし，31.7℃，1.013×10^5 Pa における気体のモル体積は 25.0 L/mol，炭酸カルシウムのモル質量は 100 g/mol，メタンのモル質量は 16.0 g/mol，アボガドロ定数は $N_A = 6.00 \times 10^{23}$/mol とする。

12

a　5.00 g の炭酸カルシウムに含まれる炭酸イオン

b　31.7℃，1.013×10^5 Pa で 15.0 L を占める塩素分子

c　3.60×10^{23} 個の炭素原子を含むプロパン分子

d　0.800 g のメタンに含まれる水素原子

12 の〔解答群〕

① aとb　　② aとc　　③ aとd
④ bとc　　⑤ bとd　　⑥ cとd

問 4　化学変化と量的関係に関する，次の (1)〜(3) に答えよ。ただし，標準状態（0 ℃, 1.013 ×10⁵ Pa）における気体のモル体積は 22.4 L/mol，銀のモル質量は 108 g/mol とする。

　　0.400 mol/L の希硝酸 500 mL をビーカーに入れ，これに不純物を含まない銀の固体結晶 6.48 g を加えると，無色の一酸化窒素を発生しながら反応し，均一な水溶液が得られた。このとき進行する化学変化は，次の化学反応式で表すことができる。式中の a〜e は化学反応式の係数である。

$$a\ Ag\ +\ b\ HNO_3\ \longrightarrow\ c\ AgNO_3\ +\ d\ H_2O\ +\ e\ NO$$

(1)　希硝酸（硝酸 HNO_3 水溶液）に関する下の記述 (ア)〜(ウ) について，それらの正誤の組合せとして最も適当なものを〔解答群〕から1つ選べ。　13

（ア）同じ pH のシュウ酸 $(COOH)_2$ 水溶液より水素イオン濃度が高い。

（イ）同じ物質量が溶解している酢酸 CH_3COOH 水溶液と比べると，完全に中和するときに必要な水酸化ナトリウム $NaOH$ の物質量は等しい。

（ウ）同じモル濃度のリン酸 H_3PO_4 水溶液より強い酸性を示す。

13　の〔解答群〕

	（ア）	（イ）	（ウ）
①	正	正	正
②	正	正	誤
③	正	誤	正
④	正	誤	誤
⑤	誤	正	正
⑥	誤	正	誤
⑦	誤	誤	正
⑧	誤	誤	誤

(2) 化学反応式中の係数 b と c の組合せとして，最も適当なものを〔解答群〕から 1 つ選べ。ただし，通常の化学反応式では係数が省略される物質が含まれる場合には，その物質の係数を 1 として表す。 14

14 の〔解答群〕

	係数 b	係数 c
①	2	1
②	2	2
③	2	3
④	4	1
⑤	4	2
⑥	4	3
⑦	8	1
⑧	8	2
⑨	8	3

(3) 発生した一酸化窒素を水上置換で捕集した後，適当な乾燥剤を使用して水蒸気を除去した。この操作後に得られた気体 X が標準状態（0 ℃，1.013×10^5 Pa）において占める体積〔L〕として，最も近いものを〔解答群〕から 1 つ選べ。ただし，水溶液に溶解する気体 X は無視できるものとする。 15

15 の〔解答群〕

① 0.448 L ② 0.672 L ③ 0.896 L ④ 1.34 L ⑤ 2.02 L

3　　物質の状態と変化に関する，次の問1〜問5に答えよ。

問1　次の中和滴定の実験操作に関する，下の（1）〜（3）に答えよ。

　　　三角フラスコに正確な濃度がわからない (ア)酢酸水溶液 A 2.00 mL をはかりとり，これに (イ)純水約 10.0 mL を加え，さらに指示薬として ☐X☐ を加え，この水溶液を溶液 B とした。溶液 B に (ウ)0.0500 mol/L の水酸化ナトリウム水溶液を少量ずつ加えると，25.0 mL を加えたときに溶液 B の色が ☐Y☐ 色から ☐Z☐ 色に変化したので，このときを中和滴定の終点とした。

（1）下線部（ア）〜（ウ）で使用したガラス器具の形状は次に示す a〜e のいずれかである。正確な酢酸水溶液 A のモル濃度を決定するために，それぞれの操作で用いたガラス器具の組合せとして最も適当なものを〔解答群〕から1つ選べ。　☐16☐

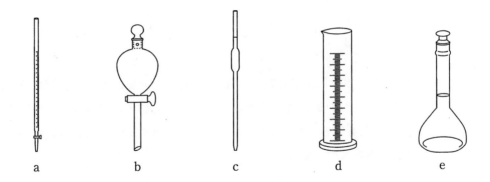

a　　　　　　b　　　　　　c　　　　　　d　　　　　　e

☐16☐ の〔解答群〕

	（ア）	（イ）	（ウ）
①	a	c	d
②	a	e	b
③	b	a	c
④	b	d	a
⑤	c	d	a
⑥	c	e	d
⑦	d	b	e
⑧	d	c	b
⑨	e	a	d

(2) 空欄 $\boxed{X}$ ～ $\boxed{Z}$ に当てはまる物質名または色の組合せとして最も適当なものを〔解答群〕から1つ選べ。 $\boxed{17}$

$\boxed{17}$ の〔解答群〕

	X	Y	Z
①	フェノールフタレイン	赤	無
②	フェノールフタレイン	赤	黄
③	フェノールフタレイン	黄	赤
④	フェノールフタレイン	無	赤
⑤	メチルオレンジ	赤	無
⑥	メチルオレンジ	赤	黄
⑦	メチルオレンジ	黄	赤
⑧	メチルオレンジ	無	赤

(3) 酢酸水溶液 A のモル濃度〔mol/L〕として最も近いものを〔解答群〕から1つ選べ。 $\boxed{18}$

$\boxed{18}$ の〔解答群〕

① 0.104 mol/L   ② 0.125 mol/L   ③ 0.250 mol/L

④ 0.313 mol/L   ⑤ 0.625 mol/L

問 2　ある物質量の酢酸 CH_3COOH に同じ物質量のエタノール C_2H_5OH と触媒の硫酸を少量だけ加えて t〔℃〕に保った。反応の進行とともに酢酸とエタノールの物質量が減少し，酢酸エチル $CH_3COOC_2H_5$ と水 H_2O の物質量が増加したが，平衡状態になると，それぞれの物質の物質量が見かけ上は変化しなくなった。

$$CH_3COOH + C_2H_5OH \rightleftharpoons CH_3COOC_2H_5 + H_2O$$

　　t〔℃〕における平衡定数の値が 4.00 であるとき，平衡状態で存在する酢酸の物質量〔mol〕は，反応開始時の物質量〔mol〕のおよそ何 % に変化しているか。最も近いものを〔解答群〕から 1 つ選べ。　19

　19　の〔解答群〕

　　① 25 %　　　② 33 %　　　③ 50 %　　　④ 67 %　　　⑤ 75 %

問 3　酸化還元反応に関する記述のうち，**誤りを含むもの**を〔解答群〕から 1 つ選べ。　20

　20　の〔解答群〕

　　① 還元剤としてはたらいた物質には，反応前後で酸化数が増加した原子が必ず含まれている。

　　② 酸化還元反応では，酸化剤が電子を失い，還元剤が受け取り，これらの電子の物質量は常に等しい。

　　③ 酸素原子を含まない物質が酸化剤としてはたらく酸化還元反応もある。

　　④ 電池を放電させるときに，正極で酸化剤としてはたらく物質を正極活物質といい，負極で還元剤としてはたらく物質を負極活物質という。

　　⑤ 水は反応する相手により，酸化剤としても還元剤としてもはたらく。

問 4　27 ℃で 8.00 L の体積を占める理想気体がある。温度を 27 ℃に保ったまま，この理想気体を 6.00 L に体積変化させると，圧力が体積変化前から 3.00×10^4 Pa だけ変化した。体積変化させる前の理想気体が示していた圧力〔Pa〕として最も近いものを〔解答群〕から 1 つ選べ。　21

　21　の〔解答群〕

　　①　1.00×10^4 Pa　　　②　2.25×10^4 Pa　　　③　4.00×10^4 Pa

　　④　9.00×10^4 Pa　　　⑤　1.20×10^5 Pa

問 5　ある金属元素の単体が固体結晶になると，次の図 1 のような立方体の単位格子からなる結晶構造になる。この結晶構造に関する下の記述 a〜c について，それらの正誤の組合せとして最も適当なものを〔解答群〕から 1 つ選べ。ただし，原子は歪みのない球体であり，最も近くに存在する原子どうしは隙間なく隣接しているものとする。　22

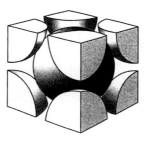

図 1

a　単位格子一辺の長さは原子半径の $2\sqrt{2}$ である。

b　単位格子に含まれる原子は 2 個である。

c　配位数は 8 である。

22 の〔解答群〕

	a	b	c
①	正	正	正
②	正	正	誤
③	正	誤	正
④	正	誤	誤
⑤	誤	正	正
⑥	誤	正	誤
⑦	誤	誤	正
⑧	誤	誤	誤

4　無機物質および有機化合物の性質と反応に関する，次の問1と問2に答えよ。

問1　次の (1)〜(5) の記述に最も適する水溶液に含まれる金属イオンを〔解答群〕から
　　それぞれ1つずつ選べ。

(1) 希塩酸を加えて酸性にして硫化水素を通じても沈殿は生じないが，過剰のアンモニア水
　　を加えて塩基性にして硫化水素を通じると水に溶けにくい白色の固体が沈殿する。 23

(2) 希塩酸を加えても沈殿は生じないが，アンモニア水を加えると水に溶けにくい白色の固
　　体が沈殿する。この沈殿は過剰のアンモニア水を加えても溶解しない。 24

(3) 少量のアンモニア水を加えると水に溶けにくい褐色の固体が沈殿するが，これにさらに
　　過剰のアンモニア水を加えると固体が溶解して無色の水溶液になる。 25

(4) 水酸化ナトリウム水溶液を加えると水に溶けにくい赤褐色の固体が沈殿する。この沈殿
　　は過剰の水酸化ナトリウム水溶液を加えても溶解しない。 26

(5) 硫化水素を通じても沈殿は生じないが，希硫酸を加えると水に溶けにくい白色の固体が
　　沈殿する。 27

23 〜 27 の〔解答群〕（重複選択不可）

①　Ag^+　　②　Al^{3+}　　③　Ba^{2+}　　④　Cu^{2+}

⑤　Fe^{3+}　　⑥　K^+　　⑦　Pb^{2+}　　⑧　Zn^{2+}

問 2　次の (1)〜(5) の記述に最も適する炭化水素の構造式を〔解答群〕からそれぞれ 1 つ
　　　ずつ選べ。

(1) エタノール C_2H_5OH と濃硫酸との混合物を 160〜170 ℃に加熱すると得られる。　28

(2) 常温の暗所で臭素 Br_2 と反応して不斉炭素原子をもつ臭化物が生じる。　29

(3) 天然ガスの主成分として多量に産出され，都市ガスに利用されている。　30

(4) 分子内の水素原子 2 個をそれぞれ塩素原子 2 個に置換した化合物として，構造異性体は
　　存在するが，立体異性体は存在しない塩化物のみが考えられる。　31

(5) 硫酸水銀(Ⅱ)$HgSO_4$ を触媒として水と反応させると，反応液中にフェーリング液を還元
　　する化合物が生じる。　32

28 〜 32 の〔解答群〕（重複選択不可）

① CH_4

② CH_3-CH_3

③ $CH_2=CH_2$

④ $CH \equiv CH$

⑤ $CH_3-CH_2-CH_3$

⑥ $CH_3-CH_2-CH_2-CH_3$

⑦ $CH_2=\underset{\underset{CH_3}{|}}{C}-CH_3$

⑧ $CH_2=CH-CH=CH_2$

生　物

問題

（2科目　120分）

| 一般Ａ |

5年度

1　細胞に関する文章を読み，下記の問いに答えよ。

　細胞内にはさまざまな構造物が含まれており，植物細胞と動物細胞で共通する構造物もあれば，異なるものもある。たとえば，(a)光学顕微鏡でホウレンソウの葉の細胞とヒトの口腔上皮細胞を観察すると，| ア |の発達の違いなどが見られるほか，(b)細胞壁の有無の違いも見られる。

　細胞内の構造物を，遠心力を利用して分画する方法を細胞分画法という。細胞分画法では，まずホモジェナイザーで組織を破砕して細胞破砕液をつくる。これを遠心分離機にかけて，上澄みと沈殿に分ける。さらに上澄みだけをとり遠心分離機にかける操作を繰り返す。ある植物の葉を用いて細胞分画法を行い，分画 A～D を得た（図1）。なお，分画 A の沈殿には多量のDNA が含まれ，分画 D の沈殿には小胞体などが含まれていた。

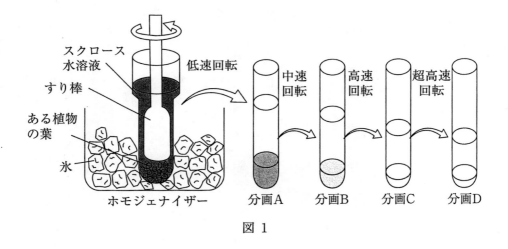

図 1

問 1　下線部（a）について，以下の問いに答えよ。

（1）光学顕微鏡の分解能として適切なものを，①〜⑥より1つ選んで番号を答えよ。　| 1 |

　　① 2 mm　　　② 200 μm　　　③ 20 μm　　　④ 2 μm

　　⑤ 200 nm　　　⑥ 20 nm

(2) 光学顕微鏡で観察物の大きさを測定するために，ミクロメーターを用いたところ，総合倍率100倍では図2のように見えた。対物レンズのみを替えて総合倍率を400倍にした場合の見え方として適切なものを，①～④より1つ選んで番号を答えよ。　2

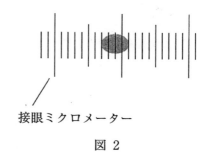

接眼ミクロメーター

図2

① 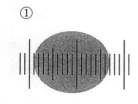　② 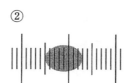　③ 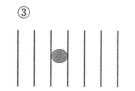　④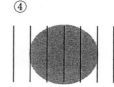

問2　文章中の　ア　に当てはまる語句として正しいものを，①～④より1つ選んで番号を答えよ。　3

　① 核膜　　② 核小体　　③ 液胞　　④ リボソーム

問3　下線部（b）について，植物細胞の細胞壁の主成分として正しいものを，①～⑤より1つ選んで番号を答えよ。　4

　① セルロース　　② アミロース　　③ ラクトース
　④ チューブリン　　⑤ リン脂質

問4　図1について，以下の問いに答えよ。

(1) 分画Bの上澄みに含まれている構造物の組合せとして正しいものを，①～④より1つ選んで番号を答えよ。　5

　① 葉緑体，ミトコンドリア，リボソーム
　② 葉緑体，核，ゴルジ体
　③ 核，細胞骨格，ゴルジ体
　④ ミトコンドリア，リボソーム，細胞骨格

(2) 分画 C の沈殿物に多く含まれている構造物の特徴として正しいものを，①～④より 1 つ選んで番号を答えよ。 6

① 2 枚の膜に包まれており，ところどころ小さな孔が開いている。

② 2 枚の膜からなり，内側の膜はひだ状となっている。

③ 1 枚の膜からなり，表面には粒状の構造物が付着している。

④ 1 枚の膜に包まれており，内部には糖や色素が含まれている。

(3) ブタの肝臓を用いて細胞分画法を行った。その結果と図 1 を比較した記述として**誤っているもの**を，①～④より 1 つ選んで番号を答えよ。 7

① 低速回転で得られた分画の沈殿と，図 1 の分画 A の沈殿を比較すると，同じ構造物が多数見られた。

② 中速回転で得られた分画の沈殿を懸濁した液と，図 1 の分画 B の沈殿を懸濁した液に光を照射すると，前者ではとくに変化はなかったが，後者では酸素の発生が見られた。

③ 高速回転で得られた分画の沈殿と，図 1 の分画 C の沈殿を比較すると，同じ構造物が多数見られた。

④ 高速回転で得られた分画の上澄みと，図 1 の分画 C の上澄みを比較すると，前者には多くの酵素が含まれていたが，後者にはほとんど含まれていなかった。

2　　代謝に関する文章を読み，下記の問いに答えよ。

　　生体内で行われる化学反応を代謝という。代謝ではエネルギーの出入りや変換が行われ，この仲立ちをしているのが ATP である。ATP はアデニンと ア ，リン酸が結合した化合物で，リン酸と イ の間の結合は ウ 結合と呼ばれ，切断されるとエネルギーが放出される。

　　代謝は同化と異化に分けられ，異化の代表的な反応は呼吸と発酵である。グルコースを用いた場合，呼吸では有機物が エ に完全に分解されるが，発酵では分解しきれずに有機物が残る。残った有機物がエタノールとなるのが (a)アルコール発酵，乳酸となるのが (b)乳酸発酵である。

問 1　　文章中の ア ・ イ に入る語句の組合せとして正しいものを，①～⑥より 1 つ選んで番号を答えよ。 8

	ア	イ
①	リボース	アデニン
②	リボース	リボース
③	リボース	リン酸
④	デオキシリボース	アデニン
⑤	デオキシリボース	デオキシリボース
⑥	デオキシリボース	リン酸

問 2　　文章中の ウ に入る語句として正しいものを，①～⑤より 1 つ選んで番号を答えよ。 9

①　水素　　　　②　S-S（ジスルフィド）　　　③　高エネルギーリン酸
④　酸化的リン酸　　⑤　ペプチド

問 3　　文章中の エ に入る語句として正しいものを，①～⑤より 1 つ選んで番号を答えよ。 10

①　CO_2 と O_2　　　②　CO_2 と H_2O　　　③　CO_2 と H_2　　　④　O_2 と H_2O
⑤　O_2 と H_2

問 4　下線部（a）について，酵母のなかには周囲の環境条件に合わせて呼吸とアルコール発酵の割合を変えるものがある。ある種の酵母を図1のようなフラスコ内に入れ，条件 i ～iv でそれぞれ培養した場合の気相の変化を表1に示す。なお，培養中の温度と呼吸基質となるグルコースの濃度は一定になるように調整し，いずれの条件の場合にも酵母の増殖の程度に差はなかったものとする。以下の問いに答えよ。

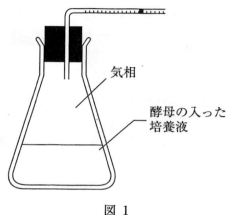

気相

酵母の入った培養液

図 1

表 1

条件	気相	培養液の グルコース濃度	気相の変化
i	空気	1 %	＋＋
ii	空気	0.01 %	＋
iii	窒素	1 %	＋＋
iv	窒素	0.01 %	＋＋

注）＋は増加を示し，数が多いほど増加量も多い

(1) 酵母が発酵のみを行い，CO_2 が 20 mg 増加したとする。エタノール（C_2H_5OH）は何 mg 合成されたか。最も近いものを，①～⑤より1つ選んで番号を答えよ。ただし，原子量は H＝1，C＝12，O＝16 とする。　11

①　10 mg　　②　20 mg　　③　30 mg　　④　40 mg　　⑤　50 mg

(2) 表1より酵母の呼吸や発酵について推測される記述として，**誤っているもの**を①～④より1つ選んで番号を答えよ。　12

①　酸素があってもグルコース濃度が高い場合には，主にアルコール発酵を行っている。

②　酸素がある場合には，グルコース濃度が低くなると呼吸を行うようになる。

③　条件 i と ii で合成された ATP 量が等しければ，i の方が消費したグルコース量は多い。

④　条件 ii と iv で合成された ATP 量が等しければ，ii の方が消費したグルコース量は多い。

問 5　下線部 (b) について，以下の問いに答えよ。

(1) 乳酸発酵において，ピルビン酸から乳酸が合成される反応では何が起こっているか。正しいものを，①〜⑥より 1 つ選んで番号を答えよ。　13

　　① NADH の酸化　　　　　② NADH の還元
　　③ ピルビン酸の脱炭酸反応　④ ピルビン酸の脱水素反応
　　⑤ ATP の合成　　　　　　⑥ ATP の消費

(2) ヒトの体細胞において，ある細胞には核とミトコンドリアがなく，常に乳酸発酵と同様の反応のみにより ATP を合成している。その細胞として正しいものを，①〜⑤より 1 つ選んで番号を答えよ。　14

　　① 小腸上皮細胞　　② 成熟した赤血球　　③ T 細胞
　　④ 骨格筋　　　　　⑤ ニューロン

3 　　DNA に関する文章を読み，下記の問いに答えよ。

　　DNA はタンパク質と異なり単純な構造をしているため，かつて遺伝子の本体はタンパク質と考えられていた。20 世紀に入り，エイブリーらの ｱ を用いた実験で形質転換の原因物質が DNA であることがわかり，ハーシーとチェイスの ｲ と ｳ を用いた実験で遺伝子の本体が DNA であることが証明された。

　　(a)遺伝子にはタンパク質の一次構造の情報が，3 つの塩基の並びとして保存されている。分裂期の前の ｴ には，その情報をコピーした新しい DNA が合成され，分裂によって娘細胞へと分配される。　(b)複製の仕組みはメセルソンとスタールにより ｲ と ｵ の同位体を用いた実験で証明された。

　　その後，ニーレンバーグやコラーナなどにより，タンパク質の合成過程である(c)翻訳において，mRNA の 3 つの塩基の並びであるコドンがどのアミノ酸に対応しているのか解明された。

問 1 　文章中の ｱ ～ ｳ に入る語句の組合せとして正しいものを，①～⑥より 1 つ選んで番号を答えよ。 15

	ｱ	ｲ	ｳ
①	肺炎双球菌	大腸菌	バクテリオファージ
②	肺炎双球菌	大腸菌	アグロバクテリウム
③	大腸菌	肺炎双球菌	バクテリオファージ
④	大腸菌	肺炎双球菌	アグロバクテリウム
⑤	バクテリオファージ	大腸菌	肺炎双球菌
⑥	バクテリオファージ	肺炎双球菌	アグロバクテリウム

問 2 　文章中の ｴ に入る語句として正しいものを，①～④より 1 つ選んで番号を答えよ。 16

　　① G_1 期　　　② G_2 期　　　③ S 期　　　④ M 期

問 3 　文章中の ｵ に入る語句として正しいものを，①～⑥より 1 つ選んで番号を答えよ。 17

　　① 酸素　　　② 水素　　　③ 炭素　　　④ リン　　　⑤ 硫黄　　　⑥ 窒素

問4　下線部 (a) について，遺伝子にはタンパク質の情報が存在するが，細胞内では炭水化物や脂肪などタンパク質以外の物質も合成されている。遺伝子があることでタンパク質以外の物質を合成できるしくみと最も関係が深いものを，①～④より1つ選んで番号を答えよ。 18

① 真核生物では，核以外に DNA を含む細胞小器官がある。

② mRNA だけでなく rRNA も転写によって合成される。

③ タンパク質は温度や pH によって立体構造が変化する。

④ 様々な化学反応の触媒としてはたらく酵素はタンパク質が主成分である。

問5　下線部 (b) に関して，複製についての記述として**誤っているもの**を，①～④より1つ選んで番号を答えよ。 19

① 真核生物の染色体には，複数の複製起点（複製開始点）がある。

② DNA ポリメラーゼは新しいヌクレオチドを，新生鎖の5'末端に連結する。

③ リーディング鎖の伸長方向は，2本鎖がほどかれていく方向と同じである。

④ 原核生物では細胞質基質中で複製が起こる。

問6　下線部 (c) について，ニーレンバーグが行った実験の概要は以下のようである。

・人工的に合成した mRNA（ウラシル（U）のみが連結したもの）

・リボソーム，ATP，各種アミノ酸など

これらを試験管内で混合し反応させると，フェニルアラニンのみが多数連結したポリペプチドが合成された。

(1) 上記以外に試験管内に添加する必要がある物質として正しいものを，①～⑤より1つ選んで番号を答えよ。 20

① tRNA　　　　② FAD　　　③ DNA リガーゼ

④ RNA ポリメラーゼ　　⑤ 制限酵素

(2) 人工的に合成した mRNA として，CAACAA…の繰り返し配列を用いた場合には，1種類のアミノ酸が多数連結したポリペプチドが，3種類できた（図1左）。一方，AAUAAU…の配列を用いた場合には，1種類のアミノ酸が多数連結したポリペプチドが，2種類しかできなかった（図1右）。その理由として最も適切なものを，①～③より1つ選んで番号を答えよ。ただし，実験は正常に行われたものとする。 21

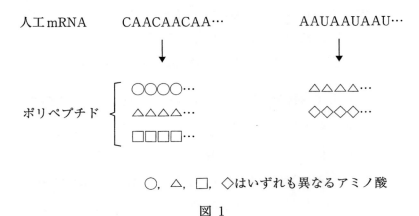

○，△，□，◇はいずれも異なるアミノ酸

図 1

① 人工 mRNA ではコドンの1番目と2番目が AA となるときのみ，ポリペプチドが合成されるから。

② AAU，AUA，UAA のいずれか1つに対応する tRNA が存在しないから。

③ AAU の繰り返し配列中には開始コドンが存在しないから。

4 　肝臓に関する文章を読み，下記の問いに答えよ。

　肝臓は大きな器官で，ヒト（成人）ではおよそ ア kg ほどある。肝臓は肝細胞が イ 個ほど集まった肝小葉を単位としており，その肝小葉が 50 万集まってできている。そのはたらきは多様で，体内の化学工場とも例えられる。

　細胞内で代謝が起こることで，老廃物ができてくる。こうした老廃物は血液を介して (a)肝臓に送られて解毒される。肝小葉の毛細血管である類洞には，常に ウ の一種の細胞があり，血液を通じて入ってきた病原体や古い赤血球を食作用で取り込んでいる。また，肝臓は，(b)血液中に存在するタンパク質などを合成している。さらに，(c)血糖調節や体温の発生，血液流量の調節にもはたらいている。

問 1 　文章中の ア ・ イ に入る数値の組合せとして正しいものを，①〜⑥より 1 つ選んで番号を答えよ。 22

	ア	イ		ア	イ
①	0.5〜1	50万	②	0.5〜1	100万
③	1〜2	50万	④	1〜2	100万
⑤	5〜6	50万	⑥	5〜6	100万

問 2 　下線部（a）について，ヒトの肝臓では有害なアンモニアをどのような物質に変換し，どのように排出しているか。正しいものを，①〜④より 1 つ選んで番号を答えよ。 23

① アンモニアを尿酸に変換し，主に便とともに排出する。

② アンモニアを尿酸に変換し，呼気（肺から吐き出した気体）とともに排出する。

③ アンモニアを尿素に変換し，主に呼気とともに排出する。

④ アンモニアを尿素に変換し，主に尿とともに排出する。

問 3 　文章中の ウ に入る語句として正しいものを，①〜④より 1 つ選んで番号を答えよ。 24

① マクロファージ　　② ヘルパー T 細胞　　③ キラー T 細胞

④ B 細胞

問 4 　下線部（b）について，肝臓の細胞で合成されるタンパク質ではないものを，①〜⑤より 2 つ選んで番号を答えよ。 25

① フィブリノーゲン　　② アルブミン　　③ 免疫グロブリン

④ トリプシン　　⑤ プロトロンビン

問 5　下線部（c）について，マウスを用いて実験1，2を行った。以下の問いに答えよ。

<実験1>　健康なマウス数匹を，生理食塩水を注射したグループ（I），薬剤Sを溶かした生理食塩水を注射したグループ（II）の2つに分け，水と食物を自由に摂取できる条件下で飼育した。注射後，50時間後までの血中グルコース濃度を測定した。

<実験2>　グループIIのマウスの内臓を調べたところ，すい臓のランゲルハンス島B細胞が破壊されていた。

(1) 実験1におけるグループIIの血中グルコース濃度（平均値）のグラフとして正しいものを，①～④より1つ選んで番号を答えよ。なお，点線がグループIの結果である。　26

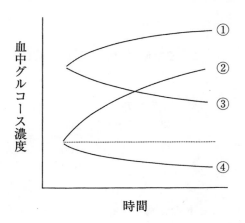

(2) 50時間後，グループIIのマウスにある操作を行ったところ，血中グルコース濃度がグループIとほぼ等しくなった。この操作として正しいものを①～⑥より1つ選んで番号を答えよ。　27

①　グルカゴンの入った水を飲ませる。　　②　グルカゴンを注射する。

③　インスリンの入った水を飲ませる。　　④　インスリンを注射する。

⑤　アドレナリンの入った水を飲ませる。　⑥　アドレナリンを注射する。

(3) ヒトにおいて，自身の免疫細胞によりランゲルハンス島のB細胞が攻撃を受けてしまう疾患に，1型糖尿病がある。このように，自身の免疫細胞が原因となり病態が現れる疾患として正しいものを，①～④より1つ選んで番号を答えよ。　28

①　関節リウマチ　　　②　後天性免疫不全症候群　　　③　花粉症

④　アナフィラキシー

5　　生態系に関する文章を読み，下記の問いに答えよ。

　生物のからだを構成する元素の1つである炭素（C）は，大気中には CO_2 として存在しており，その濃度はおよそ　ア　% である。非生物的環境である大気と生物群集の間では炭素の移動があり，生物群集内の生産者・消費者・分解者の間でも炭素は移動している。樹木は寿命が長いため，炭素の貯蔵庫としてのはたらきもある。図1は大気と森林生態系における炭素循環を簡潔に示したものである。

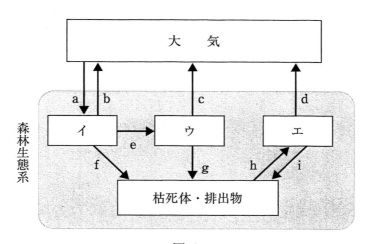

図 1

問 1　文章中の　ア　に入る数値として正しいものを，①〜④より1つ選んで番号を答えよ。
　　　29

　　①　0.004　　　②　0.04　　　③　0.4　　　④　4.0

問 2　図1について，以下の問いに答えよ。

(1) 図1中の　イ　〜　エ　に入る語句の組合せとして正しいものを，①〜⑥より1つ選んで番号を答えよ。　30

	イ	ウ	エ
①	生産者	消費者	分解者
②	生産者	分解者	消費者
③	消費者	生産者	分解者
④	消費者	分解者	生産者
⑤	分解者	生産者	消費者
⑥	分解者	消費者	生産者

(2) 図1中の矢印 a〜i は，炭素の移動量（単位時間あたり）を示している。それらの説明として正しいものを，①〜④より1つ選んで番号を答えよ。　31

　① a は炭酸同化の反応で，植物や一部の細菌などによって行われる。

　② b，c，d は異化の反応で，必ず酸素の吸収を伴う。

　③ e の炭素の移動に伴い，熱エネルギーも　イ　から　ウ　へと移動する。

　④ f，g，i は無機物としての炭素の移動，h は有機物としての炭素の移動である。

(3) 森林が炭素の貯蔵庫になるときに成立すると考えられる式を，①〜⑤より1つ選んで番号を答えよ。なお，矢印 a〜i の値はいずれも0より大きく，森林以外の海洋による吸収や人為的な化石燃料の消費は考慮しなくてよい。　32

　① a＝b　　　　　② a＞b＋c＋d　　　③ a＋b＜c＋d

　④ a＋f＋g＜b＋c＋d　　　⑤ a＝b＋e＋f

問3　図2は温帯においてスギの幹，およびスギ林の土壌中に含まれる炭素の割合を示したものである。なお，地中深くなるほど有機物は減少し，鉱物の割合が高くなる。以下の問いに答えよ。

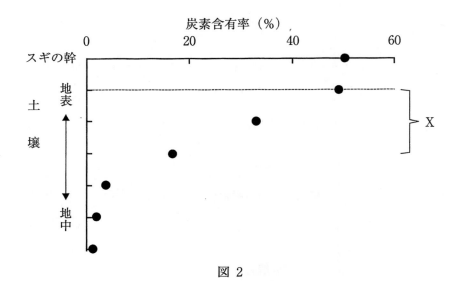

図2

(1) 図2の説明として正しいものを，①〜⑤より1つ選んで番号を答えよ。　33

① 地表面は生息する昆虫類などの動物により，窒素固定が盛んに行われるので炭素量が多い。

② 地表面は土壌中の細菌による呼吸量が大きいので炭素量が多い。

③ 地表面は落葉・落枝が分解されずに堆積しているので炭素量が多い。

④ 土壌では地表から深くなるほど生息する動物は多いが，酸素量が少なく呼吸が進まないので炭素量が少ない。

⑤ 土壌では地表から深くなるほど無機物が少なくなるので炭素量が少ない。

(2) 亜寒帯の森林で土壌中に含まれる炭素の割合を調べると，図2の温帯のスギ林よりも X の範囲における炭素の割合は高かった。その理由として最も適切なものを，①〜③より1つ選んで番号を答えよ。　34

① 低温のため　エ　のはたらきが温帯よりも弱いから。

② 亜寒帯の森林を構成する樹種に占める落葉広葉樹の割合は，温帯よりも高いから。

③ 　ウ　による葉や枝の摂食量が温帯よりも多いから。

英　語

問題

（2科目　120分）

一般 B

5年度

1　次の英文を読み，下記の設問に答えなさい。

Some dolphins live in rivers and some live in the sea. The *Yangtze (Chang Jiang) River runs across China from west to east. In the 1950s, there were 6,000 *baiji dolphins in the river. (1)Baiji dolphins can usually hear very well and they 'talk' to other dolphins. In past times, they heard small ships on the river and went under them.

But now there (2)[big / are / ships / many] using the river, and there is a lot of other noise too, (　3　) the baijis hit their heads on the big ships. (　4　) from towns and factories goes into the river too, and the baijis cannot see well in the dirty water. When the Chinese built the big *Three Gorges Dam, across the river, the dolphins' habitat changed again.

The Chinese stopped the hunting of river dolphins in 1983. They built a home for the animals in the river. It was very expensive, and they needed money for it. (5)People could pay money to use the baiji name, so in China there were Baiji drinks, Baiji shoes, and a Baiji Hotel. Some of the money from these helped the dolphins. (　6　) by 1990 there were only two hundred dolphins in 2,000 kilometers of river. In 2004, scientists could find only two of them.

River dolphins in the Ganges River (in India and Bangladesh) are also (7)in danger. About 10 percent of the people in the world live near the river, so a lot of waste enters the water. The dolphins cannot move up and down the river (　8　) there are more and more dams across it. There are about 4,000 dolphins now, but these river dolphins are at risk, too.

There are also dolphins in (9)nearly all our seas. They move fast in the water and they play. People in some countries eat the meat of sea dolphins. Hundreds of thousands of these animals die every year when people fish at sea with nets. And when we take all the fish from the sea, we also take the dolphins' food.

(注) *Yangtze River「揚子江」　*baiji dolphin「ヨウスコウカワイルカ」
　　*Three Gorges Dam「三峡ダム」

（1） 下線部 (1) の意味に最も近いものを，下記の①～④の中から一つ選びなさい。

① It is usually impossible for baiji dolphins to communicate with each other.

② It is hardly possible for baiji dolphins to communicate with one another.

③ Baiji dolphins are usually able to communicate very well with each other.

④ Baiji dolphins are scarcely able to communicate with one another.

（2） (2) の [　　] 内の語を並べ替えて意味の通る英文にするとき，並べ替えた語の
うち3番目にくるものを，下記の①～④の中から一つ選びなさい。

① big　　　　　② are　　　　　③ ships　　　　　④ many

（3） 空欄（ 3 ）に当てはまる語として最も適当なものを，下記の①～④の中から一
つ選びなさい。

① till　　　　　② if　　　　　③ as　　　　　④ so

（4） 空欄（ 4 ）に当てはまる語として最も適当なものを，下記の①～④の中から一
つ選びなさい。

① Illusion　　　　② Pollution　　　　③ Relation　　　　④ Occasion

（5） 下線部 (5) から推測できるものとして最も適当なものを，下記の①～④の中から
一つ選びなさい。

① Businesses utilized the name "baiji" for advertisement.

② People in China bought baijis because of their name.

③ Baijis were sold at high prices in China, in spite of their name.

④ The name "baiji" could not be bought with money in China.

（6） 空欄（ 6 ）に当てはまる語として最も適当なものを，下記の①～④の中から一
つ選びなさい。

① Therefore　　② But　　　　③ Since　　　　④ Until

（7） 下線部 (7) の意味に最も近いものを，下記の①～④の中から一つ選びなさい。

① in comparison　　② without care　　③ with diligence　　④ at risk

（8） 空欄 （ 8 ）に当てはまる語として最も適当なものを，下記の①〜④の中から一つ選びなさい。

① although　　　② unless　　　③ because　　　④ but

（9） 下線部 (9) の語句とほぼ同じ意味となるものを，下記の①〜④の中から一つ選びなさい。

① almost　　　　　　　　② most of

③ mostly　　　　　　　　④ much more

(10) 本文の内容に**一致する**ものを，下記の①〜④の中から一つ選びなさい。

① Dolphins live either in rivers or in the sea.

② Baijis are able to see well, even in dirty water.

③ Chinese people have been catching river dolphins until now.

④ Dams across the Ganges help dolphins go up and down the river.

2　次の各空欄に当てはまるものとして最も適当なものを，それぞれ下記の①〜④の中から一つ選びなさい。

(11)　A: Didn't you know today is a holiday?

B: I forgot. If you hadn't told me, I (　　) to school this morning.

① have been 　　　　　　② haven't gone

③ will not have come 　　④ would have gone

(12)　A: (　　) cutting down on labor costs, what do you think are the advantages of using robots?

B: Actually, there are quite a few.

① Besides 　　② On 　　③ In 　　④ Without

(13)　A: By the way, do you have anything (　　) for this weekend, Mr. Kirby?

B: Nothing special, except for doing some shopping with my son.

① plan 　　② planned 　　③ planning 　　④ planner

(14)　A: What does the admission include?

B: This pass allows you (　　) all the attractions.

① visit 　　② visited 　　③ visiting 　　④ to visit

(15)　A: This is the first time (　　) to a Japanese restaurant. I'm excited to try new food.

B: I'm sure you'll enjoy it.

① I've been 　　② I visited 　　③ I will come 　　④ I'm going

(16)　A: (　　) you are in this neighborhood, please come and see us.

B: I will. I want to see your children again.

① In time 　　② Except that 　　③ Next time 　　④ Instead of

3   次の空欄 (17), (18), (20) に当てはまるものとして最も適当なものを, また, 下線部 (19), (21) の意味に最も近いものを, それぞれ下記の①～④の中から一つ選びなさい。なお, 同一番号の空欄には同一の単語が入ります。

About 1.1 billion years ago, most of the land on Earth formed a giant continent called Rodinia. Today, the land is divided (17) smaller continents, (18) seas and oceans between them. How did this happen?

Earth's *crust is divided (17) enormous pieces, called tectonic plates. These plates fit together like a puzzle and they float on the magma in Earth's mantle. Tectonic plates also move around — about 10 centimeters every year. (19)That does not sound like much, but in a million years a tectonic plate can move about 100 kilometers. That is how Rodinia changed to form the continents that we know today.

Some tectonic plates meet and then push together. One plate can push the other plate down into Earth's mantle, (20) it melts and changes into magma.

Sometimes two tectonic plates meet and push each other up to create new mountains. (21)This is how the Andes Mountains formed in South America. The Andes Mountains are quite new — they are only about 76 million years old.

(注) *crust「地殻」

(17) ① at   ② on   ③ into   ④ with

(18) ① along   ② across   ③ through   ④ with

(19) ① そこから大きな音は出ない

      ② それは深いところで生じる動きではない

      ③ そこから多くのことは推測できない

      ④ それ自体は大きな動きだとは思えない

(20) ① how   ② where   ③ what   ④ which

(21) ① 南米にアンデス山脈が形成されたのはこの時期である。

      ② アンデス山脈は南米のこのあたりに形成された。

      ③ このようにして南米のアンデス山脈は形成された。

      ④ このとき, アンデス山脈が南米に形成された理由が明らかになった。

数　学

問題
(2科目　120分)

5年度

一般Ｂ

1

(1) 2次方程式 $3x^2 - 8x + 9 = 0$ の解を α, β とおくと，$\alpha + \beta = \dfrac{\boxed{\text{ア}}}{\boxed{\text{イ}}}$，$\alpha^2 + \beta^2 = \dfrac{\boxed{\text{ウエ}}}{\boxed{\text{オ}}}$ である。

(2) $\log_{10}\dfrac{36}{5} = \boxed{\text{カ}}\log_{10}2 + \boxed{\text{キ}}\log_{10}3 - \boxed{\text{ク}}$ である。

(3) 赤色，青色，黄色のカードが5枚ずつあり，各色の5枚のカードにはそれぞれ1から5までの番号が1つずつ書かれている。この15枚のカードから3枚のカードを同時に取り出すとき，3枚のカードの色がすべて異なるような取り出し方は $\boxed{\text{ケコサ}}$ 通りある。また，3枚の色がすべて異なり，書かれている3つの番号のうち，1つの番号が残り2つの番号の合計と等しくなっているような取り出し方は $\boxed{\text{シス}}$ 通りある。

(4) $(3x + 4y)^4$ の展開式において，x^4 の係数は $\boxed{\text{セソ}}$，x^2y^2 の係数は $\boxed{\text{タチツ}}$ である。

2

3辺 AB，BC，CA の長さがそれぞれ 5，8，7 である三角形 ABC について，以下の問いに答えよ。

（1） $\cos \angle \mathrm{ABC} = \dfrac{\boxed{テ}}{\boxed{ト}}$ であり，三角形 ABC について，面積は $\boxed{ナニ}\sqrt{\boxed{ヌ}}$，外接円の半径は $\dfrac{\boxed{ネ}\sqrt{\boxed{ノ}}}{\boxed{ハ}}$，内接円の半径は $\sqrt{\boxed{ヒ}}$ である。

（2） ∠ABC の二等分線と辺 AC の交点を D とすると，AD：DC＝5：$\boxed{フ}$ であり，三角形 ABD の外接円の半径は $\dfrac{\boxed{ヘホ}}{\boxed{マミ}}$ である。

3

（1）　整数 x, y が等式 $xy = 2x + 3y$ を満たすとき，この等式を $\left(x - \boxed{ム}\right)\left(y - \boxed{メ}\right) = \boxed{モ}$ と変形することにより，これを満たす整数の組 (x, y) は $\boxed{ヤ}$ 個あり，このうち x が最も大きい整数となるものは $(x, y) = \left(\boxed{ユ}, \boxed{ヨ}\right)$ となることがわかる。

（2）　$2x^2 + xy + 4x + 2y$ を因数分解すると $\left(\boxed{ラ}\,x + y\right)\left(x + \boxed{リ}\right)$ となる。これより，等式 $2x^2 + xy + 4x + 2y = 12$ を満たす整数の組 (x, y) は $\boxed{ルレ}$ 個あることがわかる。

麻布大学（生命・環境科学部／獣医学部動物応用科学科）5 年度　（45）

x の関数 $f(x) = x^3 - 3x^2 - 9x + 11$ を考える。$f(x)$ が極大値をとる x の値を p，極小値をとる x の値を q とする。このとき，以下の問いに答えよ。

(1)　$p = \boxed{\text{ロワ}}$ で，極大値は $\boxed{\text{ンあ}}$，$q = \boxed{\text{い}}$ で，極小値は $\boxed{\text{うえお}}$ である。

また，座標平面において，曲線 $y = f(x)$ の接線で，点 $(2,\ -12)$ を通るものの方程式は

$y = \boxed{\text{かきく}}\, x + \boxed{\text{けこ}}$，　$y = \dfrac{\boxed{\text{さしす}}}{\boxed{\text{せ}}}\, x - \dfrac{\boxed{\text{そ}}}{\boxed{\text{た}}}$ である。

(2)　座標平面において，2 点 $(p,\ f(p))$，$(q,\ f(q))$ を通る直線を l とすると，l は

$y = \boxed{\text{ちつ}}\, x + \boxed{\text{て}}$ と表される。

化　学

問題

（2科目　120分）

一般B

5年度

1　物質の構成と構造に関する，次の問1～問5に答えよ。

問1　物質を純物質または混合物に分類するとき，純物質に分類される物質として最も適当なものを〔解答群〕から1つ選べ。　1

1　の〔解答群〕

① 塩酸　　　　　② 海水　　　　　③ 牛乳

④ 空気　　　　　⑤ 石油　　　　　⑥ ドライアイス

問2　イオン半径の大小関係が正しく示されているイオンの組合せとして最も適当なものを〔解答群〕から1つ選べ。　2

2　の〔解答群〕

① $Br^- < F^-$　　　② $Ca^{2+} < Be^{2+}$　　　③ $K^+ < Li^+$

④ $Mg^{2+} < Al^{3+}$　　⑤ $Na^+ < F^-$　　　⑥ $S^{2-} < O^{2-}$

問3　中性子数と電子数とが等しい原子またはイオンとして最も適当なものを〔解答群〕から1つ選べ。　3

3　の〔解答群〕

① $^{27}Al^{3+}$　　② ^{14}C　　③ $^{37}Cl^-$　　④ $^{19}F^-$　　⑤ ^1H　　⑥ $^{24}Mg^{2+}$

問4　常温・常圧の状態で，電気伝導性が最小である物質として最も適当なものを〔解答群〕から1つ選べ。　4

4　の〔解答群〕

① 希硫酸　　② 黒鉛　　　③ 水酸化ナトリウム水溶液

④ 水銀　　　⑤ スクロース水溶液　　⑥ リチウム

問 5　物質名とその物質がつくる固体結晶の種類との組合せが**適当ではないもの**を〔解答群〕から 1 つ選べ。　5

　5　の〔解答群〕

	物質名	固体結晶の種類
①	塩化カリウム	イオン結晶
②	銀	金属結晶
③	ケイ素	共有結合の結晶
④	硝酸アンモニウム	イオン結晶
⑤	二酸化炭素	共有結合の結晶
⑥	ヨウ素	分子結晶

2　化学の基本計算に関する，次の問1〜問4に答えよ。

問1　溶液の濃度に関する，次の (1)〜(3) に答えよ。ただし，アンモニア NH_3 のモル質量は 17.0 g/mol，標準状態（0℃，1.013×10^5 Pa）における気体のモル体積を 22.4 L/mol とする。

(1) 質量パーセント濃度が 17.0 ％のアンモニア水溶液（密度 0.932 g/cm³）のモル濃度〔mol/L〕として最も近いものを〔解答群〕から1つ選べ。　6

6 の〔解答群〕

① 9.3 mol/L　② 10 mol/L　③ 11 mol/L　④ 12 mol/L　⑤ 13 mol/L

(2) モル濃度が 0.750 mol/L のアンモニア水溶液 400 mL を調製するときに必要なアンモニア（気体）が標準状態（0℃，1.013×10^5 Pa）において占める体積〔L〕として，最も近いものを〔解答群〕から1つ選べ。　7

7 の〔解答群〕

① 5.10 L　② 6.72 L　③ 8.96 L　④ 16.8 L　⑤ 12.8 L

(3) 質量パーセント濃度が 6.00 ％のアンモニア水溶液と 10.0 ％のアンモニア水溶液とを 2.00：3.00 の質量比で混合したアンモニア水溶液の質量パーセント濃度〔％〕として，最も近いものを〔解答群〕から1つ選べ。　8

8 の〔解答群〕

① 7.20 ％　② 7.60 ％　③ 8.00 ％　④ 8.40 ％　⑤ 8.80 ％

問 2　図 1 は，水 100 g に対する物質 X および物質 Y の水に対する溶解度と温度との関係を表したグラフである。これら物質の溶媒への溶解に関する，下の文中の空欄　9　〜　11　に当てはまる数値として最も近いものをそれぞれの〔解答群〕から 1 つずつ選べ。ただし，物質 X および物質 Y の固体の溶解度〔g/100 g 水〕は水 100 g に溶ける溶質の最大質量（g 単位）の数値である。また，物質 X および物質 Y はいずれも無水塩として水溶液中から析出し，物質 X と物質 Y とは混合水溶液の溶質になっても，互いの溶解度に影響しないものとする。

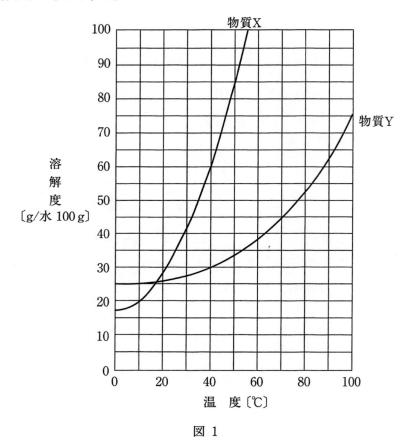

図 1

　　90 ℃において，水 200 g に物質 X 120 g と物質 Y 50 g とを完全に溶解させた水溶液を調製した。この水溶液を　9　℃まで冷却したところ，一方の固体のみが析出しはじめた。さらに冷却を続けると　10　℃まで冷却したときに他方の固体も析出しはじめた。このとき，先に析出しはじめた固体の質量は　11　g にまで増加している。

　9　の〔解答群〕

　　① 10　　　② 23　　　③ 40　　　④ 56　　　⑤ 78

　10　の〔解答群〕

　　① 10　　　② 23　　　③ 40　　　④ 56　　　⑤ 78

　11　の〔解答群〕

　　① 10　　　② 20　　　③ 40　　　④ 60　　　⑤ 80

問 3　　次の記述 a〜c について，下線部のイオン，原子，または分子の物質量〔mol〕が大き
　　　い順に並んでいる不等式として最も適当なものを〔解答群〕から 1 つ選べ。ただし，
　　　硫酸アンモニウムのモル質量は 132 g/mol，標準状態（0 ℃，1.013×10^5 Pa）における
　　　気体のモル体積は 22.4 L/mol，アボガドロ定数は $N_A = 6.00 \times 10^{23}$/mol とする。　12

　　a　2.40×10^{23} 個の陽子を含むヘリウム原子

　　b　標準状態（0 ℃，1.013×10^5 Pa）で 6.72 L を占めるアンモニア分子

　　c　16.5 g の硫酸アンモニウムに含まれるアンモニウムイオン

　12　の〔解答群〕

　　①　a＞b＞c　　　②　a＞c＞b　　　③　b＞a＞c

　　④　b＞c＞a　　　⑤　c＞a＞b　　　⑥　c＞b＞a

問 4　化学変化と量的関係に関する，次の (1)～(3) に答えよ。ただし，標準状態 ($0\,℃$, $1.013 \times 10^5\,Pa$) における気体のモル体積は $22.4\,L/mol$，グルコースのモル質量は $180\,g/mol$ とする。

　　光合成生物は，光エネルギーを使って水と空気中の二酸化炭素から糖類（グルコース，スクロース，デンプンなど）を合成する。生成する糖類がグルコース（$C_6H_{12}O_6$）のみであるとしたときの化学反応式は次のように表すことができる。式中の空欄 $\boxed{\text{X}}$ は光合成によってグルコースとともに生成する物質の化学式，a～d は化学反応式の係数である。ただし，a～d の中には，通常は省略される 1 も含まれている。

$$a\ \mathrm{H_2O}\ +\ b\ \mathrm{CO_2}\ \rightarrow\ c\ \mathrm{C_6H_{12}O_6}\ +\ d\ \boxed{\text{X}}$$

(1) 化学反応式中の空欄 $\boxed{\text{X}}$ の化学式として最も適当なものを〔解答群〕から 1 つ選べ。 $\boxed{13}$

$\boxed{13}$ の〔解答群〕

　① CH_4　　　② C_2H_5OH　　　③ CO　　　④ H_2　　　⑤ O_2

(2) 化学反応式中の係数 a と係数 b との組合せとして最も適当なものを〔解答群〕から1つ選べ。　14

14　の〔解答群〕

	係数 a	係数 b
①	6	6
②	6	8
③	6	9
④	8	6
⑤	8	8
⑥	8	9
⑦	9	6
⑧	9	8
⑨	9	9

(3) 光合成によってグルコース 3.6 g が生成するときには，少なくとも何 L の二酸化炭素が消費されるか。標準状態（0 ℃，1.013×10^5 Pa）において占める体積〔L〕として，最も近いものを〔解答群〕から1つ選べ。　15

15　の〔解答群〕

①　1.8 L　　②　2.7 L　　③　3.6 L　　④　4.0 L　　⑤　5.4 L

3 　物質の状態と変化に関する，次の問 1〜問 5 に答えよ。

問 1 　次の中和反応の実験操作に関する，下の (1)〜(3) に答えよ。ただし，水のイオン積は $K_w = 1.0 \times 10^{-14}$ $(\text{mol/L})^2$ とし，水溶液の温度は常に 25℃ に保たれていたものとする。

　　ある一価の弱酸 HA 水溶液 10 mL を，ホールピペットを用いてコニカルビーカーにはかりとり，これにビュレットに入れた 0.20 mol/L の水酸化ナトリウム NaOH 水溶液を少量ずつ滴下した。次の図 1 は，滴下した 0.20 mol/L の NaOH 水溶液の滴下量〔mL〕を横軸とし，pH メーターを用いて測定したコニカルビーカー内の溶液の pH を縦軸として表した滴定曲線である。

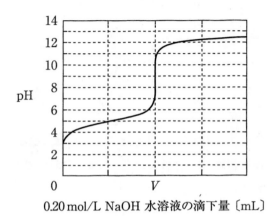

0.20 mol/L NaOH 水溶液の滴下量〔mL〕

図 1

(1) コニカルビーカーにはかりとった HA 水溶液の 25℃ における pH の値が 3.0，HA の水溶液中での電離度の値が 2.5×10^{-3} であった。この HA 水溶液のモル濃度〔mol/L〕として最も近いものを〔解答群〕から 1 つ選べ。 16

16 の〔解答群〕

① 1.0×10^{-3} mol/L 　　② 2.5×10^{-3} mol/L 　　③ 0.10 mol/L

④ 0.25 mol/L 　　⑤ 0.40 mol/L

(2) 図 1 に示されたグラフ横軸の V〔mL〕の値として最も近いものを〔解答群〕から 1 つ選べ。 17

17 の〔解答群〕

① 5.0 mL 　　② 7.5 mL 　　③ 10 mL

④ 15 mL 　　⑤ 20 mL

(3) 図1のグラフ横軸に示された NaOH 水溶液の滴下量が V〔mL〕のとき，縦軸に示された溶液の pH の値が7より大きくなっている。これは次の反応式で示される可逆変化が進行して，水溶液中に水酸化物イオン OH^- が生成し，水酸化物イオンの濃度が高くなるためであると考えることができる。

$$A^- + H_2O \rightleftharpoons HA + OH^-$$

このように弱酸の陰イオン（または弱塩基の陽イオン）の一部が，溶媒である水と反応してもとの弱酸（または弱塩基）を生じる変化を塩の加水分解反応という。

水溶液中で，塩の加水分解反応が進行する化合物として最も適当なものを〔解答群〕から1つ選べ。 18

18 の〔解答群〕

① $BaCl_2$　　② $Ca(NO_3)_2$　　③ KNO_3　　④ Na_2CO_3　　⑤ Na_2SO_4

問 2　鉄を主成分とする触媒の存在下で，気体状態の窒素と水素から，気体状態のアンモニアが生成する反応は可逆反応であり，次の (1) 式にその化学反応式を示す。

$$N_2 + 3\,H_2 \rightleftharpoons 2\,NH_3 \quad \cdots\cdots\cdots (1)$$

　　図 2 は，窒素と水素とを 300 ℃ または 600 ℃ に保って反応させるときの圧力と平衡状態におけるアンモニア生成率とを表すグラフである。

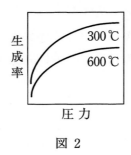

図 2

　　(1) 式の平衡定数 K は，平衡状態における各成分のモル濃度〔mol/L〕を〔　　〕で表すと，次の (2) 式で表される。

$$K = \frac{[NH_3]^2}{[N_2][H_2]^3} \quad \cdots\cdots\cdots (2)$$

(1) 式で示した可逆反応に関する記述として，**誤りを含むもの**を〔解答群〕から 1 つ選べ。
　　19

19 の〔解答群〕

　①　触媒を加えてもアンモニアが生成する反応の反応熱の大きさは変化しない。

　②　窒素と水素からアンモニアが生成する反応は発熱反応である。

　③　同圧条件下では，平衡状態におけるアンモニア生成率の値は温度が低いときほど大きい。

　④　同温条件下では，平衡状態におけるアンモニア生成率の値は圧力が高いときほど大きい。

　⑤　同圧条件下では，平衡定数 K の値は温度が高いときほど大きい。

問 3　断面積が一定の U 字管に半透膜を固定し，c〔mol/L〕のデンプン水溶液と水とを半透膜で隔てて同じ高さになるようにこの U 字管に入れた。27 ℃で長時間放置したところ次の図 3 に示すように，半透膜を隔てた（A）側と（B）側との間に 8.0 cm の液面差が生じて一定となった。この現象に関する次の記述 a〜c について，それらの正誤の組合せとして最も適当なものを〔解答群〕から 1 つ選べ。　20

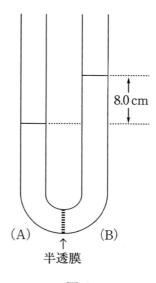

図 3

a　U 字管の（A）側に水，（B）側にデンプン水溶液を入れている。

b　U 字管の（A）側と（B）側のそれぞれに同じ量の水を加えても，温度が 27 ℃に保たれていれば，U 字管の液面差は 8.0 cm のまま変化しない。

c　U 字管の（A）側と（B）側のそれぞれに同じ量の c〔mol/L〕のデンプン水溶液を加えると，温度が 27 ℃に保たれていても，液面差は 8.0 cm より小さくなる。

20 の〔解答群〕

	a	b	c
①	正	正	正
②	正	正	誤
③	正	誤	正
④	正	誤	誤
⑤	誤	正	正
⑥	誤	正	誤
⑦	誤	誤	正
⑧	誤	誤	誤

問 4　気体に関する記述のうち，**誤りを含むもの**を〔解答群〕から 1 つ選べ。ただし，p は圧力〔Pa〕，V は体積〔L〕，n は物質量〔mol〕，T は絶対温度〔K〕，R は気体定数〔Pa·L/（mol·K）〕を表す。　21

21　の〔解答群〕

① 気体の状態方程式（$pV=nRT$）に厳密に従う仮想の気体を理想気体という。

② 実在気体では，特に低温・高圧の条件下において気体の状態方程式（$pV=nRT$）から大きく外れる。

③ 標準状態におけるモル体積は，理想気体と実在気体との間に差はなく，気体分子の種類に関わらず，すべての気体が 22.414… L/mol で同じ値になる。

④ 理想気体は，分子間力や分子自身の体積が存在しないと仮定した気体である。

⑤ 理想気体では，$\dfrac{pV}{nRT}$ の値が常に 1 となる。

問 5　反応熱は，反応の種類によって，さまざまな名称でよばれ，着目する物質 1 mol あたりの熱量〔kJ/mol〕で表される。

　物質 1 mol が完全燃焼するときに発生する熱量を燃焼熱といい，エタノール C_2H_5OH（液体）の燃焼熱は 1368 kJ/mol である。

$$C_2H_5OH（液体）+ 3O_2（気）= 2CO_2（気）+ 3H_2O（液）+ 1368\ kJ$$

　化合物 1 mol が，その成分元素の単体から生成するときに発生または吸収する熱量を生成熱といい，二酸化炭素 CO_2（気体）の生成熱は 394 kJ/mol，水 H_2O（液体）の生成熱は 286 kJ/mol である。

$$C（黒鉛）+ O_2（気）= CO_2（気）+ 394\ kJ$$

$$H_2（気）+ \frac{1}{2}O_2（気）= H_2O（液）+ 286\ kJ$$

　エタノール C_2H_5OH（液体）の生成熱〔kJ/mol〕として最も近いものを〔解答群〕から 1 つ選べ。　22

22　の〔解答群〕

① 278 kJ/mol　　② 556 kJ/mol　　③ 688 kJ/mol

④ 1438 kJ/mol　　⑤ 3014 kJ/mol

4　無機物質および有機化合物の性質と反応に関する，次の問1と問2に答えよ。

問1　次の (1)〜(5) の記述に最も適する金属元素の単体を〔解答群〕からそれぞれ1つ
　　ずつ選べ。

(1) 常温の水に無色・無臭の気体を発生しながら溶解して無色の水溶液となる。　23

(2) 希硫酸には溶解しないが，希硝酸には無色の気体を発生しながら溶解して青色の水溶液
　　となる。　24

(3) 希硫酸にも水酸化ナトリウム水溶液にも無色・無臭の同じ気体を発生しながら完全に溶
　　解して無色の水溶液となる。　25

(4) 濃硝酸にも希塩酸にも溶解しないが，体積比1：3で混合した濃硝酸と濃塩酸との混合
　　物には溶解する。　26

(5) 濃硝酸にはほとんど溶解しないが，希硫酸には無色・無臭の気体を発生しながら溶解し
　　て淡緑色の水溶液となる。　27

23 〜 27 の〔解答群〕（重複選択不可）

① Ag　　　② Al　　　③ Ca　　　④ Cu
⑤ Fe　　　⑥ Mg　　　⑦ Pb　　　⑧ Pt

問 2　次の (1)〜(5) の記述に最も適する有機化合物の化学式を〔解答群〕からそれぞれ
　　　1 つずつ選べ。

(1) 一酸化炭素 CO と水素 H_2 とを触媒とともに加熱・加圧（250 ℃，10 MPa）して工業的
　　に製造され，ナトリウムと反応して無色の気体を発生する。　$\boxed{28}$

(2) エタノール C_2H_5OH と濃硫酸との混合物を 130 ℃程度に加熱すると得られる。　$\boxed{29}$

(3) 銀鏡反応を示し，炭酸水素ナトリウム水溶液に加えると無色の気体が発生する。　$\boxed{30}$

(4) 二価アルコールに分類され，日常生活で広く利用されているポリエステルの原料になる。
　　$\boxed{31}$

(5) ヨードホルム反応を示すが，フェーリング液は還元しない。　$\boxed{32}$

$\boxed{28}$ 〜 $\boxed{32}$ の〔解答群〕（重複選択不可）

① $CH_3 - OH$

② $\underset{\overset{\|}{O}}{H - C - H}$

③ $\underset{\overset{\|}{O}}{H - C - OH}$

④ $\underset{\overset{\|}{O}}{CH_3 - C - H}$

⑤ $HO - CH_2 - CH_2 - OH$

⑥ $\underset{\overset{\|}{O}}{CH_3 - C - OH}$

⑦ $\underset{OH}{CH_3 - CH - CH_3}$

⑧ $CH_3 - CH_2 - O - CH_2 - CH_3$

生　物

問題
（2科目　120分）

5年度

一般B

1　生物の特徴に関する文章を読み，下記の問いに答えよ。

　地球上には多種多様な環境があり，それぞれの環境に適応した生物が多数生息している。生物は形態や生理など，様々な特徴をもつが，すべて共通の祖先から長い時間をかけて　進化
(a)
してきたため，(b) 共通点もいろいろとある。進化の道筋に基づいた類縁関係を ア といい，一般的に樹形に描かれる。図1はその一例である。

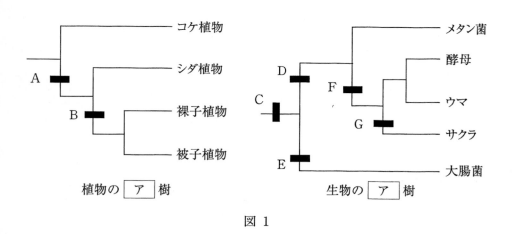

図 1

問1　下線部 (a) について，次の現象のうち生物の進化に該当するものを，①～④より1つ選んで番号を答えよ。　1

①　水槽内でゾウリムシを育てると，数日後には個体数が増えている。

②　体毛が黄色のマウスどうしを交配すると，黄色の子と黒色の子が生まれることがある。

③　すべての遺伝子が等しいクローン植物でも，栽培時の光量など条件が異なると，成長度に違いが生じる。

④　陸上生活していた哺乳類を祖先にもつクジラは，前肢の形状がひれのように変化してきた。

問 2　下線部 (b) について，すべての生物における共通点として**誤っているもの**を，①～⑥より 1 つ選んで番号を答えよ。　2

① 細胞膜をもつ

② リボソームをもつ

③ DNA をもつ

④ ATP の合成を行う

⑤ 窒素（N_2）からアンモニアを合成する

⑥ 有機物の合成・分解を行う

問 3　文章中の ア に当てはまる語句として正しいものを，①～⑤より 1 つ選んで番号を答えよ。　3

① 系統　　② 分類　　③ 淘汰　　④ 階級　　⑤ ドメイン

問 4　図 1 について，以下の問いに答えよ。

(1) 植物において，A と B の段階で新たに獲得した事項の組合せとして正しいものを，①～⑥より 1 つ選んで番号を答えよ。　4

	A	B
①	種子をつくる	クロロフィルをもつ
②	種子をつくる	維管束をもつ
③	クロロフィルをもつ	種子をつくる
④	クロロフィルをもつ	維管束をもつ
⑤	維管束をもつ	クロロフィルをもつ
⑥	維管束をもつ	種子をつくる

(2) 葉緑体はシアノバクテリアが共生した結果生じたと考えられている。C～G のどの段階で共生が起こったと考えられるか。正しいものを①～⑤より 1 つ選んで番号を答えよ。　5

① C　　② D　　③ E　　④ F　　⑤ G

問 5　タンパク質について，以下の問いに答えよ。

(1) ヒトの細胞どうしの接着結合を構成するタンパク質として正しいものを，①〜⑤より **2つ選んで**番号を答えよ。　 6

① カドヘリン　　　② インテグリン　　　③ 微小管

④ 中間径フィラメント　　⑤ アクチンフィラメント

(2) タンパク質は細胞内外の様々な場所ではたらいている。タンパク質とその機能しているおもな場所の組合せとして正しいものを，①〜⑤より1つ選んで番号を答えよ。　 7

① ヒストン ― 核

② フィブリン ― 細胞質基質

③ アルブミン ― 細胞質基質

④ コラーゲン ― 細胞壁

⑤ ミオシン ― 細胞膜

2　　代謝に関する文章を読み，下記の問いに答えよ。

　生体内で起こる化学反応は，<u>酵素</u>によって進められる。呼吸においても多種類の酵素が
(a)
はたらいて，有機物を分解して取り出したエネルギーを ATP に蓄えている。　<u>呼吸で発生し</u>
(b)
<u>た二酸化炭素は，酵素 X により水素イオン（H⁺）と炭酸水素イオン（HCO₃⁻）になり</u>，血液
によって肺まで運搬されて，再び酵素 X により二酸化炭素となり放出される。

　真核生物の呼吸の過程は3つに分けられ，解糖系は ア ，クエン酸回路はミトコンドリア
の イ ，<u>電子伝達系</u>はミトコンドリアの ウ で行われる。呼吸基質としてはグルコー
(c)
ス以外に，タンパク質や脂肪も利用される。脂肪は酵素によって脂肪酸に分解され，脂肪酸は
β酸化によって エ になってから呼吸経路に入るため，オ 。

問 1　下線部（a）について，以下の問いに答えよ。

(1) すい液中に含まれるタンパク質分解酵素として正しいものを，①～⑤より1つ選んで番
　　号を答えよ。 8

　　①　ペプシン　　　　②　アミラーゼ　　　　③　スクラーゼ

　　④　トロンビン　　　⑤　トリプシン

(2) 呼吸においてコハク酸を酸化してフマル酸にする酵素 Q は，どの過程ではたらくか。
　　正しいものを，①～③より1つ選んで番号を答えよ。 9

　　①　解糖系　　　②　クエン酸回路　　　③　電子伝達系

(3) コハク酸と構造が似ているマロン酸は，酵素 Q の阻害物質である。酵素 Q の濃度が等
　　しいとき，コハク酸のみ（——）を添加した場合と，コハク酸＋マロン酸（---）を添
　　加した場合の，コハク酸濃度と反応速度の関係を示すグラフとして正しいものを，①～
　　④より1つ選んで番号を答えよ。ただし，添加したマロン酸濃度は一定である。 10

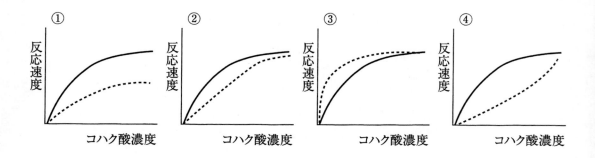

問 2　下線部（b）について，酵素 X は 1 分子で 1 秒間に 10 万（10^5）分子の二酸化炭素と反応する。ヒトは 1 分間に 250 mL の二酸化炭素を呼吸で発生させるとし，1 L の二酸化炭素は 2.5×10^{22} 分子とする。1 分間ですべての二酸化炭素を H^+ と HCO_3^- にするには，何分子の酵素 X が必要になるか。最も近い数値を，①〜④より 1 つ選んで番号を答えよ。　11

①　1.0×10^{13}　　②　1.6×10^{13}　　③　1.0×10^{15}　　④　1.6×10^{15}

問 3　文章中の ア 〜 ウ に入る語句の組合せとして正しいものを，①〜⑥より 1 つ選んで番号を答えよ。　12

	ア	イ	ウ
①	細胞質基質	内膜	外膜
②	細胞質基質	外膜	マトリックス
③	細胞質基質	マトリックス	内膜
④	細胞液	内膜	外膜
⑤	細胞液	外膜	マトリックス
⑥	細胞液	マトリックス	内膜

問 4　文章中の エ ・ オ に入る語句と記述の組合せとして正しいものを，①〜⑥より 1 つ選んで番号を答えよ。　13

	エ	オ
①	ピルビン酸	解糖系で分解されない
②	ピルビン酸	クエン酸回路で脱炭酸されない
③	ピルビン酸	電子伝達系に電子を供給しない
④	アセチル CoA	解糖系で分解されない
⑤	アセチル CoA	クエン酸回路で脱炭酸されない
⑥	アセチル CoA	電子伝達系に電子を供給しない

問 5　下線部（c）について，電子伝達系における ATP 合成酵素による ATP 合成を，酸化的リン酸化という。「酸化的」とは何を指すのか，正しいものを①〜⑤より 1 つ選んで番号を答えよ。　14

①　NADH が NAD^+ になる　　②　FAD が $FADH_2$ になる
③　H^+ が受動輸送される　　④　H^+ が能動輸送される
⑤　ADP にリン酸が結合する

3   発生に関する文章を読み，下記の問いに答えよ。

　　動物の発生過程は，ウニやカエル，ショウジョウバエなどのモデルとなる動物をもとに調べられてきた。ウニの卵は ア の少ない等黄卵で，細胞内部の変化が観察しやすい。カエルの卵は比較的 ア の多い端黄卵で，受精すると イ が起こり，灰色三日月環がみられるようになる。(a)胚葉の分化や，(b)器官形成に働く遺伝子など，様々なことがカエルの発生からわかっている。

　　ヒトデはウニと同じ棘皮動物で，発生の研究に用いられる動物の1つである。ヒトデでは，成熟したメスの体内から卵を取り出し精子と混合しても受精が成立しないが，繁殖期に海中に放出された卵では受精が起こることが知られている。これは，(c)卵の成熟段階の違いに起因する。

問 1　文章中の ア ・ イ に入る語句の組合せとして正しいものを，①〜⑥より1つ選んで番号を答えよ。 15

	ア	イ
①	細胞質	表層回転
②	細胞質	表層反応
③	細胞質	先体反応
④	卵　黄	表層回転
⑤	卵　黄	表層反応
⑥	卵　黄	先体反応

問 2　下線部 (a) について，ウニ，カエルにおける胚葉の分化として正しいものを，①〜④より1つ選んで番号を答えよ。 16

①　ウニでは原腸胚期に中胚葉ができるが，カエルでは桑実胚期にできる。

②　ウニでは陥入が起こることで3つの胚葉ができるが，カエルでは陥入が起こる前にできる。

③　ウニ，カエルともに，胞胚期に動物極側にあった細胞の多くは外胚葉に分化する。

④　ウニ，カエルともに，胞胚期に植物極側にあった細胞の多くは外胚葉に分化する。

問3　下線部（b）について，右図はカエルの尾芽胚
　　　の腹部断面図である。次の問いに答えよ。

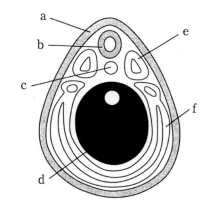

(1) a～fのうち，外胚葉に由来するものの組合せと
　　　して正しいものを，①～④より1つ選んで番号
　　　を答えよ。　17

　　①　a, b　　　　　②　a, b, e

　　③　a, c, d　　　④　a, e, f

(2) 小腸上皮はどこから分化するか，正しいものを①～⑥より1つ選んで番号を答えよ。
　　18

　　①　a　　　　②　b　　　　③　c　　　　④　d　　　　⑤　e　　　　⑥　f

問4　下線部(c)について，ヒトデの卵を用いて次の実験1～3を行った。以下の問いに答えよ。

＜実験1＞　卵巣から取り出したばかりの卵（卵X）と，繁殖期に放出されたばかりの卵（卵Y）
　　　　　　を顕微鏡で観察した。卵Xには大きな核と核小体が観察されたが，卵Yでは
　　　　　　はっきりとした核は見えなかった。その後，卵Yは分裂して大きさの異なる
　　　　　　2つの細胞に分かれたが，卵Xに変化はなかった。

＜実験2＞　卵Yの入った溶液に精子を入れると，数分後には受精膜が形成され，卵割が起
　　　　　　こった。卵Xは同様に精子を入れても核などの変化は見られないが，内部には
　　　　　　複数の精子が進入していた。

＜実験3＞　卵巣内で卵を囲んでいる細胞は物質Mを分泌する。卵Xの入った培養液に物
　　　　　　質Mを添加すると，しばらくして核と核小体が見えなくなり，分裂して大き
　　　　　　さの異なる2つの細胞に分かれた。

(1) 実験1において，卵Yが分裂してできた小さい細胞を何というか。正しいものを，
　　①～⑥より1つ選んで番号を答えよ。　19

　　①　卵原細胞　　　②　一次卵母細胞　　　③　哺育細胞

　　④　助細胞　　　　⑤　極核　　　　　　　⑥　極体

(2) 冒頭の文章と実験 1〜3 より推測されることとして正しいものを，①〜④より 1 つ選んで番号を答えよ。　20

① ヒトデではふつう減数分裂する前の段階で受精が起こる。

② 物質 M は卵 X の分裂を促進し，成熟を促す作用がある。

③ 卵 Y は減数分裂をすでに終えた細胞である。

④ 卵 Y には物質 M の受容体があるが，卵 X にはない。

問 5　受精後に起こる初期の卵割の特徴として正しいものを，①〜④より 1 つ選んで番号を答えよ。　21

① 分裂でできた割球はもとの大きさに戻ってから，次の分裂を行う。

② 分裂するごとに胚全体の大きさが大きくなる。

③ 体細胞分裂と比べると，細胞周期にかかる時間が短い。

④ 体細胞分裂と比べると，G_1 期と G_2 期にかかる時間が長い。

4　　免疫に関する文章を読み，下記の問いに答えよ。

　脊椎動物は病原体やウイルスなど外部から侵入する異物や，体内で生じた異常な細胞を除去するために，免疫のしくみをもっている。免疫は (a)自然免疫と適応（獲得）免疫に大別され，自然免疫は脊椎動物以外の動物ももっている。適応免疫はさらに (b)細胞性免疫と体液性免疫に分けられる。

　ウイルスは，生物の細胞内に侵入して遺伝子を放出し， (c)細胞に備わっているしくみや物質を利用して，ウイルスのコピーを大量に合成する。その後，ウイルスは細胞外に出て，次の細胞に感染していく。ウイルスに感染された細胞からは抗ウイルスに働く物質が放出され，それに伴い様々な細胞の反応が引き起こされる。発熱もその1つであり， (d)体温を上昇させることでウイルスを死滅させたり白血球が活性化したりする。

問1　　下線部（a）について，自然免疫で働く食作用をもつ細胞では**ない**ものを，①～④より**2つ選んで**番号を答えよ。　22

　　①　好中球　　　　　　　　　　　　②　マクロファージ

　　③　NK（ナチュラルキラー）細胞　④　ヘルパー T 細胞

問2　　下線部（b）について，以下の問いに答えよ。

(1) 体液性免疫では，1つの個体で多種類の抗体を産生できる。その理由として正しいものを，①～③より1つ選んで番号を答えよ。　23

　　①　抗体の遺伝子はゲノム中に複数あり，そのうちどの遺伝子が働くかが細胞によって違うから。

　　②　抗体の遺伝子は1つだが，選択的スプライシングによってその都度，可変部の構造の異なる抗体が合成されるから。

　　③　抗体の遺伝子は細胞ごとに異なる塩基配列となるよう，遺伝子の再編成が起こるから。

(2) 細胞性免疫と関わりが深いものを，①～⑤より1つ選んで番号を答えよ。　24

　　①　食物アレルギー　　②　毒素の中和反応　　③　血清療法

　　④　がん細胞の排除　　⑤　赤血球の凝集反応

問 3　下線部（c）について，DNA を遺伝子としてもつウイルスが感染した動物細胞内で増殖するために，様々な反応が必要である。必要ではない反応を①〜④より1つ選んで番号を答えよ。 25

①　ウイルスの DNA が複製される

②　ウイルスの DNA から mRNA が合成される

③　ウイルス由来の mRNA をもとに翻訳が起こる

④　ウイルスの DNA が制限酵素で切断される

問 4　複数の健康なマウスにウイルス X を感染させ，ウイルス X に対する抗体濃度を調べた（下図の1回目と2回目の間のグラフ）。40 日後（2回目）に，マウスを2つのグループに分けて，グループ I には再びウイルス X を，グループ II には X とは別の種類のウイルス Y を感染させた。その後のウイルス X に対する抗体濃度の変化を示すグラフとして，正しい組合せを①〜⑥より1つ選んで番号を答えよ。 26

	I	II
①	a	b
②	a	d
③	b	c
④	b	d
⑤	c	b
⑥	c	d

問 5　下線部（d）について，以下の問いに答えよ。

（1）体温や血糖値などの恒常性の維持に中枢として働く場所として正しいものを，①〜⑤より1つ選んで番号を答えよ。 27

①　間脳　　②　大脳　　③　小脳　　④　中脳　　⑤　延髄

（2）寒冷時に体温低下を防ぐために起こる反応として正しいものを，①〜④より1つ選んで番号を答えよ。 28

①　すい臓からインスリンが分泌されて，グリコーゲンの分解を促す。

②　副腎髄質からアドレナリンが分泌されて，肝臓での代謝を促す。

③　交感神経の刺激によって，汗腺の働きが活発になる。

④　副交感神経の刺激によって，立毛筋が収縮する。

5　　　生態系に関する文章を読み，下記の問いに答えよ。

　　植生は標高や緯度に応じて変化していく。日本では降水量が十分に多いので森林が成立し，バイオームは北海道から沖縄にかけて　A　の順に変化する。また，緯度が同じ地域でも標高が高くなるにつれてバイオームは変化する。日本の本州中部では，標高が　ア　mより高くなると高木の森林が成立しなくなり，草本や低木が生育するのみとなる。この標高を　イ　という。一方，日本よりも気温の高い地域では，　イ　の標高は　ア　mよりも　ウ　。

　　植物は周囲の環境変化を受容し，それに対応して生活している。夏緑樹林の林床に生育する植物 M は，茎が上に伸びずに葉が放射状に広がっている（図1）。植物 M の複数個体を用いて，すべての葉の葉柄の長さと受光効率（葉全体に光が当たっているときを1とした，実際に光が当たっている面積の割合）を調べた。その結果をもとに葉柄長を変化させた場合の受光効率をコンピューターで計算し，グラフにしたものが図2である。なお，横軸のBの位置にある●は葉柄長の実測値より求めた結果であり，Bより左側（Aの方）は，葉柄長を実測値よりも短くした場合で，Bより右側（Cの方）は，葉柄長を実測値よりも長くした場合である。なお，葉柄部分では光合成は行われないものとする。

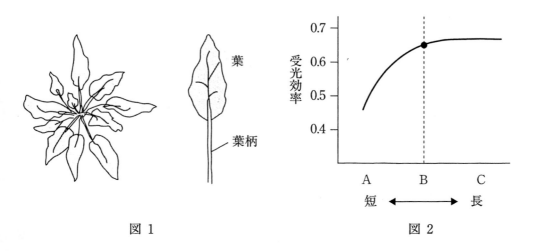

図 1　　　　　　　　　　　　　　　　　　　図 2

問 1　　下線部について，バイオームを決定する降水量として正しいものを，①～④より1つ選んで番号を答えよ。　29

　　①　数年間に降った雨や雪などの総量をもとにした1年間の平均値

　　②　1年間に降った雨や雪などの総量をもとにした1日の平均値

　　③　1年間で最も降水量が多かった月の降水量

　　④　1年間で最も降水量が多かった月と少なかった月の降水量の差

問2　文章中の　A　に入るバイオームの順番として正しいものを，①〜⑥より1つ選んで
　　　番号を答えよ。　30

　　　① 針葉樹林 → 照葉樹林 → 夏緑樹林 → 亜熱帯多雨林
　　　② 針葉樹林 → 夏緑樹林 → 照葉樹林 → 亜熱帯多雨林
　　　③ 硬葉樹林 → 夏緑樹林 → 雨緑樹林 → 照葉樹林
　　　④ 硬葉樹林 → 雨緑樹林 → 夏緑樹林 → 照葉樹林
　　　⑤ ツンドラ → 照葉樹林 → 夏緑樹林 → 雨緑樹林
　　　⑥ ツンドラ → 夏緑樹林 → 照葉樹林 → 雨緑樹林

問3　文章中の　ア　に入る数値として正しいものを，①〜④より1つ選んで番号を答えよ。
　　　31

　　　① 1400　　　② 2000　　　③ 2500　　　④ 3000

問4　文章中の　イ　，　ウ　に当てはまる語句の組合せとして正しいものを，①〜⑥より
　　　1つ選んで番号を答えよ。　32

　　　　　　　イ　　　　　　ウ
　　　① 森林限界　　　高い
　　　② 森林限界　　　低い
　　　③ 限界標高　　　高い
　　　④ 限界標高　　　低い
　　　⑤ 極相　　　　　高い
　　　⑥ 極相　　　　　低い

問5　図1，2について以下の問いに答えよ。

　（1）図1のような葉のつき方をしている植物として正しいものを，①〜⑥より1つ選んで
　　　　番号を答えよ。　33

　　　① ススキ　　　② イタドリ　　　③ ヤシャブシ　　　④ アラカシ
　　　⑤ ヒマワリ　　　⑥ タンポポ

(2)　葉とそれに続く葉柄を1つの単位として考えた場合，図1，2より推測されることとして，最も適切なものを①〜③より1つ選んで番号を答えよ。　34

①　葉柄長が長くなると呼吸量が増えるため，1日当たりの見かけの光合成量が最も大きいのはBのときと推測される。

②　葉柄長が長くなると葉に当たる光の総量が増えるため，1日当たりの見かけの光合成量はBよりもCの方が大きいと推測される。

③　葉柄長が短いと葉が重なり合って受光効率は低くなるが，呼吸量が少ないため1日当たりの光合成量はBよりもAの方が大きいと推測される。

英　語

問題
(2科目　120分)

一般Ｃ

5年度

1　次の英文を読み，下記の設問に答えなさい。

The smallest organisms on Earth are made of just one cell. They are called microorganisms because (1)we can normally only see them through a microscope. There are different types of microorganisms. One type are *fungi, which are related to the mushrooms we eat. Fungi include the yeast we (2)[bread / to / use / help] *rise, and *molds such as the ones in the air that （　3　） old bread green. Other types of microorganisms include *protists, bacteria, and viruses.

(4)Protists are a group of microorganisms that cannot be grouped with animals, plants, or other microorganisms. Some protists are like green plants because they make their own food using sunlight. These include *diatoms, which live in oceans, lakes, and ponds. The outsides of diatom cells have interesting shapes and patterns of tiny holes in them.

Other protists are more like tiny animals because they hunt and move around. For example, amoebas （　5　） their body around even smaller microorganisms, trap them, and then eat them. Other protists can swim by moving tiny parts like hairs back and forth, (6)almost like tiny oars.

Bacteria first lived on Earth around 3 billion years ago. Today, bacteria live everywhere on Earth, from frozen Antarctica to hot springs. Some bacteria are very useful, （　7　） when they live on our skin and help keep away more harmful bacteria. Other types of bacteria help change milk （　8　） the yogurt and cheese we eat. But some bacteria can make people ill because they make chemicals that harm human cells. They cause anything from sore throats to more serious illnesses.

Viruses are much smaller than bacteria. They are unusual microorganisms because they are not fully alive. They cannot feed, reproduce, move, or produce waste unless they are inside a living cell. Then they (9) the functioning of the cell. When that cell reproduces, it makes copies of the virus too. Viruses cause many illnesses, such as influenza.

(注) *fungi「菌類（fungus の複数形）」　*rise「（パンが）ふくれる」
*mold「かび」　*protist「原生生物」　*diatom「珪藻」

（1） 下線部（1）の意味に最も近いものを，下記の①〜④の中から一つ選びなさい。
① we are normally able to see them without a microscope
② it is normal that we cannot see through a microscope
③ it is normally impossible for us to see them without a microscope
④ we can seldom see them through a microscope

（2） （2）の［　］内の語を並べ替えて意味の通る英文にするとき，並べ替えた語のうち3番目にくるものを，下記の①〜④の中から一つ選びなさい。
① bread　　② to　　③ use　　④ help

（3） 空欄（ 3 ）に当てはまる語として最も適当なものを，下記の①〜④の中から一つ選びなさい。
① have　　② take　　③ give　　④ turn

（4） 下線部（4）の意味に最も近いものを，下記の①〜④の中から一つ選びなさい。
① Protists belong to the same group as animals, plants, and other microorganisms.
② Protists belong to a different group from animals, plants, and other microorganisms.
③ Protists are classified into many small groups, such as animals, plants, and other microorganisms.
④ Protists are grouped together with animals, plants, and other microorganisms.

（5） 空欄（ 5 ）に当てはまる語として最も適当なものを，下記の①〜④の中から一つ選びなさい。
① wrap　　② gap　　③ map　　④ tap

（6） 下線部（6）の意味に最も近いものを，下記の①～④の中から一つ選びなさい。

① as though they were tiny oars ② as they are tiny oars

③ if they are not like tiny oars ④ although they are tiny oars

（7） 空欄（ 7 ）に当てはまる語句として最も適当なものを，下記の①～④の中から一つ選びなさい。

① in comparison ② due to ③ all but ④ for example

（8） 空欄（ 8 ）に当てはまる語として最も適当なものを，下記の①～④の中から一つ選びなさい。

① of ② from ③ into ④ with

（9） 空欄（ 9 ）に当てはまる語句として最も適当なものを，下記の①～④の中から一つ選びなさい。

① pull down ② take over ③ make up ④ catch on

（10） 本文の内容に**一致する**ものを，下記の①～④の中から一つ選びなさい。

① No protists can make their own food using sunlight.

② All protists can swim by moving tiny parts like hairs.

③ Bacteria first lived on Earth about 3,000,000 years ago.

④ Viruses can fully function only if they are inside a living cell.

2　次の各空欄に当てはまるものとして最も適当なものを，それぞれ下記の①〜④の中から一つ選びなさい。

(11)　A: I read a novel Tim's sister wrote.

B: I read it too. (　) of his sister, I hear she has recently been ill in hospital.

①　Talk　　②　Being talked　　③　Talking　　④　To have talked

(12)　A: I'm very impressed with the way you have dealt with the matter.

B: Thanks a lot. But I feel it (　) better.

①　must have handled　　　　②　shouldn't be handled

③　could have been handled　　④　will be handling

(13)　A: How long does it (　) to get to the airport?

B: If the traffic is moving, about forty minutes.

①　take　　②　give　　③　cost　　④　make

(14)　A: Was there anybody else in the house?

B: Not (　) they were hiding somewhere.

①　until　　②　if　　③　in case　　④　unless

(15)　A: I can make him understand my view.

B: I think that trying to convince him (　) your opinion is a waste of time.

①　of　　　　②　on

③　in　　　　④　for

(16)　A: I'm sorry I was late. Did I keep you (　) long?

B: No, I was a little late myself.

①　to wait　　②　waiting　　③　waited　　④　wait

3 次の空欄 （ 17 ），（ 19 ），（ 21 ） に当てはまるものとして最も適当なものを，また，下線部 (18)，(20) の意味に最も近いものを，それぞれ下記の①〜④の中から一つ選びなさい。

Many people think that an ocean is just land covered by water. In fact, the land of our continents is made of （ 17 ） rock from the land under our oceans. Oceanic rock is made of *basalt; continental rock is made of *granite. Here are two interesting things: firstly, basalt is much heavier than granite; and secondly, the basalt under our oceans (18)is much younger (around two billion years younger) than the granite under our continents.

Our planet is like a ball that is made in three pieces. At the center of the ball, deep inside the Earth, is the core. Around the Earth's core is the mantle. And around the Earth's mantle is the *crust, the surface of the planet. Now, the crust is hard — it is made of rock (either basalt or granite). But the mantle, （ 19 ） the crust, is soft and very hot — like a sea of fire. (20)The Earth's crust floats on the mantle like a boat floats on water. But basalt is heavier than granite, so the basalt crust sinks more deeply into the mantle than the granite crust. （ 21 ） our continents are higher than our oceans.

（注）*basalt「玄武岩」 *granite「花崗岩」 *crust「地殻」

(17) ① the same ② a different ③ a combined ④ the main

(18) ① かなり未熟である
② はるかに生き生きとしている
③ できたばかりで固まっていない
④ ずっと後になって形成されたものである

(19) ① over ② beside ③ underneath ④ above

(20) ① 地殻はマントルを動かしている
② 地殻はマントルの上に浮かんでいる
③ 地殻はマントルによって移動している
④ 地殻はマントルの熱を保つ働きをしている

(21) ① That is why ② This is because
③ On the other hand ④ What is worse

数 学

問題

（2科目　120分）

一般C

5年度

1

（1）　3次方程式 $x^3 + x^2 - (a+2)x + a = 0$ の解の1つが $x = 2$ であるとき，$a = \boxed{\text{ア}}$ であり，この方程式の解は小さい順に $x = \boxed{\text{イウ}}$, $\boxed{\text{エ}}$, 2 となる。

（2）　赤球1個，白球3個が入った袋から球を1個だけ取り出して色を調べ，取り出した球を袋の中に戻す試行をTとする。Tを4回繰り返して赤球をちょうど1回取り出す確率は $\dfrac{\boxed{\text{オカ}}}{\boxed{\text{キク}}}$ である。また，Tを繰り返し，赤球を2回取り出した時点で繰り返しを終了するとき，Tをちょうど4回繰り返して終了する確率は $\dfrac{\boxed{\text{ケコ}}}{\boxed{\text{サシス}}}$ である。

（3）　a, b は正の整数であり，$a < b$ とする。a と b の最大公約数が7で，最小公倍数が42であるとき，$(a, b) = (\boxed{\text{セ}}, \boxed{\text{ソタ}})$, $(\boxed{\text{チツ}}, \boxed{\text{テト}})$ である。

（4）　x の関数 $y = -4\cos^2 x + 4\cos x + 2$ を考える。$x = \dfrac{\pi}{2}$ のとき $y = \boxed{\text{ナ}}$ である。また，$0 \leqq x \leqq \pi$ のとき，y の最大値は $\boxed{\text{ニ}}$ である。

2

正の実数 x, y に対して，$a = \log_2 x$，$b = \log_2 y$ とおく。このとき，以下の問いに答えよ。

（1） $x = 4$，$y = \dfrac{1}{8}$ のとき，$a = \boxed{ヌ}$，$b = \boxed{ネノ}$ である。

（2） $\log_2 (x^2 y^3) = \boxed{ハ}\, a + \boxed{ヒ}\, b$ と表されるので，$\log_2 (x^2 y^3) = 3$，$\log_2 \dfrac{x}{y} = 4$ のとき，

$a = \boxed{フ}$，$b = \boxed{ヘホ}$ であり，$x = \boxed{マ}$，$y = \dfrac{\boxed{ミ}}{\boxed{ム}}$ が得られる。

3

三角形 ABC は辺 AB，BC，CA の長さがそれぞれ 7，9，8 である。また，辺 AC の中点を D とする。このとき，以下の問いに答えよ。

（1）∠BAC ＝ θ とおくと，$\cos\theta = \dfrac{\boxed{メ}}{\boxed{モ}}$，$\sin\theta = \dfrac{\boxed{ヤ}\sqrt{\boxed{ユ}}}{\boxed{ヨ}}$ である。また，三角形 ABD の面積は $\boxed{ラ}\sqrt{\boxed{リ}}$ である。

（2）線分 BD の長さは $\boxed{ル}$ である。また，三角形 ABD の内接円の半径を r とおくと，$r = \dfrac{\boxed{レ}\sqrt{\boxed{ロ}}}{\boxed{ワ}}$ である。

4

a は 0 でない定数とする。$f(x)=ax^2-5ax+4$ とし，原点を O とする座標平面において，曲線 $y=f(x)$ を考える。このとき，以下の問いに答えよ。

（1） 点 $(1, f(1))$ における曲線 $y=f(x)$ の接線を l とすると，l は
$y=\boxed{ンあ}\,ax-a+\boxed{い}$ と表され，l が O を通るような a の値は $\boxed{う}$ である。

（2） $a=1$ のとき，$f(x)=0$ の解は小さい順に $x=\boxed{え}$，$\boxed{お}$ であり，曲線 $y=f(x)$ と x 軸によって囲まれる図形の面積は $\dfrac{\boxed{か}}{\boxed{き}}$ である。

化　学

問題

（2科目　120分）

5年度

一般C

1　物質の構成と構造に関する，次の問1〜問5に答えよ。

問1　図1の模式図で示される原子またはイオンの化学式として最も適当なものを〔解答群〕から1つ選べ。　1

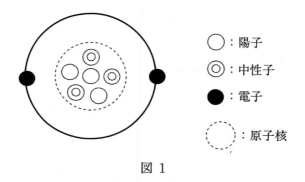

○：陽子

◎：中性子

●：電子

⌒⌒：原子核

図1

1　の〔解答群〕

①　^3He　　②　^6He　　③　^3Li　　④　$^3Li^+$　　⑤　$^6Li^+$　　⑥　$^6Li^-$

問2　金属結合からなる物質に関する記述として，**誤りを含むもの**を〔解答群〕から1つ選べ。　2

2　の〔解答群〕

①　自由電子が存在する。

②　高い展性・延性をもつ。

③　特有の光沢をもつ。

④　一般に固体結晶の温度を高くすると，電気伝導性が低下する。

⑤　結晶構造をもたないアモルファス（非晶質）の存在も知られている。

⑥　共有結合からなる物質に比べて，熱を伝えにくいものが多い。

問 3　少量のヨウ化カリウムが混入したヨウ素から純粋なヨウ素を分離する実験操作に関する文中の空欄 A ～ E にあてはまる語句の組合せとして最も適当なものを〔解答群〕から1つ選べ。 3

　　固体混合物を互いに混ざり合いにくい溶媒である A と B とともに C とよばれるガラス器具に入れ，内容物をよく振り混ぜる。 C をしばらく静置すると，図2のように内部の液体が二層に分離する。このとき，ヨウ化カリウムは D の A に，ヨウ素は E の B に溶解するので，ヨウ素が溶解している溶液だけを分離する。分離した溶液から適当な方法で溶媒を蒸発させると，純粋なヨウ素を得ることができる。

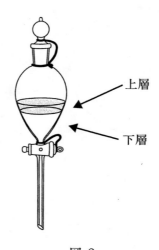

図 2

3 の〔解答群〕

	A	B	C	D	E
①	水	ヘキサン	分液ろうと	下層	上層
②	水	ヘキサン	分液ろうと	上層	下層
③	水	ヘキサン	メスフラスコ	下層	上層
④	水	ヘキサン	メスフラスコ	上層	下層
⑤	ヘキサン	水	分液ろうと	下層	上層
⑥	ヘキサン	水	分液ろうと	上層	下層
⑦	ヘキサン	水	メスフラスコ	下層	上層
⑧	ヘキサン	水	メスフラスコ	上層	下層

問 4　1分子中に含まれる非共有電子対の数が最大である分子として最も適当なものを〔解答群〕から1つ選べ。　4

4　の〔解答群〕

① CO_2　　　② F_2　　　③ H_2　　　④ HF　　　⑤ N_2　　　⑥ NH_3

問 5　常温・常圧の状態で，イオン結晶をつくる物質として最も適当なものを〔解答群〕から1つ選べ。　5

5　の〔解答群〕

① 塩化水素 HCl　　　② ナトリウム Na　　　③ 二酸化ケイ素 SiO_2

④ フェノール C_6H_5OH　　　⑤ ヨウ素 I_2　　　⑥ 硫酸アンモニウム $(NH_4)_2SO_4$

2　　化学の基本計算に関する，次の問1〜問4に答えよ。

問1　溶液の濃度に関する，次の (1)〜(3) に答えよ。ただし，無水硫酸銅(Ⅱ)$CuSO_4$ のモル質量を 160 g/mol，硫酸銅(Ⅱ)五水和物 $CuSO_4 \cdot 5H_2O$ のモル質量を 250 g/mol とする。

(1) 質量パーセント濃度が 4.00 % の硫酸銅(Ⅱ)水溶液 150 g に，硫酸銅(Ⅱ)五水和物の固体結晶 50.0 g をさらに完全に溶解させた。この硫酸銅(Ⅱ)水溶液の質量パーセント濃度〔%〕として，最も近いものを〔解答群〕から1つ選べ。　6

6　の〔解答群〕

① 16.0 %　　② 19.0 %　　③ 22.0 %　　④ 25.0 %　　⑤ 28.0 %

(2) モル濃度が 0.500 mol/L の硫酸銅(Ⅱ)水溶液 500 mL を調製するときに必要な硫酸銅(Ⅱ)五水和物の固体結晶の質量〔g〕として，最も近いものを〔解答群〕から1つ選べ。　7

7　の〔解答群〕

① 12.5 g　　② 40.0 g　　③ 62.5 g　　④ 80.0 g　　⑤ 125 g

(3) モル濃度が 2.00 mol/L の硫酸銅(Ⅱ)水溶液（密度 1.28 g/cm³）の質量パーセント濃度〔%〕として，最も近いものを〔解答群〕から1つ選べ。　8

8　の〔解答群〕

① 10.0 %　　② 18.0 %　　③ 25.0 %　　④ 32.0 %　　⑤ 41.0 %

問 2　気体の溶解に関する，次の文中の空欄　9　～　11　に当てはまる文字式として最も
適当なものをそれぞれの〔解答群〕から1つずつ選べ。ただし，0℃において，1.013×
10^5 Pa で 1.00 L の水に接する窒素 N_2 は，その水に 0℃，1.013×10^5 Pa の下で測って
V〔mL〕まで溶けるものとする。また，窒素のモル質量を 28.0 g/mol，0℃，1.013×
10^5 Pa における気体のモル体積を 22.4 L/mol とする。

　0℃において，2.026×10^5 Pa で 4.00 L の水に接する窒素は，その水に　9　〔g〕ま
で溶ける。このとき，溶けた窒素は 0℃，1.013×10^5 Pa では　10　〔mL〕の体積を占
めるが，窒素が水に接している条件である 0℃，2.013×10^5 Pa では　11　〔mL〕の体
積を占める。

　9　の〔解答群〕

① $\dfrac{V}{400}$　　② $\dfrac{V}{200}$　　③ $\dfrac{V}{100}$　　④ $\dfrac{V}{50.0}$　　⑤ $\dfrac{V}{25.0}$

　10　の〔解答群〕

① 0.500V　　② V　　③ 2.00V　　④ 4.00V　　⑤ 8.00V

　11　の〔解答群〕

① 0.500V　　② V　　③ 2.00V　　④ 4.00V　　⑤ 8.00V

問 3　下線部の分子，イオン，または原子の物質量〔mol〕が最も小さい記述を〔解答群〕
から1つ選べ。ただし，原子量は，C：12.0，O：16.0，アボガドロ定数は N_A＝6.00×
10^{23}/mol とする。　12

　12　の〔解答群〕

① 7.20×10^{22} 個の水分子

② 0.500 mol/L の硫酸亜鉛水溶液（電離度 1.00）500 mL に含まれる硫酸イオン

③ 1.80×10^{23} 個の水素原子を含むアンモニア分子

④ 3.30 g の二酸化炭素に含まれる酸素原子

問 4　化学変化と量的関係に関する，次の (1)～(3) に答えよ。ただし，標準状態（0℃，1.013×10⁵ Pa）における気体のモル体積を 22.4 L/mol，原子量は O：16.0 とする。

　　アンモニアは，白金を触媒に用いると，約 900℃ の酸素の気流中で反応して，水蒸気と一酸化窒素に変化する。このときに進行する化学変化は，次の化学反応式で表すことができる。式中の **a**～**d** は化学反応式の係数である。

$$a\ NH_3\ +\ b\ O_2\ \longrightarrow\ c\ H_2O\ +\ d\ NO$$

(1)　下線部の一酸化窒素に関する下の記述（ア）～（ウ）について，それらの正誤の組合せとして最も適当なものを〔解答群〕から１つ選べ。　13

（ア）常温・常圧の状態では，空気中ですみやかに酸化されて，赤褐色の二酸化窒素に変化する。

（イ）銅と濃硝酸とを反応させると発生する。

（ウ）水に溶けにくいので，実験室では水上置換で捕集することができる。

13　の〔解答群〕

	（ア）	（イ）	（ウ）
①	正	正	正
②	正	正	誤
③	正	誤	正
④	正	誤	誤
⑤	誤	正	正
⑥	誤	正	誤
⑦	誤	誤	正
⑧	誤	誤	誤

(2) 化学反応式中の係数 *a* と *c* の組合せとして，最も適当なものを〔解答群〕から1つ選べ。ただし，通常の化学反応式では係数が省略される物質が含まれる場合には，その物質の係数を1として表す。　14

14 の〔解答群〕

	係数 *a*	係数 *c*
①	1	3
②	1	6
③	1	12
④	2	3
⑤	2	6
⑥	2	12
⑦	4	3
⑧	4	6
⑨	4	12

(3) 標準状態で 56.0 L を占めるアンモニアが酸素と反応して，その全量が水蒸気と一酸化窒素に変化するとき，何 g の酸素が消費されるか。最も近いものを〔解答群〕から1つ選べ。　15

15 の〔解答群〕

① 80.0 g　　② 100 g　　③ 120 g
④ 160 g　　⑤ 200 g

3　物質の状態と変化に関する，次の問 1〜問 5 に答えよ。

問 1　次の酸化還元滴定の実験操作に関する，下の (1)〜(3) に答えよ。

　　　ガラス器具 X を用いて，0.050 mol/L のシュウ酸水溶液 20.0 mL を正確に三角フラスコにはかりとり，これに十分量の希硫酸を加えて酸性にした後，約 70℃に加温した。ガラス器具 Y に入れた濃度不明の過マンガン酸カリウム水溶液を少量ずつ滴下すると，25.0 mL を滴下したときに溶液中に溶解するシュウ酸が過不足なく反応したとみなし，これを滴定の終点とした。ただし，シュウ酸と硫酸酸性溶液中の過マンガン酸イオンは，以下の反応式に従って還元剤または酸化剤として反応する。

$$(COOH)_2 \longrightarrow 2CO_2 + 2H^+ + 2e^-$$

$$MnO_4^- + 8H^+ + 5e^- \longrightarrow Mn^{2+} + 4H_2O$$

(1)　ガラス器具 X とガラス器具 Y の名称の組合せとして最も適当ものを〔解答群〕から 1 つ選べ。　16

16　の〔解答群〕

	ガラス器具 X	ガラス器具 Y
①	ホールピペット	コニカルビーカー
②	ホールピペット	滴下ろうと
③	ホールピペット	ビュレット
④	メスシリンダー	コニカルビーカー
⑤	メスシリンダー	滴下ろうと
⑥	メスシリンダー	ビュレット
⑦	メスフラスコ	コニカルビーカー
⑧	メスフラスコ	滴下ろうと
⑨	メスフラスコ	ビュレット

(2) 下線部の滴定の終点における溶液の変化として最も適当ものを〔解答群〕から1つ選べ。 17

17 の〔解答群〕

① 溶液が赤紫色から無色に変化する。

② 溶液中に水に溶けにくい黒色の固体が析出する。

③ 溶液を振り混ぜても薄い赤色が消えなくなる。

④ フェノールフタレインを指示薬として用い，溶液の赤色が無色に変化する。

⑤ メチルオレンジを指示薬として用い，溶液の赤色が黄色に変化する。

(3) 滴定に用いた過マンガン酸カリウム水溶液のモル濃度〔mol/L〕として最も近いものを〔解答群〕から1つ選べ。 18

18 の〔解答群〕

① 0.016 mol/L　　② 0.040 mol/L　　③ 0.064 mol/L

④ 0.080 mol/L　　⑤ 0.10 mol/L

問 2　気体状態のヨウ化水素 HI から，気体状態の水素 H_2 とヨウ素 I_2 とが生成する反応は可逆反応であり，次の (1) 式にその化学反応式を示す。

$$2\,HI \rightleftharpoons H_2 + I_2 \quad\cdots\cdots\cdots (1)$$

(1) 式の平衡定数 K は，平衡状態における各成分のモル濃度〔mol/L〕を [　　] で表すと，次の (2) 式で表される。

$$K = \frac{[H_2][I_2]}{[HI]^2} \quad\cdots\cdots\cdots (2)$$

　　2.50 mol のヨウ化水素を内容積が変化しない 10.0 L の密閉容器に入れて t〔℃〕に保つと，0.250 mol のヨウ素が生じて平衡状態になった。t〔℃〕における (1) 式の平衡定数 K の値として最も近いものを〔解答群〕から1つ選べ。ただし，平衡状態の容器内には気体状態の物質のみが存在しているものとする。 19

19 の〔解答群〕

① 1.00×10^{-2}　　② 1.23×10^{-2}　　③ 1.56×10^{-2}　　④ 2.50×10^{-2}

⑤ 2.78×10^{-2}

問 3 コロイドに関する記述として，**誤りを含むもの**を〔解答群〕から1つ選べ。 20

20 の〔解答群〕

① 凝析には，コロイド粒子のもつ電荷と同符号で，価数の大きいイオンほど有効である場合が多い。

② コロイド粒子を分散させている物質を分散媒，コロイド粒子として分散している物質を分散質という。

③ 直径約 10^{-9}〜10^{-6} m 程度の大きさの粒子をコロイド粒子という。

④ チンダル現象は，コロイド粒子が光を散乱するためにおこる。

⑤ ブラウン運動は，熱運動している分散媒分子が，コロイド粒子に不規則に衝突するために生じる動きである。

問 4 ある物質量の水蒸気を内容積可変の真空容器に封入し，32℃に保つと容器内の水蒸気が 2×10^4 Pa の圧力を示した。このときの内容積は 10 L であったが，この状態から温度を一定に保ちながら内容積を減少させ，そのときに水蒸気が示す圧力を測定した。内容積と水蒸気が示す圧力との関係を表すグラフとして最も適当なものを〔解答群〕から1つ選べ。ただし，32℃における水の飽和蒸気圧は 5×10^4 Pa であるものとする。 21

21 の〔解答群〕

①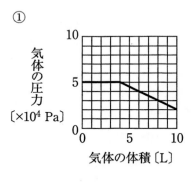

②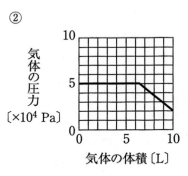

③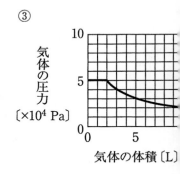

④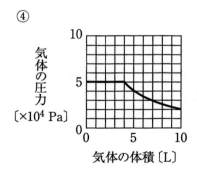

⑤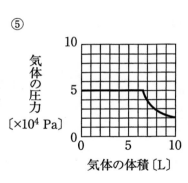

問 5　次の水溶液 a〜c に溶解している酢酸の電離度 α の値が大きい順に並んでいる不等式として最も適当なものを〔解答群〕から1つ選べ。ただし，水溶液の温度はいずれも 25℃ で一定に保たれ，酢酸の電離度 $\alpha (0 < \alpha \leqq 1)$ は次の式で表されるものとする。　22

$$\alpha = \frac{\text{電離平衡の状態において電離している酢酸の物質量}}{\text{溶媒に溶解させた酢酸の物質量}}$$

a　0.100 mol/L の酢酸水溶液

b　0.100 mol/L の酢酸水溶液に同体積の水を加えた水溶液

c　0.200 mol/L の酢酸水溶液に同体積の 0.200 mol/L の酢酸ナトリウム水溶液を加えた水溶液

22 の〔解答群〕

① a > b > c　　② a > c > b　　③ b > a > c

④ b > c > a　　⑤ c > a > b　　⑥ c > b > a

4　無機物質および有機化合物の性質と反応に関する，次の問1と問2に答えよ。

問 1　次の (1)〜(5) の記述に最も適する気体を〔解答群〕からそれぞれ1つずつ選べ。

(1) アルミニウム Al に水酸化ナトリウム NaOH 水溶液を加えると得られる無色・無臭の気体である。　23

(2) 地表付近の乾燥空気中に約1%（体積パーセント）含まれる無色・無臭の気体である。　24

(3) 塩化ナトリウム NaCl に濃硫酸 H_2SO_4 を加えて加熱すると得られる無色・刺激臭の気体である。　25

(4) 塩素酸カリウム $KClO_3$ と酸化マンガン(IV) MnO_2 との混合物を加熱すると得られる無色・無臭の気体である。　26

(5) ギ酸 HCOOH に濃硫酸 H_2SO_4 を加えて加熱すると得られる無色・無臭の気体である。　27

23 〜 27 の〔解答群〕（重複選択不可）

① Ar　　② Cl_2　　③ CO　　④ CO_2

⑤ H_2　　⑥ HCl　　⑦ O_2　　⑧ SO_2

問 2　次の (1)〜(5) の記述に最も適する芳香族化合物の化学式を〔解答群〕からそれぞれ
　　　1つずつ選べ。

(1) クメンヒドロペルオキシドを希硫酸で分解したときにアセトンとともに生じる。　28

(2) 炭酸水素ナトリウム水溶液に気体を発生しながら溶解するが，塩化鉄(Ⅲ)水溶液に加え
　　　ても呈色しない。　29

(3) 濃硫酸と濃硝酸の混合物（混酸）をベンゼンに加えて反応させたときに生じる。　30

(4) 水や水酸化ナトリウム水溶液には溶けにくいが，希塩酸には塩をつくって溶ける。　31

(5) ベンゼン環を構成する炭素原子に結合する H 原子の 1 つを Br 原子に置換した化合物が
　　　1 種類のみ考えられる。　32

28 〜 32 の〔解答群〕（重複選択不可）

① ベンゼン環–NH$_2$

② ベンゼン環–COOH

③ ベンゼン環 CH$_3$（上）CH$_3$（下）

④ ベンゼン環–OH, –COOH

⑤ ベンゼン環–CH$_3$

⑥ ベンゼン環–NO$_2$

⑦ ベンゼン環–CH$_2$–OH

⑧ ベンゼン環–OH

生　物

問題
（2科目　120分）

5年度

一般C

1　生物の特徴に関する文章を読み，下記の問いに答えよ。

　(a)細胞は分裂によって増え，体細胞が行う分裂を体細胞分裂という。体細胞分裂は　(b)細胞周期のうち分裂期に起こり，核分裂に続いて　(c)細胞質分裂が起こる。次の図1はある動物Aの体細胞における分裂期のある時期を模式的に示したものである。

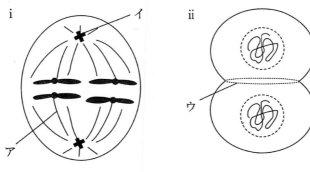

図　1

問1　下線部 (a) について，細胞は原核細胞と真核細胞に大別される。原核細胞からなる生物として正しいものを，①〜⑥より**2つ選んで**番号を答えよ。　　1

①　ゾウリムシ　　　　　　②　イシクラゲ　　　　　③　アメーバ

④　バクテリオファージ　　⑤　アカパンカビ　　　　⑥　乳酸菌

問2　下線部 (b) について，次の問いに答えよ。

(1) G_1 期の細胞に**起こらない**反応を，①〜⑤より1つ選んで番号を答えよ。　　2

①　核 DNA の複製　　②　RNA の合成　　③　タンパク質の合成

④　有機物の分解　　　⑤　ATP の分解

(2) ある植物の根端分裂組織を光学顕微鏡で観察したところ，180 個の細胞のうち 9 個が分裂期の細胞であった。また，別の実験より G₁ 期にかかる時間は 12 時間で，細胞周期全体の 60 ％ を占めるとわかっている。分裂期にかかる時間として正しいものを，①〜⑤より 1 つ選んで番号を答えよ。　3

①　0.6 時間　　②　1 時間　　③　1.6 時間　　④　3 時間　　⑤　7.2 時間

問 3　下線部（c）について，植物細胞で細胞質分裂のとき赤道面に形成される構造として正しいものを，①〜⑤より 1 つ選んで番号を答えよ。　4

①　星状体　　②　動原体　　③　中心体　　④　細胞板　　⑤　分裂板

問 4　図 1 について，次の問いに答えよ。

(1)　i，ii の細胞はそれぞれ何期の細胞か。組合せとして正しいものを，①〜⑥より 1 つ選んで番号を答えよ。　5

	i	ii
①	中期	前期
②	中期	終期
③	後期	前期
④	後期	終期
⑤	終期	前期
⑥	終期	終期

(2)　ア〜ウの構造をつくる細胞骨格の組合せとして正しいものを，①〜⑥より 1 つ選んで番号を答えよ。ただし，ウは細胞膜の内側に存在し細胞質分裂にはたらくものを指している。　6

	ア	イ	ウ
①	微小管	微小管	中間径フィラメント
②	微小管	微小管	アクチンフィラメント
③	微小管	中間径フィラメント	アクチンフィラメント
④	中間径フィラメント	微小管	中間径フィラメント
⑤	中間径フィラメント	中間径フィラメント	微小管
⑥	中間径フィラメント	中間径フィラメント	アクチンフィラメント

(3) 動物 A の DNA 量と染色体数についての文として正しいものを，①～④より 1 つ選んで番号を答えよ。 ⬜ 7

① 卵に含まれる DNA 量を 1 とすると，i の細胞の DNA 量は 2 である。

② i の細胞には，DNA 分子が 8 つ存在する。

③ G_1 期の細胞には染色体が 2 本存在し，相同染色体は 1 組である。

④ 一次精母細胞には二価染色体が 2 組みられる。

2　　代謝に関する文章を読み，下記の問いに答えよ。

代謝は同化と異化に分けられる。　同化は，エネルギーを吸収して簡単な物質から複雑な
物質を合成する反応で，炭酸同化と窒素同化に分けられる。炭酸同化はさらに光合成と ア
に分けられ，これは イ が異なる。

異化は酸素を用いる呼吸と，微生物が酸素を用いずに行う発酵に分けられる。これらの反応
を物質のつながりで模式的に表したものが図1である。

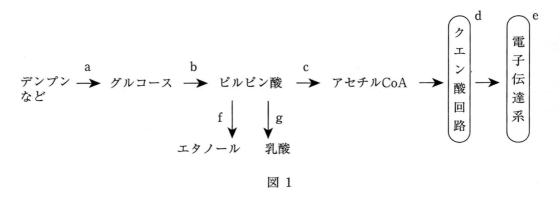

図 1

問 1　下線部 (a) について，同化に関する文として正しいものを，①〜④より1つ選んで
番号を答えよ。　8

① 光合成細菌の光合成は水を用いないが酸素を放出する。

② 鉄細菌や硝酸菌はバクテリオクロロフィルで光を吸収し同化を行う。

③ 動物は低分子の有機物から高分子の有機物を合成できる。

④ C_4 植物は，葉緑体とは別の細胞小器官で光合成を行う。

問 2　文章中の ア ・ イ に入る語句の組合せとして正しいものを，①〜⑥より1つ選
んで番号を答えよ。　9

	ア	イ
①	化学合成	二酸化炭素を利用するかしないか
②	化学合成	ATP 合成に用いるエネルギー
③	化学合成	カルビン・ベンソン回路をもつかどうか
④	窒素固定	二酸化炭素を利用するかしないか
⑤	窒素固定	ATP 合成に用いるエネルギー
⑥	窒素固定	カルビン・ベンソン回路をもつかどうか

問 3　図1について，次の問いに答えよ。

(1) a～g のうち，ミトコンドリアで起こるものはどれか。組合せとして正しいものを，①～⑤より1つ選んで番号を答えよ。　10

① a, b, c　　　② b, c, d　　　③ c, d, e

④ c, d, e, f, g　　⑤ d, e, g

(2) b～g のうち，脱水素酵素により $NAD^+ \rightarrow NADH+H^+$ となる反応（NAD^+ の還元）が起こるところと，$NADH+H^+ \rightarrow NAD^+$ となる反応（NADH の酸化）が起こるところの組合せとして正しいものを，①～⑤より1つ選んで番号を答えよ。　11

	NAD^+ の還元	NADH の酸化
①	b, c, d	d, e, f, g
②	b, c, d	e, f, g
③	b, c, d, e	f, g
④	c, d, f, g	b, e
⑤	e, f, g	b, c, d

(3) アルコール発酵と乳酸発酵についての文として正しいものを，①～④より1つ選んで番号を答えよ。　12

① いずれの反応においても，b でのみ ATP が合成される。

② アルコール発酵では b と f で ATP が合成されるが，乳酸発酵では b のみで合成される。

③ アルコール発酵では f で，乳酸発酵では g で二酸化炭素が放出される。

④ アルコール発酵では b と f で二酸化炭素が放出され，乳酸発酵では放出されない。

問 4　ある被子植物を密閉容器に入れ，25℃（光合成，呼吸ともに最適な温度とする）で光を当て，時間経過に伴う容器内の二酸化炭素濃度の変化を測定した。図2に示したように，最初は二酸化炭素濃度が大きく減少したが，濃度（相対値）がAとなった時点からそれ以上は減少しなくなった。そこで，図2の矢印（↑）のところで，(b)ある操作を行ったところ，二酸化炭素濃度が増加した。次の問いに答えよ。

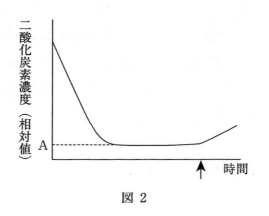

図 2

(1)　二酸化炭素濃度がAよりも減少しない理由として正しいものを，①〜⑤より1つ選んで番号を答えよ。　13

①　二酸化炭素濃度がAより低いと，光合成が起こらないから。

②　二酸化炭素濃度がAより低いと，呼吸が起こらないから。

③　二酸化炭素濃度がAのときは，光合成で吸収した二酸化炭素量より，呼吸で放出した二酸化炭素量が多いから。

④　二酸化炭素濃度がAのときは，光合成で吸収した二酸化炭素量より，呼吸で放出した二酸化炭素量が少ないから。

⑤　二酸化炭素濃度がAのときは，光合成で吸収した二酸化炭素量と，呼吸で放出した二酸化炭素量が等しいから。

(2)　下線部（b）について，どのような操作を行ったと考えられるか。正しいものを①〜③より1つ選んで番号を答えよ。　14

①　光の強さを強くした

②　光を当てず暗黒にした

③　容器中にKOH水溶液の入ったビーカーを置いた

3　発生に関する文章を読み，下記の問いに答えよ。

ショウジョウバエ（以下ハエ）の卵は，成熟過程で卵巣にある細胞からビコイド mRNA やナノス mRNA といった ア を送られている。これらの mRNA は受精卵内で翻訳され，(a) タンパク質は イ によって広がり濃度勾配を生じる。その結果， ウ タンパク質が多い側が頭部に分化する。さらに，さまざまな遺伝子が発現していくことで発生が進む。

ハエのビコイド遺伝子（遺伝子 B）と眼色に関わる遺伝子（遺伝子 P）は，同じ常染色体に存在し，分節遺伝子の1つである遺伝子（遺伝子 D）は別の常染色体に存在する。これら
(b)
の遺伝子において突然変異が起こり正常なはたらきを失った遺伝子をそれぞれ b，p，d とする。劣性ホモ接合体では，以下のようなことがわかっている。
(c)

・遺伝子型 bb の雌が産む卵は，ふ化できず胚の時期に死ぬ（胚性致死）。

・遺伝子型 pp の個体は眼色が紫色になる。

・遺伝子型 dd の受精卵は，ふ化できず胚の時期に死ぬ（胚性致死）。

なお，それぞれの遺伝子においてヘテロ接合の個体は，優性ホモ接合体と同じ表現型を示す。

問1　文章中の ア ～ ウ に入る語句の組合せとして正しいものを，①～⑧より1つ選んで番号を答えよ。 15

	ア	イ	ウ
①	母性因子	拡散	ナノス
②	母性因子	拡散	ビコイド
③	母性因子	能動輸送	ナノス
④	母性因子	能動輸送	ビコイド
⑤	ホメオティック遺伝子	拡散	ナノス
⑥	ホメオティック遺伝子	拡散	ビコイド
⑦	ホメオティック遺伝子	能動輸送	ナノス
⑧	ホメオティック遺伝子	能動輸送	ビコイド

問2　下線部（a）について，翻訳に関する文として正しいものを，①～④より1つ選んで番号を答えよ。 16

① 1種類のアミノ酸が結合できる tRNA は必ず1種類である。

② tRNA は 64 種類ある。

③ リボソームは複数のポリペプチドと rRNA からなる。

④ 翻訳開始のアミノ酸は常にシステインである。

問3　遺伝子Bは調節タンパク質としてはたらく。ハエの調節タンパク質に関する文として，正しいものを①〜④より1つ選んで番号を答えよ。　17

① プロモーターに結合して，mRNA を合成する。

② オペレーターに結合して，転写を抑制する。

③ リプレッサーに結合して，転写の抑制を解除する。

④ 転写調節領域に結合して，転写の促進や抑制にはたらく。

問4　下線部（b）について，ハエの分節遺伝子に関する文として，正しいものを①〜④より1つ選んで番号を答えよ。　18

① ハエの受精卵から成体になるまで，すべての細胞で常に発現している。

② 分節遺伝子は複数あり，発現する順番はランダムである。

③ 雄と雌で発現する遺伝子に差があり，性の決定にはたらく。

④ 前後軸に沿って最終的に14の体節を形成させる。

問5　下線部（c）について，突然変異体を用いた交配実験を行った。以下の問いに答えよ。なお，すべての交配で産まれる卵の雌雄比は1:1とする。

(1) 遺伝子型 Bb の雌雄を交配して産まれた卵のうち，胚性致死となるものは何％か。正しいものを①〜⑤より1つ選んで番号を答えよ。　19

① 0％　　② 25％　　③ 50％　　④ 75％　　⑤ 100％

(2) 遺伝子型 BbPp の雌と bbpp の雄を交配した。正常に産まれた子世代の雌のうち，紫眼をもち正常な卵を産む個体は何％か。正しいものを①〜⑤より1つ選んで番号を答えよ。ただし，雌親はBとP，bとpが連鎖しており，組換え価は2％である。　20

① 0.5％　　② 1％　　③ 2％　　④ 49％　　⑤ 50％

(3) 遺伝子型 BBppDd の雌と bbPPdd の雄を交配した。産まれたすべての卵のうち，胚性致死となるのは何％か。正しいものを①〜⑥より1つ選んで番号を答えよ。　21

① 0％　　② 25％　　③ 50％　　④ 67％　　⑤ 75％　　⑥ 100％

4　動物の反応に関する文章を読み，下記の問いに答えよ。

　動物は光や温度，化学物質を受容し，その情報を中枢に伝えることで適切な反応や行動をとっている。(a)受容器には特定の刺激を受容できる細胞が存在し，刺激を受けると受容器電位が発生する。この変化を ア 神経が興奮として中枢に伝え，中枢から イ 神経の興奮として筋肉等の効果器へ伝える。

　神経系はニューロンとグリア細胞からなり，(b)興奮の伝導・伝達を行っているのはニューロンである。ニューロンは ウ のある細胞体と，そこから長く伸びた軸索，細かく数の多い樹状突起があり，神経伝達物質の放出は エ の末端で起こり，受容はおもに オ で起こる。

　受容器で繰り返し同じ刺激を受けると，それに対する反応を減少させていく(c)慣れが生じる。慣れは，ニューロンの反応の変化によって起こる。

問1　下線部 (a) について，受容器が受容できる適刺激と受容器の組合せとして誤っているものを，①〜⑤より1つ選んで番号を答えよ。 22

①　光 − 網膜　　　　　②　気体中の化学物質 − 嗅上皮

③　音波 − うずまき管　④　からだの傾き − 半規管

⑤　温度 − 温点

問2　文章中の ア ・ イ に入る語句の組合せとして正しいものを，①〜④より1つ選んで番号を答えよ。 23

	ア	イ
①	遠心性	求心性
②	求心性	遠心性
③	交感	副交感
④	副交感	交感

問3　下線部 (b) について，興奮の伝導・伝達についての文として正しいものを，①〜④より1つ選んで番号を答えよ。 24

①　伝導速度は軸索が太いほど遅い。

②　強い刺激を受けるほど，伝導速度は大きくなる。

③　神経伝達物質として，副交感神経からはノルアドレナリンが放出される。

④　アミノ酸の中には神経伝達物質としてはたらくものがある。

問4　文章中の　ウ　～　オ　に入る語句の組合せとして正しいものを，①～⑥より1つ選んで番号を答えよ。　25

	ウ	エ	オ
①	ミトコンドリア	軸索	樹状突起
②	ミトコンドリア	樹状突起	軸索
③	シナプス小胞	軸索	樹状突起
④	シナプス小胞	樹状突起	軸索
⑤	核	軸索	樹状突起
⑥	核	樹状突起	軸索

問5　下線部 (c) について，アメフラシは水管に刺激を受けるとえらを引っ込める(えら引っ込め反射)。しかし，繰り返し刺激を受けると慣れが生じて，反射を起こす回数が減少する。図1は，アメフラシの水管からえらへの，感覚ニューロンと運動ニューロンの神経のつながりを簡略化したものである。次の問いに答えよ。

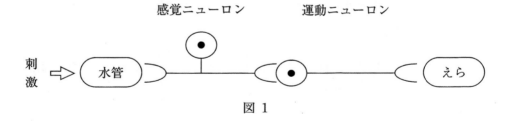

図 1

(1) 水管を1回電気刺激すると，感覚ニューロンと運動ニューロンともに活動電位の発生を記録した。活動電位の発生時に起こることとして正しいものを①～⑤より1つ選んで番号を答えよ。　26

①　Na^+ が細胞内へ流入する　　②　Na^+ が細胞外へ流出する

③　Cl^- が細胞内へ流入する　　④　Cl^- が細胞外へ流出する

⑤　Ca^{2+} が細胞外へ流出する

(2) 図2は慣れが成立する前と後で，感覚ニューロンの活動電位と運動ニューロンのシナプス後電位の変化を示したものである。慣れが起こる原因として正しいものを，①〜④より1つ選んで番号を答えよ。 $\boxed{27}$

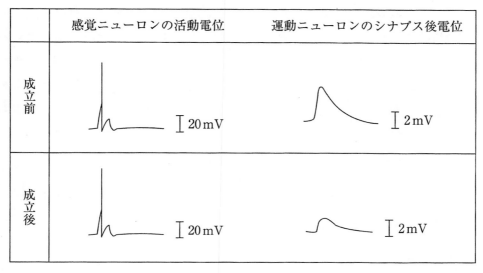

	感覚ニューロンの活動電位	運動ニューロンのシナプス後電位
成立前	20 mV	2 mV
成立後	20 mV	2 mV

図 2

① 感覚ニューロンから放出される神経伝達物質の量が減少する。

② 感覚ニューロンの活動電位の大きさが変化する。

③ 運動ニューロンに流入するイオンの量が増加する。

④ 運動ニューロンの静止電位が0に近づく。

(3) 慣れが成立した個体へしばらく刺激を与えないでいると，えら引っ込め反射は回復する。この現象を何というか。正しいものを，①〜④より1つ選んで番号を答えよ。 $\boxed{28}$

① 鋭敏化　　② 自動性　　③ 脱慣れ　　④ 試行錯誤

5　　生態系に関する文章を読み，下記の問いに答えよ。

　生物群集内では，同種の個体間だけでなく，<u>異種の個体間でもさまざまな関係性が見られ</u>
<u>る</u>。たとえば，食物や生活場所が似ている異種間では競争が起こりやすく，互いに不利益を被
る。一方，同じ生活場所でも食物や活動時間が異なれば，競争が起こりづらく共存しやすい。
(a)

　人間の活動によって，本来の生息地から別の地域へ運ばれた生物を<u>外来種</u>といい，在来
種に大きな影響を与える場合がある。外国から日本に入ってきたものとしてオオクチバスやア
メリカザリガニが有名であるが，<u>日本から外国へ移動して外来種となったもの</u>もある。外
来種が定着して長期間経過している場合，新しい生物間の関係が成立していることもあり，外
来種をすべて除去すると<u>生態系のバランス</u>が崩れる可能性がある。よって，単純に外来種
を駆除すればよいとは言えず，難しい問題である。
(b)
(c)
(d)

問1　生物群集から非生物的環境へのはたらきかけを何というか。正しいものを①～⑥より
　　　1つ選んで番号を答えよ。　29

　　　①　作用　　　　　②　干渉　　　　③　中立　　　④　環境形成作用
　　　⑤　生物濃縮　　　⑥　相互作用

問2　下線部（a）について，被食－捕食関係にある生物のつながりを図に示した。 ア ～
　　　ウ に当てはまる種の組合せとして正しいものを，①～⑥より1つ選んで番号を答え
　　　よ。なお，矢印は被食者→捕食者の向きである。　30

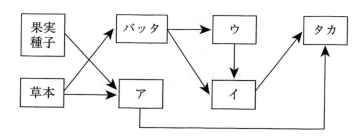

	ア	イ	ウ
①	クモ	カエル	リス
②	クモ	リス	カエル
③	カエル	クモ	リス
④	カエル	リス	クモ
⑤	リス	カエル	クモ
⑥	リス	クモ	カエル

問3　下線部 (b) について，小笠原諸島に入ってきた外来種に，トカゲの仲間のグリーンアノール（以下トカゲ）がいる。トカゲは昆虫を捕食し，島の固有種に大きな影響を与えているとして調査が行われた。以下の資料1，2をもとに問いに答えよ。

資料1：野生のトカゲを捕獲し実験室中でエサとして与えた種と体長，トカゲによる捕食の有無

昆虫の種	体長（mm）	捕食の有無
ウバタマムシ*	24～40	×
アブラゼミ	56～60	×
ヤマトシジミ**	13	○
シオカラトンボ	32～40	○
セマダラコガネ*	8～12.5	○
ナミアゲハ**	60	×
モンシロチョウ**	28	○
ヤサイゾウムシ*	7.5～8	○

○：捕食あり　×：捕食なし

資料2：小笠原諸島に生息する昆虫（昼行性の固有種）の体長と，トカゲ蔓延前後の個体数の変化

昆虫の種	体長（mm）	個体数変化
オガサワラタマムシ*	22～35	エ
オガサワラセセリ**	14	減少
オガサワラシジミ**	14	激減
シマアカネ（トンボの一種）	26～28	オ
オガサワラゾウ類*	5～7.4	やや減少

＊：甲虫　＊＊：チョウ

(1) 資料1よりわかることとして正しいものを，①～④より1つ選んで番号を答えよ。　31

① トカゲは，チョウやトンボを好んで食べ，それ以外は食べない。

② トカゲは，昆虫の種類に関係なく体長が30 mm 以上のものは食べない。

③ トカゲは，小さい甲虫は食べるが，大きい甲虫は食べない。

④ トカゲは，胴体部分に対して翅の小さい種は食べるが，大きい種は食べない。

(2) 資料2中の □エ , □オ に当てはまる語句の組合せとして正しいものを，①～⑥より
1つ選んで番号を答えよ。なお，トカゲによる捕食以外の要因は考えないものとする。
□32

	エ	オ
①	変化なし	変化なし
②	変化なし	減少
③	変化なし	増加
④	減少	変化なし
⑤	減少	減少
⑥	減少	増加

問4　下線部（c）について，日本から外国へ進出して問題となっている種として正しいもの
を，①～⑥より1つ選んで番号を答えよ。　□33

① クズ　　　② セイタカアワダチソウ　　　③ マングース

④ ウシガエル　　⑤ カダヤシ　　　⑥ オオハンゴンソウ

問5　下線部（d）について，直接的な被食－捕食関係の変化以外でも，生態系のバランス
が崩れることがある。数年～数十年単位で考えた場合，生態系のバランスを崩しにくい
と考えられるものを，①～④より1つ選んで番号を答えよ。　□34

① ホタルの個体数が減少している地域に，別の地域から近縁種のホタルを導入して繁
殖させる。

② 森林内で寿命や台風などで倒れた木を運び出し，その木の幼木を新しく植え付ける。

③ 森林の中央に道幅の広いコンクリートの道路を通す。

④ 田畑の周囲にある水路に護岸工事を行い，水の流れを変える。

総合問題

問題

（120分）

一般E

5年度

1 肉食動物と草食動物の走る速度に関する文章と図を読み，以下の問いに答えなさい。

Animals have been evolved their ability to increase fitness. Running speed and stamina are one of the differences between carnivores[1] and herbivores[2]. The graph shows the distance of each animal measured from the starting point every 5 seconds. The black line graph with circle depicts data of the cheetah, the gray line graph with open circle depicts data of the impala, and the dark gray line graph with triangle depicts data of the wild rabbit in African Savanna, respectively.

[1] carnivore: 肉食動物

[2] herbivore: 草食動物

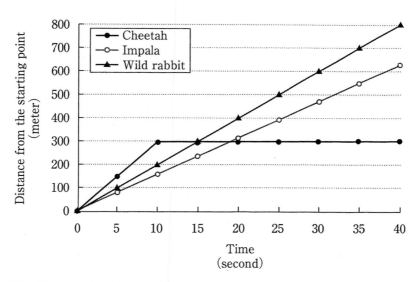

図 1 The distance of each animal measured from the starting point every 5 seconds.

問 1 According to the explanation and figure above, please choose the appropriate option. ア

① The impala has more stamina than the wild rabbit.

② The impala can run 500 m in 25 seconds.

③ The wild rabbit will be the first to reach 1 km away.

④ The cheetah slows down immediately after running for 200 m.

問 2　Please fill in the blank of the following sentence.

The top speed of the cheetah is ⎡ イ ウ エ ⎤ km/h.

問 3　Please fill in the blank of the following sentence.

The wild rabbit must be at least ⎡ オ カ キ ⎤ m away from the cheetah in order not to be caught and hunted by the cheetah.

問 4　Carnivores and herbivores have similarities but also differences. Please choose the appropriate option. ⎡ ク ⎤

① Carnivores tend to have more stamina than herbivores.

② The energy for running is provided by adenosine triphosphate (ATP) in carnivores, but not in herbivores.

③ Herbivores have their eyes on the sides of their heads, but carnivores don't.

④ Carnivores have longer intestines[3] than herbivores.

⑤ Carnivores belong to vertebrates[4], while herbivores belong to invertebrates[5].

[3] intestine: 腸

[4] vertebrate: 脊椎動物

[5] invertebrate: 無脊椎動物

2 　植物の吸水に関する文章を読み，以下の問いに答えなさい。

　笹山さんは植物の水栽培を行っていた。ある日，天候によって水の減り具合が異なることが気になり，実験をしてみた。

1) 茎や葉の色，葉の枚数や大きさ，茎の太さも揃った3本のツユクサを，茎の長さが同じになるように，水中で茎を切った。

2) 図2のように，4本の試験管に同じ量の水を入れ，そのうちの3本の試験管には，1）のツユクサにワセリンで処置をしてさした。ワセリンを塗ることで塗った表面からの蒸散を完全に止めることができる。さらに4本の試験管それぞれの水面に同じ量の油を入れて，条件A-Dとし，それぞれの質量を測定，記録した。

3) 条件A-Dの装置を明るく風通しのよい室外のひなたに8時間静置したあと，それぞれの装置全体の質量を測定して，以下の表1の結果を得た。

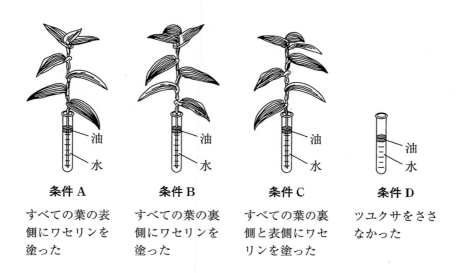

条件A　すべての葉の表側にワセリンを塗った
条件B　すべての葉の裏側にワセリンを塗った
条件C　すべての葉の裏側と表側にワセリンを塗った
条件D　ツユクサをささなかった

図2　ツユクサ実験の装置全体の質量変化をしらべた4条件

表1　実験開始前と終了後の各条件の質量

質量	条件A	条件B	条件C	条件D
実験開始前（g）	29.2	29.4	28.8	28.5
実験終了後（g）	28.0	28.9	28.6	28.5

問5　葉の裏側から蒸発すると想定される水分量と，ワセリンを何も塗らなかった場合に想定される水分量の組み合わせで正しいものを選びなさい。　ケ

質量（g）	葉の裏から蒸散すると想定される水分量	ワセリンを何も塗らなかった場合に想定される水分量
①	1.2	1.5
②	0.8	1.5
③	1.0	1.2
④	1.0	1.5
⑤	1.4	1.8

問 6　**表 1** の実験結果からいえるものとして正しいものを選びなさい。　コ

①　葉の裏側よりも表側で蒸散が盛んであり，葉以外から蒸散はない。

②　葉の裏側よりも表側で蒸散が盛んであり，葉以外からも蒸散している。

③　葉の表側よりも裏側で蒸散が盛んであり，葉以外から蒸散はない。

④　葉の表側よりも裏側で蒸散が盛んであり，葉以外からも蒸散している。

問 7　笹山さんは実験を繰り返して同じ傾向がえられるかを調べることにした。夕方に帰宅し，夕食後に準備をした。追加実験をする時に注意する点として適切なものをすべて選びなさい。　サ

①　条件 A，B，C 間でツユクサの茎や葉の色，葉の枚数や大きさ，茎の太さを合わせる。

②　前回の実験の時の風通しの具合と合わせる。

③　前回の実験の時の室温と同じにする。

④　日中と同じくらいの明るい部屋で実験する。

⑤　条件 A，B，C，D 間で試験管の太さを一致させる。

問 8　笹山さんは光合成と蒸散，吸水の関係をしらべた。すると光合成の化学反応式を見つけた。

$$6CO_2 + 12H_2O \longrightarrow C_6H_{12}O_6 + 6O_2 + 6H_2O$$

蒸散と吸水の値に関する考察として**不適切なものをすべて**選びなさい。　シ

①　光合成をする際，ツユクサが取り入れた物質の総量と，ツユクサが放出した物質の総量は必ず同じになるはず。

②　光合成をする際，蒸散量は吸水量よりも小さいはず。

③　光合成をする際，吸水量と葉の裏側からの蒸散量は等しくなるはず。

④　光合成を行っている植物であっても，植物全体を大きなビニール袋で覆って，周囲との空気の循環を完全に遮断すれば，総質量は実験の前後では変わらないはず。

⑤　葉の表側にワセリンを塗れば，植物の呼吸が止められるので，蒸散量と吸水量が等しくなるはず。

3　　環境に関する文章を読み，以下の問いに答えなさい。

　神奈川県は，<u>川や海</u>に恵まれ，古くから海洋資源を多く利用しています。そしてこの豊か
(a)
な海を守るため，以下のような「かながわプラごみゼロ宣言」をしています。

　海洋汚染が今，世界規模で大きな社会問題となっています。また，プラスチックごみが小さ
く砕けてできたマイクロプラスチックが，世界中の海で確認されています。こうしたことか
ら，世界中に展開している飲食店でプラスチック製ストローを廃止する動きが広まっていま
す。そんな状況の中，鎌倉市由比ガ浜で<u>シロナガスクジラ</u>の赤ちゃんが打ち上げられ，胃
(b)
の中からプラスチックごみが発見されました。

　SDGs未来都市である神奈川県は，これを「クジラからのメッセージ」として受け止め，深
刻化する海洋汚染，特に<u>マイクロプラスチック</u>問題から，SDGs推進に取り組んでいます。
(c)
<u>プラスチック製ストローやレジ袋の利用廃止・回収などの取組を神奈川から広げていくこ
(d)
と</u>で，SDGs達成に向け，2030年までのできるだけ早期に捨てられるプラごみゼロを目指して
います。

（出典：かながわプラごみゼロ宣言：クジラからのメッセージ）

https://www.pref.kanagawa.jp/docs/p3k/sdgs/index.html

問9　　下線部（a）について，以下の**図3**は，外界の塩類濃度と，その濃度における3種類の
カニの体液濃度を示している。いずれの濃度も，海水の塩類濃度を1とした場合の相対
値で示している。この図からいえるものとして，適切なものを選びなさい。　　ス

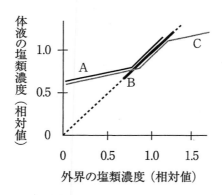

図3　外界の塩類濃度とカニの体液の塩類濃度の関係（相対値）

① カニ A は，外海に生息している。

② カニ B は，川に生息している。

③ カニ C は，海と川を行き来して生息している。

④ カニ A は体内の塩類濃度が外界の塩類濃度よりも低くなるように調整できる。

⑤ カニ B は体液濃度調整力が最も高い。

⑥ カニ C は外界と触れている表皮で塩類濃度の調整を行う。

問 10　下線部（b）シロナガスクジラは，海に棲む哺乳類であるが，近年，「鯨偶蹄目」に含められるようになった。鯨偶蹄目には，ウシなどの産業動物も含まれており，クジラやウシは共通の祖先をもつと考えられる。次の記述のうち，**不適切なもの**を選びなさい。

　　　セ

① 共通の祖先をもつかどうかについて，相同器官を調べることは有効である。

② シロナガスクジラの前ひれとウシの前あしは相同器官である。

③ シロナガスクジラの尾びれとウシの尾は相似器官である。

④ シロナガスクジラの後足は痕跡器官である。

⑤ シロナガスクジラの体温は，ウシと同様，外界の温度に関係なく一定に保たれるしくみがある。

⑥ シロナガスクジラとウシでは，生命活動に用いる ATP は同じ化学物質である。

問 11　下線部 (c) について，次のマイクロプラスチックに関する文章を読み，内容について適切なものを選びなさい。　[ソ]

　　　Microplastics, as the name implies, are tiny plastic particles. Officially, they are defined as plastics less than five millimeters in diameter—smaller in diameter than the standard pearl used in jewelry. There are two categories of microplastics: primary and secondary.

　　　Primary microplastics are tiny particles designed for commercial use, such as cosmetics, as well as microfibers shed from clothing and other textiles, such as fishing nets. Secondary microplastics are particles that result from the breakdown of larger plastic items, such as water bottles. This breakdown is caused by exposure to environmental factors, mainly the sun's radiation and ocean waves.

（出典：Resource Library | National Geographic Society）

https://education.nationalgeographic.org/resource/microplastics

① マイクロプラスチックの主成分は，通常のプラスチックとは異なる。
② 装飾品に使われる真珠の大きさと同じくらいのものをマイクロプラスチックという。
③ 衣類の繊維や化粧品などは，一次マイクロプラスチックに分類される。
④ 分解される前のプラスチック瓶は二次マイクロプラスチックに分類される。
⑤ 主に漁網を使ってマイクロプラスチックは回収される。
⑥ プラスチックは，太陽光や波の動き以外の作用によって分解される。

問 12　下線部 (d) について，あるプラスチック製ストローを調べたところ，炭素原子と水素原子のみからできており，1種類の単量体の付加重合により構成された化合物であった。また，このプラスチックを完全燃焼させると，水と二酸化炭素を物質量比 1：1 で生じた。このプラスチックの単量体 1 分子中に炭素原子を 3 個含む場合，この分子中の水素原子の個数として適切なものを選びなさい。　[タ]

① 2個　　② 3個　　③ 4個　　④ 6個　　⑤ 8個　　⑥ 10個

問 13　下の図は，海水を蒸留する装置である。この図についての記述のうち，適切なものを
すべて選びなさい。　チ

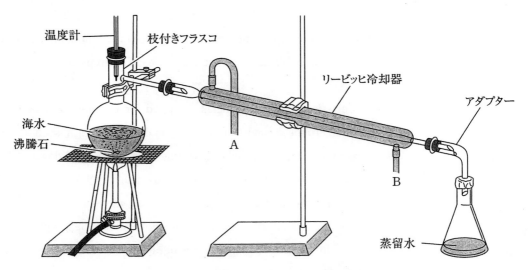

図 4　海水から蒸留水を得るための装置の概要

① 温度計は蒸気の温度を測定するために枝管と同じ高さに設置する必要がある。

② 沸騰石を入れるのは，早く沸騰させるためである。

③ リービッヒ冷却器の冷却水は通過口の B から A に向けて流す必要がある。

④ リービッヒ冷却器の冷却水は蒸気と混合するため，蒸留水を使わなければならない。

⑤ 蒸留中はすべての装置内部の圧力が低くなるので，アダプターの先は密栓せずアルミ
ホイルで軽くふたをする。

⑥ 海水を枝付きフラスコの球体部分半分以上の十分量入れると，効率よく蒸留できる。

問 14　塩素には ^{35}Cl 及び ^{37}Cl があり，地球上での塩素の原子量は 35.5 という値を使ってい
る。質量数が相対質量に等しいとして，海水から得られた $MgCl_2$ のうち，式量が 94 で
あるものの存在比（％）として最も適切なものを選びなさい。ただし，Mg の原子量を
24.0 とする。　ツ

①　6.25　　　②　12.5　　　③　25.0　　　④　50.0　　　⑤　56.3　　　⑥　75.0

4　化学構造に関する以下の問いに答えなさい。

問 15　図5に示されるように，ダイヤモンドも黒鉛も共に炭素原子のみで作られる共有結合
の結晶であるが，性質は異なる。以下の表の　テ　から　ネ　に当てはまる適当な語
を下の選択肢より選びなさい。

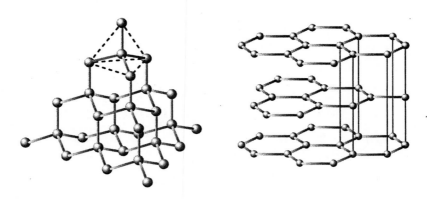

ダイヤモンドの構造　　　　　　　　黒鉛の構造

図 5　ダイヤモンドと黒鉛の構造

	ダイヤモンド	黒鉛
機械的性質	テ	ト
電気的性質	ナ	ニ
色	ヌ	ネ

【選択肢】
①　軟らかい　　　②　硬い　　　③　不導体（絶縁体）　　　④　導体
⑤　半導体　　　⑥　無色　　　⑦　黒色

問 16　次にダイヤモンドの結晶構造についてより詳しく考えてみよう。

　　ダイヤモンドの結晶は正四面体の頂点と重心に炭素原子を配置した構造が周期的に配
置された構造である。ここで各炭素間の距離を考えてみる。図5中で実線につながれた
炭素原子同士の距離が最短距離であり，この距離は0.15 nm（ナノメートル）であるこ
とが知られている。それでは正四面体の頂点に配置された炭素原子間の距離（点線で
示された正四面体の辺の長さ）はどれほどか求めてみよう。ただし炭素原子の大きさは
考えなくてよいものとする。

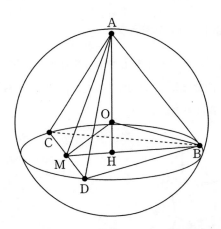

図6 この図は，**図5**で示されたダイヤモンドの結晶構造の1番上の正四面体を切り出し，外接球を書き加えたものである。A，B，C，D，Oは炭素原子の位置である。

　　まず炭素原子間の最短距離は正四面体の重心（中心）の炭素原子を見たときに正四面体の外接球の半径（Rとする）と等しい。正四面体の1辺の長さをaと置き，aとRの関係が分かればaの距離を導き出すことができる。

　　正四面体ABCDの外接球の中心をO，AOの延長と△BCDの交点をH，CDの中点をMとする。

　　　　OB＝OA＝R である。

　　　　AB＝BC＝CD＝a，　CM＝$\dfrac{\boxed{ノ}}{\boxed{ハ}}$a，　BM＝$\dfrac{\sqrt{\boxed{ヒ}}}{\boxed{フ}}$a である。

点Hは正三角形BCDの重心であり，BH：HM＝2：1 となることが分かっている。

よって，BH＝$\dfrac{\sqrt{\boxed{ヘ}}}{\boxed{ホ}}$a となる。

$AH^2＝AB^2－BH^2$ であることから，AH＝$\dfrac{\sqrt{\boxed{マ}}}{\boxed{ミ}}$a となる。

ここで OH＝AH－OA であることと，$OB^2＝OH^2＋BH^2$ の関係式から，aとRの関係は

a＝$\dfrac{\boxed{ム}\sqrt{\boxed{メ}}}{\boxed{モ}}$R であることが分かった。

すなわち正四面体の頂点に配置された炭素原子間の距離は0.$\boxed{ヤユ}$ nmと考えられる。ただし，$\sqrt{2}$＝1.41，$\sqrt{3}$＝1.73，$\sqrt{5}$＝2.24，$\sqrt{6}$＝2.45とし（全てを使うとは限らない），小数点第3位を四捨五入した値を求めること。

5　猫の飼育に関する文章と図を読み，以下の問いに答えなさい。

I had adopted[1] two newborn kittens (one male and one female) and started taking care of them at home. As I felt sorry for them to undergo surgery, they were not neutered[2] and lived freely inside the house. In 8 months from the adoption, the female cat gave birth to four kittens, and the total number of cats at home became six. Because the kittens were so cute, I could not decide to neuter them. When they became 8 months of age, two female cats gave birth.

The graph shows the total number of cats at home every month. Except for the first adoption, no cats had been adopted nor transferred[3] to others.

[1] adopt: 里親を引き受ける

[2] neuter: 去勢手術／避妊手術をする

[3] transfer: 譲渡する

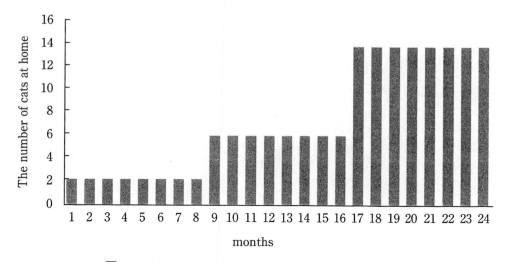

図 7　The total number of cats at home every month.

問 17　According to the explanation and figure, please choose the appropriate option.

　　　ヨ

① The number of kittens born at 17th month was six.

② The longevity[4] of kittens born at home was longer than that of adopted kittens.

③ Two kittens had died at 2 months of age due to the genetic disorder because of inbreeding.

④ The total number of cats had increased 7 times in one and a half year.

[4] longevity: 寿命

問 18　Please fill in the blank of the following sentence.

If the cats can mate[5] at 6 months of age, the gestation period[6] of cats is　ラ　months.

[5] mate: 交配する

[6] gestation period: 妊娠期間

問 19　Please fill in the blank of the following sentence.

If the costs of food for one cat per month was 1000 yen, the total food cost for the first 1 year was　リルレロワ　yen.

問 20　Please fill in the blank of the following sentence.

In this question, it is assumed that a female cat gives birth to two male kittens and two female kittens only once in a life, and all cats live for at least 3 years. If the natural breeding of cats at home continues in the same pattern as shown in the graph, the total number of cats will be　ンあ　in 3 years from the first adoption.

6　　銅と硝酸の反応についての文章を読み，以下の問いに答えなさい。

（原子量　Cu＝64　H＝1　N＝14　O＝16）

銅と希硝酸の反応は，以下の化学反応式で表される。

$$3Cu + 8HNO_3 \longrightarrow 3Cu(NO_3)_2 + 4H_2O + 2NO \cdots\cdots （式1）$$

一方，銅と濃硝酸の反応は以下の式で表される。

$$Cu + 4HNO_3 \longrightarrow Cu(NO_3)_2 + 2H_2O + 2NO_2 \cdots\cdots （式2）$$

　　銅と硝酸の反応で発生した一酸化窒素や二酸化窒素は 酸性雨の原因物質として知られて
（a）
おり，地域によっては深刻な問題となっている。これらの窒素酸化物は硝酸イオンとなって
生活排水などにも含まれることもある。また，銅と硝酸の反応で生じた硝酸銅（Ⅱ）水溶液か
（b）
らは，硝酸銅（Ⅱ）が 水和水を伴って析出する。
（c）

問21　（式1）において，反応によって還元されている原子を選びなさい。　い

　　①　Cu　　　②　H　　　③　N　　　④　O　　　⑤すべて還元されない

問22　（式2）において，銅 2.0 g と 14 mol/L の濃硝酸 4.0 mL を完全に反応させたとき，
　　　発生する二酸化窒素は標準状態で何 mL か。最も適切なものを選びなさい。ただし，
　　　生じた気体は二酸化窒素のみとし，水溶液には溶解せず，理想気体として扱うものとす
　　　る。また，気体の 1 mol あたりの体積は標準状態で 22.4 L とする。　う

　　①　3.1×10^2　　　②　3.5×10^2　　　③　6.3×10^2　　　④　7.0×10^2

　　⑤　1.3×10^3　　　⑥　1.4×10^3

問23　下線部（a）について，酸性や塩基性は pH によって表される。pH が 4.0 となる水溶
　　　液として適切なものを選びなさい。ただし，強酸・強塩基はすべて電離しているものと
　　　する。　え

　　①　1.0 mol/L の硫酸 1.0 mL に水を加えて 1.0 L にしたもの。

　　②　pH＝1.0 の硫酸 1.0 mL に水を加えて 1.0 L にしたもの。

　　③　pH＝1.0 の塩酸 1.0 mL に水を加えて 4.0 L にしたもの。

　　④　1.0 mol/L の塩酸 2.0 mL と 1.0 mol/L の水酸化ナトリウム水溶液 1.0 mL を混合し，
　　　　水を加えて 1.0 L にしたもの。

　　⑤　塩化水素 4.0 mol を水に溶かして 1.0 L にしたもの。

　　⑥　0.10 mol/L，電離度 0.01 の酢酸水溶液を 10 mL はかりとったもの。

問 24　下線部（b）に関して，有機物を含む汚水が河川に流入したときに見られる変化として，図8のAは，水中の有機化合物，硝酸イオン，アンモニウムイオン，溶存酸素の濃度の変化，図8のBは原生生物，藻類，細菌の生物相の変化を示したものである。このうち，以下の表の「硝酸イオン濃度」と「原生生物の個体数」の組み合わせとして適切なものを選びなさい。　お

	①	②	③	④	⑤	⑥
硝酸イオン濃度	ア	イ	ウ	ア	イ	ウ
原生生物の個体数	オ	エ	オ	エ	オ	エ

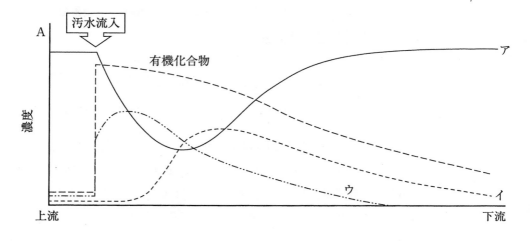

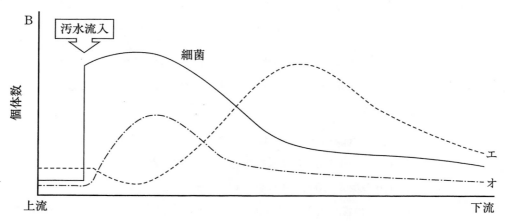

図 8　有機物を含む汚水が河川に流入したときに見られる変化。Aは水中の有機化合物，硝酸イオン，アンモニウムイオン，溶存酸素の濃度の変化を，Bは原生生物，藻類，細菌の個体数の変化を示した。

問 25　下線部（c）について，ある条件下で得られた硝酸銅(II)の水和物の結晶に含まれる銅の質量を調べたところ，26.4％であった。この結晶の組成式として最も適切なものを選びなさい。　か

① $Cu(NO_3)_2 \cdot \dfrac{1}{2} H_2O$
② $Cu(NO_3)_2 \cdot H_2O$
③ $Cu(NO_3)_2 \cdot 2H_2O$

④ $Cu(NO_3)_2 \cdot 3H_2O$
⑤ $Cu(NO_3)_2 \cdot 4H_2O$
⑥ $Cu(NO_3)_2 \cdot 5H_2O$

7　DNA に関する文章を読み，以下の問いに答えなさい。

　正岡君はあまりできのいい学生ではなかったが，疑問に思ったものはいろいろと調べる習慣は身についていた。生物の授業で核酸の話があった。目に見えない核酸の話をされても，どうしても信じられない。どうやって ATGC を調べているのか。翌日，図書館で塩基の参考書を見てみた。

　まず DNA は白血球を生化学的に調製しているときに偶然見つかった。その後，DNA は(a)デオキシリボ核酸の略で，アデニン（A），チミン（T），グアニン（G），シトシン（C）という4種類の有機化合物（塩基）が並んだ繊維状の高分子だとわかった。つまり，DNA は塩基が並んだものらしい。同時期に，エルヴィン・シャルガフという生化学者がペーパークロマトグラフィーを用いて核酸中の塩基の定量的測定を行い，「全ての生物は，A と T，また G と C の比は，それぞれ1：1に近しい」という経験則を見つけた。このことをシャルガフの規則という。この偉大な功績があっても，残念ながらシャルガフは DNA のらせん構造を見出したワトソン・クリック博士らとともにノーベル賞を受賞することにはならなかった。

問 26　下線（a）の DNA について**不適切なものをすべて**選びなさい。なお，ショウジョウバエの染色体数は2n＝8であり，またショウジョウバエのゲノムの大きさは 14×10^7 塩基対である。また，ヒトの体細胞1個の核内の染色体にある全DNAの長さは約2mで，ヒトの染色体は46本ある。　き

① ショウジョウバエの1本の染色体中のDNAの塩基数は平均で$2.5×10^5$塩基対である。

② ショウジョウバエの精子1個に含まれるヌクレオチドの数は$5.6×10^8$である。

③ ヒトの染色体1本あたりのDNAの平均の長さは約4.3cmである。

④ ヒトの染色体のDNAが10塩基対でらせん一回転すること，らせん回転1回分のDNAの長さが$3.4×10^{-9}$mだとすると，ヒトの体細胞の1個あたりのヌクレオチドの数は$1.2×10^{10}$個である。

　以下の**表2**は様々な生物からDNAを抽出し，構成要素であるA，T，G，Cの数の割合（%）と核1個あたりの平均のDNA量を比較したものである。

表 2　様々な生物の核1個あたりのDNA量と塩基の割合

生物材料	構成要素であるA，T，G，Cの数の割合（%）				核1個あたりの平均のDNA量（$×10^{-12}$g）
	A	T	G	C	
ア	26.6	27.4	23.1	22.9	95.1
イ	27.3	27.2	22.7	22.8	34.7
ウ	28.9	29.0	21.0	21.1	6.4
エ	28.7	27.2	22.1	22.0	3.3
オ	32.8	32.2	17.7	17.3	1.8
カ	29.7	22.4	15.5	32.4	1.5

問 27　解析した6種の生物材料ア～カの中に，1本鎖DNAをもつものが1つ含まれている。最も適切なものを選びなさい。　く

① ア　　② イ　　③ ウ　　④ エ　　⑤ オ　　⑥ カ

問 28　生物材料ア～カの6つの中に，同じ生物の，肝臓由来の細胞から得たものと，精子由来の細胞から得たものが，それぞれ1つずつ含まれている。この生物の肝臓に由来したものとして適切なものを1つ選びなさい。　け

① ア　　② イ　　③ ウ　　④ エ　　⑤ オ　　⑥ カ

問 29　新しいDNAサンプルを解析したところ，TがGの2倍含まれていた。このDNAの推定されるAの割合として，最も適切なものを1つ選びなさい。ただし，このDNAは2重らせん構造をとっている。　こ

① 16.7　　② 20.1　　③ 25.0　　④ 33.4　　⑤ 38.6　　⑥ 40.2

8   以下の**表3**の一番右の列は日本の十二支を実際の動物に表したものである（架空の生き物は名称が似ている実在の生物に置き換えた）。以下の問いに答えなさい。

表3 日本の十二支

1	子	ネズミ
2	丑	ウシ
3	寅	トラ
4	卯	ウサギ
5	辰	タツノオトシゴ
6	巳	ヘビ
7	午	ウマ
8	未	ヒツジ
9	申	サル
10	酉	ニワトリ
11	戌	イヌ
12	亥	イノシシ

問 30 この**表3**の一番右の列に記した生物は，魚類，両生類，は虫類，鳥類，ほ乳類の 5 つのどれかのグループに属する。この表では，それぞれのグループに何種類の動物が入るか，適当な数値を選びなさい。一種類もいないグループには「0」をマークすること。

魚類　　[さ]　種類

両生類　[し]　種類

は虫類　[す]　種類

鳥類　　[せ]　種類

ほ乳類　[そ]　種類

問 31　十干とは甲・乙・丙・丁・戊・己・庚・辛・壬・癸の総称であり，十干の順序は記載の通りで，甲が1番，乙が2番，以降同様にして癸が最後の10番になる。十干を十二支と組み合わせたものを「干支（えと）」と呼び，年・月・日や方位などを表すのに用いられてきた。単純に十干と十二支を個別に組み合わせれば，その組み合わせは　たちつ　通りある。

　　しかし，甲と子（ネズミ）の組み合わせ甲子を最初として，次は乙丑，その次は丙寅というように順番に組み合わせを作り（以下同様），十干の癸の次は甲に，十二支の亥（イノシシ）の次は子（ネズミ）に戻るサイクルで組み合わせを作っていくと，永久に出現しない組み合わせが　てと　通り出てくる。以下から，出現しない組み合わせに含まれるものを全て選びなさい。　な　（　な　に複数マークすること）

① 癸子　　　② 丁寅　　　③ 丙午　　　④ 己巳
⑤ 壬申　　　⑥ 戊戌　　　⑦ 庚丑　　　⑧ 乙辰

問 32　猫（ネコ）が子（ネズミ）の前に加わった十二支ではなく十三支を考えてみた（猫（ネコ）を1番最初とし，子（ネズミ）以降の並び順は変わらないとする）。

　　十三支の動物一つ一つをくじにして袋に入れて，同時に2枚のくじを取り出す遊びを行った。このとき，2枚のくじがほ乳類同士の組み合わせになる確率は $\dfrac{にぬ}{ねの}$ である。

また，2枚のくじが恒温動物と変温動物の組み合わせになる確率は $\dfrac{はひ}{ふへ}$ である。

問 33　十三支と十干の組み合わせで年を表すとどうなるか考えてみよう。甲と猫を最初の組み合わせ甲猫として，十干の癸の次は甲に，十三支の亥（イノシシ）の次は猫（ネコ）に戻るサイクルで，もし西暦1年を甲猫という組み合わせで開始し，1年ごとに組み合わせが順番通りに変わっていくとしたら（西暦2年は乙子，西暦3年は丙丑，以下同様），初めて辛猫に当たる年は西暦　ほまみ　年になる。

英 語

問題
（2科目　120分）

5年度

一般Ⅱ期

1　次の英文を読み下記の設問に答えなさい。

　　The cultivation of plants as part of worldwide agriculture is the single most important and widespread human activity. Plants provide food for animals and people. People also depend on the cultivation of plants for clothing and shelter. In addition, many plant by-products provide the basic materials 1)[need] for chemicals and medicines used to improve our lives.

　　The earliest farmers probably lived in the Near East 11,000 years ago. They cultivated plants, rather than just gathering them from the wild, and used simple tools for farming. Over the generations, the methods and tools have gradually improved, （　2　） the diverse agriculture that we see today.

　　The first farmers developed basic food crops, such as rice and wheat, by selective breeding from wild plants. Today's cultivated plants probably look very different from their wild （　3　）. Genetic modification has produced crops that grow more plentifully, resist pests and diseases, and even grow in unfavorable 4)[conditions]. However, our new ability to genetically engineer plants may be problematic.

　　Plants also provide many raw materials. The natural fibers from many plants are 5)[fabrics, into, used, made] for clothing, mats, and ropes. Trees are harvested for timber. People use timber to build homes and furniture. Softwoods from trees like pine and cedar are easy to cut and shape. Hardwoods are stronger and longer-lasting. Wood was the first fuel to be used, and it is still used today. Coal and peat are called 6)[primitive] fuels because they are formed from the remains of prehistoric plants.

　　Moreover, plants have medicinal properties. They have been discovered by observing （　7　） animals eat some plants to cure illness. In South America, the bark of the *cinchona tree was used to produce quinine, a medicine used to fight malaria. Similarly, the leaves of *foxgloves contain *digitalis, a medicine used to treat heart problems.

　　　*cinchona「キナの木」　　*foxglove「キツネノテブクロ（ゴマノハグサ科ジギタリス属の植物)」
　　　*digitalis「ジギタリス」

（1）1）の［need］について，本文に適する形のものを次の中から1つ選びなさい。
　　　① to need　　　② needing　　　③ need　　　④ needed

（2）（ 2 ）に入る語句として最も適当なものを次の中から1つ選びなさい。
　　　① resulting from　　　② leading to
　　　③ deriving from　　　④ introducing to

（3）（ 3 ）に入る語として最も適当なものを次の中から1つ選びなさい。
　　　① ancestors　　　② descendants
　　　③ prototypes　　　④ companies

（4）4）の［conditions］と同義のものを次の中から1つ選びなさい。
　　　① countries　　　② technologies　　　③ farms　　　④ environments

（5）5）の［　］内の語を正しく並べ替えたときに3番目にくるものを次の中から1つ選びなさい。
　　　① fabrics　　　② into　　　③ used　　　④ made

（6）6）の［primitive］はこの場合本文には適切ではない。適切な語を次の中から1つ選びなさい。
　　　① organic　　　② rare　　　③ fossil　　　④ reusable

（7）（ 7 ）に入る語として最も適当なものを次の中から1つ選びなさい。
　　　① while　　　② how　　　③ whole　　　④ though

（8）本文の内容に**一致する**ものを次の中から1つ選びなさい。
　　　① 1万年以上前から農具に鉄器が用いられた。
　　　② 硬い松の木は家具製造に用いられた。
　　　③ 遺伝子組み換え食品は推奨されている。
　　　④ 今日の農産物は原種とは形態が異なる。

（9） 本文の内容に**関連のないもの**を次の中から 1 つ選びなさい。

① breeding plants   ② plants for medicine

③ trees as raw materials   ④ organ transplants

（10） 本文の内容と**一致する**ものを次の中から 1 つ選びなさい。

① The hard climate forced early farmers to move to the East.

② Early plants were quite resistant to pests and diseases.

③ Rice and wheat are thought to have been the first basic crops.

④ Using wood for fuel is known to release carbon dioxide.

2　次の各文について，各空欄に入れるのに最も適するものを，それぞれ下記の①～④の
中から1つ選びなさい。

(11)　A: This is the only solution to the environmental problem.

　　　B: I don't think so. I can (　　) up with a better one.

　　　① come　　　② go　　　③ keep　　　④ take

(12)　A: Please (　　) to it that all the doors and windows are locked.

　　　B: Sure. I will make sure to do it.

　　　① watch　　　② follow　　　③ see　　　④ get

(13)　A: Her help (　　) us to complete our experiment much sooner than we had
　　　　　expected.

　　　B: I know she is a very cooperative and skillful researcher.

　　　① treated　　　② enabled　　　③ assured　　　④ managed

(14)　A: Do you know that developing countries (　　) on agriculture and fishing
　　　　　are the most affected by climate change?

　　　B: Yes, I do. But it is very difficult for us to improve the global climate
　　　　　situation.

　　　① beneficial　　　② connected　　　③ dependent　　　④ advantageous

(15)　A: Excuse me, may I try (　　) these suits?

　　　B: Yes, of course. The women's fitting room is over there.

　　　① on　　　② in　　　③ with　　　④ at

(16)　A: Recently, the cure rate of stomach cancer has risen to more than 70
　　　　　percent.

　　　B: Medical science is making great (　　) toward helping such patients.

　　　① restoration　　　② expertise　　　③ initiative　　　④ progress

3 　次の英文を読んで問に答えなさい。

We can find things made of plastics all around us. Plastics are chemically made materials which can easily be molded into any shape. They can be very hard and strong or they can be （　17　） and stretchy. With such a wide range of properties, plastics have become some of the most useful modern materials.

In some ways, plastics are better than natural materials, such as wood, metal, glass, and cotton. They do not rot like wood, or rust like iron and steel. Plastic bottles and cups do not break （　18　） you drop them. Electrical appliances are made of plastics because they do not conduct electricity. Plastics can be made with a wide range of different characteristics and shapes. They may be transparent, like glass, or made in any color; they can be formed into ultra-light solid foams for packaging or into flexible synthetic fibers that are woven into cloth.

（　19　）, plastics can be easily thrown away after we have finished using them. A huge amount of plastic material is disposed of as 'waste.' Some of this waste is dumped illegally into oceans, mountains, or other natural environments. Not only does it （　20　） environments, but it also damages the health of animals. Tiny particles of plastic are spread via water, air, and soil.

（　17　）～（　20　）に入るものとして最も適するものをそれぞれ1つ選びなさい。

(17)　① rigid　　　　② soft　　　　③ bold　　　　④ calm

(18)　① if　　　　② since　　　　③ until　　　　④ as

(19)　① Otherwise　② However　③ Effectively　④ In this way

(20)　① compress　② dissolve　③ prevent　④ pollute

(21)　本文の内容と一致するものを次の中から1つ選びなさい。
　　　① 分別廃棄すればプラスチックは問題ない。
　　　② プラスチックは熱に弱いという欠点がある。
　　　③ プラスチックの違法廃棄が摘発されている。
　　　④ プラスチックは合成繊維にも活用できる。

数　学

問題

（2科目　120分）

一般Ⅱ期

5年度

1

（1）　2次方程式 $2x^2 - 8x + 5 = 0$ の2つの解をそれぞれ α, β（$\alpha > \beta$）とするとき，

$$\alpha^2\beta + \alpha\beta^2 = \boxed{アイ}, \quad \alpha - \beta = \sqrt{\boxed{ウ}}, \quad \alpha^3 - \beta^3 = \frac{\boxed{エオ}\sqrt{\boxed{カ}}}{\boxed{キ}}$$

である。

（2）　方程式 $a + b + c^2 = 13$ を満たす正の整数の組 (a, b, c) の総数は $\boxed{クケ}$ 組である。

（3）　10本のくじの中に当たりくじが3本入っている。この中から同時にくじを2本引くとき，1本だけが当たりくじである確率は $\dfrac{\boxed{コ}}{\boxed{サシ}}$ である。

（4）　xy 平面上に2点 A $(5, 0)$，B $(0, -5)$ をとり，A，B を通る直線を l とする。
円 $2x^2 + 4x + 2y^2 - 12y - 5 = 0$ の中心を P とすると，

直線 l と点 P との距離は $\dfrac{\boxed{ス}\sqrt{\boxed{セ}}}{\boxed{ソ}}$ である。

また，この円周上に点 Q をとるとき，三角形 QAB の面積の最大値は $\boxed{タチ}$，最小値は $\boxed{ツテ}$ である。

2

（1） 方程式 $x^{1+\log_{10} x} = 100$ を満たす x の値は

$$x = \frac{\boxed{ト}}{\boxed{ナニヌ}}, \quad \boxed{ネノ}$$

である。

（2） 3次方程式

$$x^3 + (\log_2 a + 1)x^2 - 5x - 2(\log_2 a)(\log_2 a + 2) = 0$$

の解の1つが $x = 2$ であるという。ただし，$a > 1$ である。

このとき，$a = \boxed{ハ}$ であり，この方程式は

$$x^3 + \boxed{ヒ}\, x^2 - 5x - \boxed{フ} = 0$$

である。したがって，この方程式の $x = 2$ 以外の実数解は，小さい順に

$$x = -\boxed{ヘ}, \quad -\boxed{ホ}$$

である。

3

（1） x は方程式

$$2\cos 2x = 5\sin x - 4 \quad \left(0 < x \leqq \frac{x}{2} \right)$$

を満たしている。このとき

$$\sin x = \frac{\boxed{マ}}{\boxed{ミ}}, \quad \cos x = \frac{\sqrt{\boxed{ム}}}{\boxed{メ}}, \quad \sin^2 \frac{x}{2} = \frac{\boxed{モ} - \sqrt{\boxed{ヤ}}}{\boxed{ユ}}$$

である。

（2）

$$\sin x + \sin \left(x + \frac{\pi}{2} \right) + \sqrt{2}\,\sin(x + \alpha) = 0$$

が x の値にかかわらず常に成立する条件は，

$$\sin \alpha = -\frac{\boxed{ヨ}}{\sqrt{\boxed{ラ}}}, \quad \cos \alpha = -\frac{\boxed{リ}}{\sqrt{\boxed{ル}}}$$

である。ここで， $0 \leqq \alpha < 2\pi$ とすれば，

$$\alpha = \frac{\boxed{レ}}{\boxed{ロ}} \pi \quad である。$$

4

（1）　a を実数の定数とする。関数 $f(x)$ について

$$\int_1^x f(t)\,dt = x^2 - 2x + a$$

が成り立つとき，

$$f(x) = \boxed{ワ}\,x - \boxed{ン}, \quad a = \boxed{あ}$$

である。

（2）　2つの関数 $f(x)$, $g(x)$ の間に

$$f(x) = 3x^2 + 3\int_0^2 g(x)\,dx, \quad g(x) = -x^3 + x\int_0^2 f(x)\,dx$$

が成り立つとき，

$$f(x) = 3x^2 - \frac{\boxed{いう}}{\boxed{えお}}$$

$$g(x) = -x^3 + \frac{\boxed{かき}}{\boxed{くけ}}\,x$$

$$\int_0^2 \{f(x) + g(x)\}\,dx = \frac{\boxed{こ}}{\boxed{さし}}$$

である。

化　学

問題
（2科目　120分）

一般Ⅱ期

5年度

---

1 物質の構成と構造に関する，次の問1〜問5に答えよ。

問1 **純物質ではない物質**を〔解答群〕から1つ選べ。　| 1 |

| 1 | の〔解答群〕

① 氷　　　② オゾン　　　③ 水酸化ナトリウム

④ 塩酸　　⑤ 黄リン　　　⑥ 黒鉛

問2 イオン結晶の性質に関する次の記述 a〜c について，それらの正誤の組合せとして最も適当なものを〔解答群〕から1つ選べ。　| 2 |

　a 固体状態では電気を通さないが，加熱して液体状態にすると電気を通すようになる。

　b 水には極めて溶けにくいが，ヘキサンなどの有機溶媒にはよく溶ける。

　c HCl，NH_3 など原子間の結合がイオン結合からなる物質が作る結晶である。

| 2 | の〔解答群〕

	a	b	c
①	正	正	正
②	正	正	誤
③	正	誤	正
④	正	誤	誤
⑤	誤	正	正
⑥	誤	正	誤
⑦	誤	誤	正
⑧	誤	誤	誤

問 3　下線部が元素ではなく単体のことを示しているものを〔解答群〕から 1 つ選べ。　3

　3　の〔解答群〕

① 炭素には ^{12}C や ^{13}C などの同位体が存在する。

② 酸素の原子量は 16.0 である。

③ 乾燥空気の体積の約 78 % は窒素である。

④ 赤リンと黄リンはリンの同素体である。

⑤ 地殻中には，酸素に次いでケイ素が多量に存在する。

⑥ カルシウムは，骨や歯に多く含まれる。

問 4　金属結合，イオン結合，共有結合のうち，共有結合のみからなる物質を〔解答群〕から 1 つ選べ。　4

　4　の〔解答群〕

① 鉄 Fe

② 酢酸ナトリウム CH_3COONa

③ フッ化水素 HF

④ 水酸化ナトリウム NaOH

⑤ 塩化鉄(Ⅱ)$FeCl_2$

⑥ 硝酸アンモニウム NH_4NO_3

問 5　電気陰性度の値が最も大きい原子を〔解答群〕から 1 つ選べ。　5

　5　の〔解答群〕

① O　　② K　　③ F　　④ H　　⑤ I　　⑥ He

2 　　化学の基本計算に関する，次の問1〜問4に答えよ。

問1　溶液に関する次の (1)〜(3) に答えよ。

(1) 質量パーセント濃度が30.0％のグルコース $C_6H_{12}O_6$ 水溶液150gに，全体積が400mL になるように水を加えた。このグルコース水溶液のモル濃度〔mol/L〕として最も近い ものを〔解答群〕から1つ選べ。ただし，グルコースのモル質量を180g/molとする。
　　6

　6　の〔解答群〕

　　① 0.125　　② 0.300　　③ 0.450　　④ 0.625　　⑤ 0.750

(2) 40.0gの硫酸銅(Ⅱ)五水和物 $CuSO_4 \cdot 5H_2O$ を水に完全に溶解して，0.200mol/Lの 硫酸銅(Ⅱ)水溶液を調製した。この水溶液の体積〔L〕として，最も近いものを 〔解答群〕から1つ選べ。ただし，硫酸銅(Ⅱ)無水和物のモル質量を160g/mol，水のモ ル質量を18.0g/molとする。　　7

　7　の〔解答群〕

　　① 0.400　　② 0.625　　③ 0.800　　④ 1.25　　⑤ 1.50

(3) 質量パーセント濃度が20.0％の食塩水150gに10.0％の食塩水を加えて12.0％の食 塩水を作った。加えた10.0％の食塩水の質量〔g〕として，最も近いものを〔解答群〕 から1つ選べ。　　8

　8　の〔解答群〕

　　① 60　　② 120　　③ 240　　④ 600　　⑤ 750

問 2　固体の溶解に関する，次の文中の空欄　9　～　11　にあてはまる数値として，最も近いものを下の〔解答群〕から1つずつ選べ。ただし，溶解度〔g/100 g 水〕は，水100 g に溶ける溶質の最大質量（g 単位）の数値である。

　　60℃における物質 X（無水塩）の水に対する溶解度は 25.0〔g/100 g 水〕であるので，60℃における物質 X の飽和水溶液の質量パーセント濃度は　9　% である。60℃において，質量パーセント濃度が 10.0 % の物質 X の水溶液 200 g には，さらに物質 X（無水塩）が最大で　10　g まで溶解する。また，60℃における物質 X の飽和水溶液 300 g を 60℃に保ったまま，水を 20 g 蒸発させると，　11　g の物質 X（無水塩）が析出する。

　9　の〔解答群〕

　　① 10.0　　② 12.5　　③ 15.0　　④ 20.0　　⑤ 25.0

　10　の〔解答群〕

　　① 15.0　　② 17.5　　③ 25.0　　④ 30.0　　⑤ 45.0

　11　の〔解答群〕

　　① 2.5　　② 5.0　　③ 7.5　　④ 10.　　⑤ 20

問 3　化学変化に関する，次の文中の空欄 $\boxed{12}$ ～ $\boxed{14}$ に当てはまる数値として，最も近いものを下の〔解答群〕から1つずつ選べ。ただし，原子量は H：1.00，C：12.0，O：16.0，標準状態における気体のモル体積：22.4 L/mol とする。

　4.4 g のプロパン C_3H_8 と標準状態で 5.6 L を占める酸素との混合物に，適当な方法で点火すると，プロパンが一部未反応のまま残り，二酸化炭素と水が生じた。この時進行する化学変化は，以下の化学反応式で表すことができる。式中の a～d は化学反応式の係数であり，これらの中には，通常は省略される 1 も含まれている。

$$a\, C_3H_8 + b\, O_2 \longrightarrow c\, CO_2 + d\, H_2O$$

　化学反応式の係数 d の値は $\boxed{12}$，生じる水の質量は $\boxed{13}$ g である。未反応のプロパンを完全燃焼するためには，少なくともあと $\boxed{14}$ mol の酸素が必要である。

$\boxed{12}$ の〔解答群〕

　　① 1　　　② 2　　　③ 4　　　④ 5　　　⑤ 6

$\boxed{13}$ の〔解答群〕

　　① 3.6　　　② 5.4　　　③ 6.0　　　④ 7.2　　　⑤ 9.0

$\boxed{14}$ の〔解答群〕

　　① 0.125　　　② 0.250　　　③ 0.500　　　④ 0.750　　　⑤ 1.00

問4　次の記述 a〜c について，下線部の物質の物質量の大小関係が正しく表されているもの
を〔解答群〕から1つ選べ。ただし，溶液中の電解質は完全に電離しているものとし，
原子量は H：1.00，C：12.0，O：16.0，Ca：40.0 とする。 15

　　a　1.48 g の水酸化カルシウム $Ca(OH)_2$ を 1 L の水に完全に溶解させた水溶液中に存
　　　　在する**イオン**

　　b　2.00×10^{-2} mol の水素原子を含む酢酸 CH_3COOH

　　c　0.400 g のダイヤモンドに含まれる**炭素原子**

15 の〔解答群〕

　　①　a > b > c　　　　②　a > c > b　　　　③　b > a > c

　　④　b > c > a　　　　⑤　c > a > b　　　　⑥　c > b > a

3 　物質の変化に関する，次の問1〜問5に答えよ。

問1　金属単体の反応性に関する記述として**誤りを含むもの**を〔解答群〕から1つ選べ。
　　 16

16 の〔解答群〕

　　①　マグネシウムやアルミニウムは常温の水と反応して水素を発生する。

　　②　鉄やニッケルを濃硝酸に入れると，表面に酸化被膜（不動態）が形成される。

　　③　銅や銀は希硫酸には溶けないが，熱濃硫酸には溶ける。

　　④　亜鉛やスズは塩酸と反応して水素を発生する。

　　⑤　金や白金は濃硝酸には溶けないが，王水には溶ける。

問 2　水溶液が塩基性を示す物質として最も適当なものを〔解答群〕から1つ選べ。　17

17　の〔解答群〕

① KCl　　　　② K_2SO_4　　　　③ NH_4Cl

④ NH_4NO_3　　⑤ $NaHCO_3$　　⑥ $NaHSO_4$

問 3　次の分子やイオンで，下線部の原子の酸化数が最も大きいものを〔解答群〕から1つ選べ。　18

18　の〔解答群〕

① $\underline{H}_2O_2$　　　② $H\underline{N}O_3$　　　③ $\underline{Cr}_2O_7{}^{2-}$

④ $\underline{Mn}O_2$　　⑤ $\underline{N}H_4{}^+$　　⑥ $\underline{C}O_2$

問 4　酸化剤と還元剤に関する記述として正しいものを〔解答群〕から1つ選べ。
19

19　の〔解答群〕

① 還元剤は，相手物質から電子を受け取り，自身は酸化される。

② ある原子の酸化数が増加したとき，その原子またはその原子を含む物質は酸化剤としてはたらいている。

③ 酸化剤には必ず酸素原子が，還元剤には必ず水素原子が含まれている。

④ 水 H_2O が酸化剤としてはたらく反応はない。

⑤ 過酸化水素 H_2O_2 は，強い酸化剤に対しては還元剤としてはたらく。

問 5　酢酸水溶液の中和滴定実験に関する，次の (1)〜(3) に答えよ。ただし，すべての水溶液の液温は 25 ℃ に保たれているものとする。

　　濃度のわからない酢酸水溶液 20.0 mL をホールピペットで正確にはかりとり，コニカルビーカーに入れた後，pH 指示薬を 1〜2 滴加えた。これをビュレットに入れた 0.20 mol/L の水酸化ナトリウム水溶液で滴定すると 15.0 mL で終点に達した。

(1) この中和滴定の滴定曲線として最も適当なものを〔解答群〕から 1 つ選べ。　20

20　の〔解答群〕

①

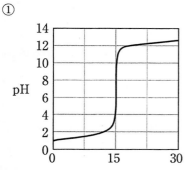

0.20 mol/L NaOH水溶液の滴下量〔mL〕

②

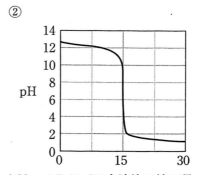

0.20 mol/L NaOH水溶液の滴下量〔mL〕

③

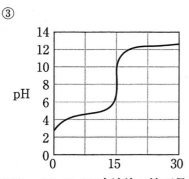

0.20 mol/L NaOH水溶液の滴下量〔mL〕

④

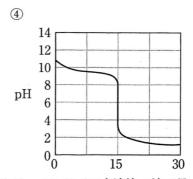

0.20 mol/L NaOH水溶液の滴下量〔mL〕

⑤

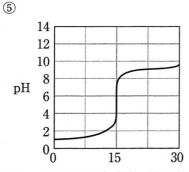

0.20 mol/L NaOH水溶液の滴下量〔mL〕

⑥

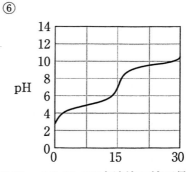

0.20 mol/L NaOH水溶液の滴下量〔mL〕

(2) 下線部の酢酸水溶液のモル濃度〔mol/L〕として，最も近いものを〔解答群〕から1つ選べ。 21

21 の〔解答群〕

① 0.010 mol/L   ② 0.015 mol/L   ③ 0.10 mol/L

④ 0.15 mol/L   ⑤ 0.20 mol/L   ⑥ 0.50 mol/L

(3) この滴定実験に関する記述として**誤りを含むもの**を〔解答群〕から1つ選べ。 22

22 の〔解答群〕

① この中和滴定実験における適切な pH 指示薬は，メチルオレンジである。

② ビュレットは，使用する溶液で共洗いしてから使用する必要がある。

③ ホールピペットで溶液を正確にはかりとるには，標線を液面の底に合わせる必要がある。

④ コニカルビーカーは，内部が純水でぬれたまま使用してもよい。

⑤ コニカルビーカーの代わりに三角フラスコを用いて実験を行っても問題ない。

4 　無機物質および有機化合物の性質と反応に関する，次の問1と問2に答えよ。

問1　1種類の金属イオンを含む5つの水溶液A〜Eについて，次の1〜5の実験を行った。
水溶液A〜Eに含まれる金属イオンを〔解答群〕から1つずつ選べ。

1. クロム酸カリウム水溶液を加えるとAに黄色沈殿が生じた。

2. 塩基性条件で硫化水素を通じるとA，C，Dに黒色沈殿が生じ，Bに白色沈殿が生じた。

3. アンモニア水を加えるとA〜Dに沈殿が生じ，さらにアンモニア水を加えるとDは深青色溶液に変化し，A〜Cの沈殿には変化がなかった。

4. 水酸化ナトリウム水溶液を加えるとA〜Dに沈殿が生じ，さらに水酸化ナトリウム水溶液を加えるとAとBの沈殿が溶解した。

5. 燃焼させるとEが黄色の炎色反応を示した。

水溶液A：　23

水溶液B：　24

水溶液C：　25

水溶液D：　26

水溶液E：　27

23 〜 27 の〔解答群〕

① Ag^+　　② Pb^{2+}　　③ Cu^{2+}　　④ Fe^{2+}

⑤ Al^{3+}　　⑥ Zn^{2+}　　⑦ Ca^{2+}　　⑧ Na^+

問 2　次の (1)〜(5) の記述について，最も適する化合物を〔解答群〕から 1 つずつ選べ。

(1) ベンゼンに濃硫酸を加えて加熱すると生じる化合物。　28

(2) 塩化鉄(III)水溶液と反応し，青色に呈色する化合物。　29

(3) クロロベンゼンを高温高圧のもとで水酸化ナトリウム水溶液と反応させると生じる化合物。　30

(4) 硫酸酸性の二クロム酸カリウム水溶液で酸化すると，黒色を呈する化合物。　31

(5) トルエンに過マンガン酸カリウム水溶液を加えて長時間加熱した後に反応液を酸性にすると生じる化合物。　32

28 〜 32 の〔解答群〕

① アニリン

② 安息香酸

③ フェノール

④ サリチル酸

⑤ o-クレゾール

⑥ ベンゼンスルホン酸

⑦ ナトリウムフェノキシド

⑧ ベンゼンスルホン酸ナトリウム

生　物

問題

（2科目　120分）

一般 II 期

5年度

1　　細胞に関する文章を読み，下記の問いに答えよ。

　　細胞は周囲を細胞膜に囲まれており，内部にも ア など膜からなる細胞小器官がある。これらの膜は生体膜とよばれ，構成成分は主にタンパク質と イ である。細胞膜は半透性に近い性質をもつが，特定の物質については膜上に存在するタンパク質を利用して， イ 二重層部分を透過できない物質を運搬している。このように特定の物質は透過させる性質を ウ 透過性という。

　　動物細胞には，Na^+ を細胞 エ へ，K^+ を細胞 オ へと輸送するナトリウムポンプが存在する。赤血球の表面にもナトリウムポンプが存在しており，細胞内外の Na^+ と K^+ の分布が維持されている。

問 1　真核細胞において，文章中の ア に**あてはまらないもの**を，①〜⑤より1つ選んで番号を答えよ。 1

①　小胞体　　　②　リボソーム　　　③　葉緑体

④　ゴルジ体　　⑤　ミトコンドリア

問 2　文章中の イ 〜 オ に入る語句の組合せとして正しいものを，①〜⑧より1つ選んで番号を答えよ。 2

	イ	ウ	エ	オ
①	リン脂質	選択的	外	内
②	リン脂質	特異的	外	内
③	リン脂質	選択的	内	外
④	核酸	選択的	外	内
⑤	核酸	特異的	内	外
⑥	糖	特異的	外	内
⑦	糖	選択的	内	外
⑧	糖	特異的	内	外

問 3　細胞膜に存在するタンパク質について述べた文として**誤っているもの**を，①～④より1つ選んで番号を答えよ。　3

　　① 糖やアミノ酸は担体（輸送体）とよばれるタンパク質によって輸送される。

　　② 濃度勾配に逆らった物質輸送を行うポンプはエネルギーを必要とする。

　　③ 腎臓で水の再吸収が促進されることに，アクアポリンが関与している。

　　④ ペプチド系のホルモンの受容体は，ホルモンが結合すると細胞内へ移動し，その後核内に移動する。

問 4　次の数直線は $1m$ から 10^{-1}（1/10）ずつ目盛りをふったものである。下の問いに答えよ。

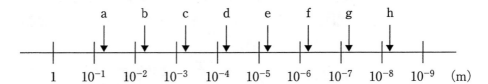

(1) ヒトの赤血球の大きさ（直径）を示した矢印として適したものを，①～⑧より1つ選んで番号を答えよ。　4

　　① a　　② b　　③ c　　④ d　　⑤ e　　⑥ f　　⑦ g　　⑧ h

(2) ヒトの精子の大きさ（全長）を示した矢印として適したものを，①～⑧より1つ選んで番号を答えよ。　5

　　① a　　② b　　③ c　　④ d　　⑤ e　　⑥ f　　⑦ g　　⑧ h

問 5　ヒトの血液から赤血球を取り出し，Na^+ と K^+ の濃度が血しょう中の濃度と等しい溶液に入れた。次の問いに答えよ。

(1) 溶液にグルコースを加えて37℃に保った場合，5分後の赤血球内の K^+ 濃度はどうなるか。適切なものを，①～③より1つ選んで番号を答えよ。ただし，赤血球が血液から取り出されてから実験を開始するまでの K^+ の流出は考慮しなくてよい。　6

　　① 変わらない　　② 低くなる　　③ 高くなる

(2) 溶液にグルコースを加えて4℃に保った場合，5分後の赤血球内の K^+ 濃度はどうなるか。結果とその理由について適切なものを，①～④より1つ選んで番号を答えよ。　7

　　① 低温によりナトリウムポンプが変性するため，K^+ 濃度は高くなる。

　　② カリウムイオンチャネルのはたらきが低下し，K^+ 濃度は高くなる。

　　③ 解糖系の反応が低下し，ATP の合成量が減少するため K^+ 濃度は低くなる。

　　④ クエン酸回路の反応が低下し，ATP の合成量が減少するため K^+ 濃度は低くなる。

2　　　代謝に関する文章を読み，下記の問いに答えよ。

　　代謝は異化と同化に分けられる。たとえば，植物は同化の 1 つとして光合成を行う。光合成は二酸化炭素などの簡単な　ア　から炭水化物など生体を構築する　イ　を合成する反応で，エネルギーを　ウ　する。他にもいろいろな生物が植物とは異なる同化を行う。

　　酵母菌・硝酸菌・アゾトバクター・クロレラをそれぞれ単独で次のような条件下で培養した。なお，無機塩類には NaCl などを用いた。

条件 1：グルコースは添加せず，窒素源と無機塩類を含む培養液に上記の微生物を別々に入れ，外部と空気の出入りはできる状態に保った。

条件 2：グルコースと窒素源，無機塩類を含む培養液に上記の微生物を別々に入れ，空気を抜いて窒素を充填した。

条件 3：窒素源は添加せず，グルコースと無機塩類を含む培養液に上記の微生物を別々に入れ，外部との空気の出入りはできる状態に保った。

問 1　　文章中の　ア　～　ウ　に入る語句の組合せとして正しいものを，①～⑧より 1 つ選んで番号を答えよ。　8

	ア	イ	ウ
①	有機物	無機物	合成
②	有機物	無機物	分解
③	有機物	無機物	吸収
④	有機物	無機物	放出
⑤	無機物	有機物	合成
⑥	無機物	有機物	分解
⑦	無機物	有機物	吸収
⑧	無機物	有機物	放出

問 2　　呼吸について正しいものを，①～④より 1 つ選んで番号を答えよ。　9

①　ピルビン酸とアセチル CoA が結合してクエン酸になる。

②　クエン酸回路では脱炭酸反応が起こる。

③　グルコースからオキサロ酢酸を合成する過程を解糖系という。

④　電子伝達系では酸化型補酵素が還元型に戻る。

問 3　微生物 A は条件 1 で明所においたときは増殖したが，暗所におくと増殖しなかった。微生物 A として考えられるものを，①～④より 1 つ選んで番号を答えよ。　$\boxed{10}$

①　硝酸菌　　　②　酵母菌　　　③　クロレラ　　　④　アゾトバクター

問 4　微生物 B は条件 2 で明所・暗所にかかわらず増殖し，気泡が発生していた。しかし，条件 1，条件 3 では明所・暗所にかかわらず増殖しなかった。微生物 B として考えられるものを，①～④より 1 つ選んで番号を答えよ。　$\boxed{11}$

また，このときに発生した気体を，⑤～⑧より 1 つ選んで番号を答えよ。　$\boxed{12}$

①　硝酸菌　　　②　酵母菌　　　③　クロレラ　　　④　アゾトバクター
⑤　CO_2　　　⑥　O_2　　　⑦　N_2　　　⑧　H_2O

問 5　微生物 C のみ，条件 3 で増殖できた。その理由は微生物 C がある反応を行えるからである。その反応として正しいものを，①～④より 1 つ選んで番号を答えよ。　$\boxed{13}$

①　アミノ酸からアミノ基を取る反応。
②　空気中の N_2 から NH_4^+ を合成する反応。
③　NH_4^+ とグルタミン酸からグルタミンを合成する反応。
④　NH_4^+ を酸化して NO_2^- とする反応。

問 6　微生物 D は単独では条件 1 で増殖しなかったが，微生物 A～D とは異なる微生物 E と混合して培養すると増殖できた。微生物 D と E の組合せとして正しいものを，①～⑥より 1 つ選んで番号を答えよ。　$\boxed{14}$

	D	E
①	酵母菌	大腸菌
②	酵母菌	乳酸菌
③	硝酸菌	硫黄細菌
④	硝酸菌	亜硝酸菌
⑤	アゾトバクター	根粒菌
⑥	アゾトバクター	クロストリジウム

3　　カエルの発生に関する文章を読み，下記の問いに答えよ。

　脊椎動物は基本的に有性生殖を行う。カエルでは，発生の初期に始原生殖細胞が生殖巣原基に移動し卵原細胞や精原細胞になる。卵原細胞は (a)分裂をくり返し，栄養分を蓄えた一次卵母細胞になる。

　一次卵母細胞は (b)分裂して二次卵母細胞と第一極体となり，二次卵母細胞は (c)分裂して卵と第二極体となる。カエルやヒトの場合には ア の段階で受精して，受精卵となる。1個の受精卵は卵割をくり返して細胞数を増やす。卵に含まれる イ の量と分布は卵割に影響を与え，ヒトやウニは イ の量が均等に分布する ウ 卵であり，カエルは イ の量が多く植物半球に偏った エ 卵である。

　からだには前後・背腹・左右の3つの軸がある。カエルでは，受精によって背腹軸が決定する。それは，植物極側にあるディシェベルドというタンパク質が，精子進入点の反対側の灰色三日月ができる領域へ移動することから始まる。背腹軸の決定について，次のような実験を行った。

＜実験1＞　灰色三日月の領域の細胞質は，他の領域よりも物質Xの活性が高かった。物質XのmRNAを，4細胞期胚の腹側の割球に注入すると，幼生の時期には二次胚が形成された。

＜実験2＞　卵に含まれる物質YのmRNAを，4細胞期胚の腹側の割球に注入すると，とくに変化はなく正常な幼生に発生した。

＜実験3＞　物質YのmRNAを，4細胞期胚の背側の割球に注入すると，背側の構造が通常よりも小さい幼生に発生した。

＜実験4＞　物質Xは細胞質から核内へと移動し，遺伝子Sの転写を促進することがわかった。

問1　文章中の ア に入る語句として正しいものを①～④より1つ選んで番号を答えよ。
　　 15

　　①　卵原細胞　　　②　一次卵母細胞　　　③　二次卵母細胞　　　④　卵

問2　文章中の　イ　～　エ　に入る語句の組合せとして正しいものを，①～④より1つ選んで番号を答えよ。　16

	イ	ウ	エ
①	卵黄	端黄	等黄
②	卵黄	等黄	端黄
③	核	等黄	端黄
④	核	端黄	等黄

問3　下線部（a）～（c）の分裂のうち，通常の体細胞分裂に当てはまるものはどれか。正しいものを，①～⑤より1つ選んで番号を答えよ。　17

　　①　(a)のみ　　②　(b)のみ　　③　(c)のみ　　④　(a)と(b)　　⑤　(b)と(c)

問4　卵割と通常の体細胞分裂の比較について，**誤っているもの**を，①～⑤より**2つ選んで**番号を答えよ。　18

①　卵割はS期がほとんどなく，通常の体細胞分裂よりも細胞周期が短い。

②　卵割はG_1期やG_2期がほとんどなく，通常の体細胞分裂よりも細胞周期が短い。

③　初期の卵割によってできた割球は成長せずに小さいままだが，通常の体細胞分裂では娘細胞が成長して母細胞とほぼ同じ大きさになる。

④　卵割でも通常の体細胞分裂でも，分裂後の染色体数はS期の初期の1/2になる。

⑤　卵割でも通常の体細胞分裂でも，分裂後のDNA量はM期前期の1/2になる。

問5　物質Xはリン酸化されると，細胞内で分解される。また，物質Yは物質Xをリン酸化する。このことより，物質Xと物質Yはどのような関係にあると考えられるか。正しいものを，①～④より1つ選んで番号を答えよ。　19

①　物質Xは物質Yの分解を促す。

②　物質Xは物質Yを活性化する。

③　物質Xは物質Yによって分解を促される。

④　物質Xは物質Yによって活性化される。

問 6　実験と問 5 の内容より，ディシェベルドタンパク質は，物質 X と物質 Y に，どのように関与すると考えられるか。正しいものを，①～⑤より 1 つ選んで番号を答えよ。　20

① 物質 X の活性を抑制することで，物質 Y が灰色三日月の領域ではたらくようにする。

② 物質 X にはとくに影響しないが，物質 Y を活性化する。

③ 物質 Y の活性を抑制することで，物質 X が灰色三日月の領域ではたらくようにする。

④ 物質 Y にはとくに影響しないが，物質 X を抑制する。

⑤ 物質 X と物質 Y の両方を活性化する。

問 7　物質 X の遺伝子を欠損した個体では，頭部も中胚葉も形成されない。遺伝子 S は調節タンパク質をコードしている。遺伝子 S がコードする調節タンパク質は，どのような遺伝子にはたらきかけると考えられるか。可能性が最も高いものを，①～④より 1 つ選んで番号を答えよ。　21

① 灰色三日月の領域が原口背唇部になるよう誘導する物質の遺伝子。

② 外胚葉が表皮に分化するよう誘導する物質の遺伝子。

③ 外胚葉が表皮に分化するのを阻害する物質の遺伝子。

④ 神経管から運動神経を誘導する物質の遺伝子。

4　恒常性の維持に関する文章を読み，下記の問いに答えよ。

　ヒトの体内環境は体外環境が変化してもある一定の範囲内に保たれる。これを恒常性（ホメオスタシス）という。恒常性の維持には自律神経系とホルモンがはたらいている。自律神経系は心臓や胃などの内臓器官や血管などに分布しており，意思とは関係なくはたらいている。<u>交感神経と副交感神経は，多くの場合，1 つの器官に対して両者が拮抗的に作用している</u>。たとえば，心臓では交感神経からの刺激によって拍動は促進され，副交感神経からの刺激によって拍動は抑制される。

　一方，副腎髄質には交感神経のみが分布している。副腎髄質は交感神経の一部が変化して形成されるため，交感神経の一部と考えられる。このことから，副腎髄質は胚の　ア　から発生したものといえる。交感神経は末端から神経伝達物質として　イ　を分泌する。　イ　はチロシンから数段階の酵素反応によって合成され，副腎髄質から分泌されるホルモンである　ウ　は，　イ　を基質とする酵素によって合成される。このことからも，副腎髄質が他の神経細胞と同じように　ア　に由来することがわかる。

問 1　文章中の　ア　に入る語句として正しいものを，①〜③より 1 つ選んで番号を答えよ。
　　　22

　　　①　内胚葉　　　②　中胚葉　　　③　外胚葉

問 2　文章中の　イ　，　ウ　に入る語句として正しいものを，①〜④より 1 つずつ選んで番号を答えよ。　イ：23　　ウ：24

　　　①　ドーパミン
　　　②　γ-アミノ酪酸（GABA）
　　　③　アドレナリン
　　　④　ノルアドレナリン

問 3　下線部に関して，瞳孔・気管・ぼうこうにおいて，交感神経は〔　　　〕内のどちらのはたらきをするか。正しい組合せを，①～⑧より 1 つ選んで番号を答えよ。　25

瞳孔　　　〔拡大，縮小〕

気管　　　〔拡張，収縮〕

ぼうこう〔排尿促進，排尿抑制〕

	瞳孔	気管	ぼうこう		瞳孔	気管	ぼうこう
①	拡大	拡張	排尿促進	②	拡大	収縮	排尿促進
③	拡大	拡張	排尿抑制	④	拡大	収縮	排尿抑制
⑤	縮小	拡張	排尿促進	⑥	縮小	収縮	排尿促進
⑦	縮小	拡張	排尿抑制	⑧	縮小	収縮	排尿抑制

問 4　副腎皮質は 3 層に分けられ，そのうち A 層と B 層では，それぞれ次のようなホルモンが分泌される。

・A 層…Na^+の再吸収を促進する　エ　を分泌

・B 層…血糖値を上昇させる　オ　を分泌

　オ　の分泌は，視床下部から分泌される放出ホルモン，脳下垂体前葉から分泌される副腎皮質刺激ホルモンによって促される。また，　オ　の血中濃度が高くなると，フィードバック調節により放出ホルモンなどの分泌が抑えられる。以下の (1)～(3) に答えよ。

(1) 文章中の　エ　，　オ　に入る語句として正しいものを，①～⑧より 1 つずつ選んで番号を答えよ。　エ：26　　オ：27

① インスリン　　　　　② チロキシン　　　　③ 鉱質コルチコイド

④ バソプレシン　　　　⑤ パラトルモン　　　⑥ 成長ホルモン

⑦ 糖質コルチコイド　　⑧ グルカゴン

(2) 副腎を除去したマウスにおいて，除去前と比較してどのような変化がみられるか。正しいものを，①～④より 1 つ選んで番号を答えよ。　28

①　エ　の分泌がなくなるので，血液中の Na^+ 濃度が低くなる。

②　エ　の分泌がなくなるので，血液中の Na^+ 濃度が高くなる。

③　オ　の分泌がなくなるので，筋肉中にあるタンパク質を糖化してグルコースを生成する。

④　オ　の分泌がなくなるので，筋肉中にある脂質を糖化してグルコースを生成する。

(3) 脳下垂体を除去したマウスにおいて，除去前と比較してどのような変化がみられるか。正しいものを，①〜④より1つ選んで番号を答えよ。　| 29 |

① 副腎皮質刺激ホルモンの血中濃度が増加して，A層の機能が低下する。

② 副腎皮質刺激ホルモンの血中濃度が増加して，A層の機能が亢進する。

③ 副腎皮質刺激ホルモンの血中濃度が減少して，B層の機能が低下する。

④ 副腎皮質刺激ホルモンの血中濃度が減少して，B層の機能が亢進する。

| 5 |　水界生態系に関する文章（i），（ii）を読み，下記の問いに答えよ。

（i）生物は種によって生育に適した環境が異なる。たとえば，淡水域にすむサワガニは水のきれいな所では生育できるが，水の濁った所では生育できない。このように，生息する生物の種類を調べることで，水質汚濁の程度を調べられる。このとき基準とする生物を指標生物という。その一部を表1に示す。

表 1　指標生物と水質階級

指標生物	水質階級			
	きれいな水（I）	少し汚い水（II）	汚い水（III）	大変汚い水（IV）
1 ウズムシ類	■■■■			
2 サワガニ	■■■■			
3 ブユ類	■■■■			
4 カワゲラ類	■■■■			
5 ヤマトビケラ類	■■■■			
6 ヘビトンボ類	■■■■■			
7 トビケラ類	■■■■■■			
8 ヒラタドロムシ類	■■■■■			
9 ヒル類		■■■■		
10 ミズムシ		■■■		
11 サカマキガイ			■■■	
12 セスジユスリカ			■■■■	
13 イトミミズ類			■■■■	

（ii）ある河川において，3カ所（地点 A，B，C）で表1の1～13の生物が生息しているか調査した。その結果を表2に示す。表中の○は生物が生息していたことを示し，個体数が最も多かったものは●で示した。

地点 C では，水質階級Ⅰの生物が3種，Ⅱの生物が3種，Ⅲの生物が1種という結果であった。種数が多く，なおかつ個体数が最も多い生物は水質階級Ⅱに該当することより，地点 C の水質階級は少し汚い水（Ⅱ）と判定する。

表2　地点 A，B，C の調査結果

指標生物	1	2	3	4	5	6	7	8	9	10	11	12	13
地点 A	○		○	○		●		○					
地点 B											○	○	●
地点 C					○		○	●	○				

問1　地点 A と地点 B の水質階級として正しいものを，①～④より1つずつ選んで番号を答えよ。地点 A： 30 　　　地点 B： 31

① きれいな水（Ⅰ）　　② 少し汚い水（Ⅱ）

③ 汚い水（Ⅲ）　　　　④ 大変汚い水（Ⅳ）

問2　次の文章中の ア ～ ウ に入る語句として正しいものを，①～④より1つずつ選んで番号を答えよ。なお，同じ番号を2回以上選んでもよい。

ア： 32 　　　イ： 33 　　　ウ： 34

水に含まれる有機物は細菌類などの微生物の ア によって分解される。このとき酸素が消費されるので，有機物の分解に消費する酸素量（BOD：生物化学的酸素要求量）を調べると，水の汚染度がわかる。汚染度が低いほど有機物量が イ いのでBOD は ウ くなる。

① 多　　　② 少な　　　③ 光合成　　　④ 呼吸

問 3　BODと表1に示した指標生物以外にも，水質汚濁の程度を調べる指標となるものがある。指標について述べた文として正しいものを，①〜④より1つ選んで番号を答えよ。 35

① 細菌類が多いほど，水質は清浄である。

② アンモニア濃度が高いほど，水質は清浄である。

③ pH（水素イオン濃度）が5.5より低いと，水質は清浄である。

④ 直径1〜2mmほどの浮遊物質が少ないほど，水質は清浄である。

問 4　汚染によって日本で実際に起こった被害について述べた文として正しいものを，①〜④より1つ選んで番号を答えよ。 36

① 船の事故により海へと流出した重油が原因となり，プランクトンの異常増殖による赤潮が発生した。

② 生活排水が海洋に流出したことで，サンゴの白化現象が進行した。

③ 工場から水俣湾へと有機水銀が流出し，中枢神経系に異常をきたす人が現れた。

④ 工場から神通川へとカルシウムが流出し，全身に痛みを感じ，骨折をくり返す人が現れた。

英　語

解答　5年度

❶

〔解答〕

(1) ③　　(2) ④　　(3) ③　　(4) ①　　(5) ②

(6) ④　　(7) ②　　(8) ③　　(9) ①　　(10) ②

〔出題者が求めたポイント〕

(1) look like「〜のように見える」。

(2) as for「〜に関しては」。even as「〜と同時に、〜とともに」。… as well as 〜「…も〜も」。such as「例えば〜など」。

(3) 正解の英文は、provides the instructions needed for となる。

(4) chemicals を後ろから修飾する過去分詞の called が正解。chemicals called DNA で、「DNA と呼ばれる化学物質」。

(5) be made up of = consist of「〜からなる」。

(6) 選択肢訳

① ゼロ個の細胞

② 一部の細胞

③ ほんの数個の細胞

④ ほとんどの細胞

(7) 23 は 46 の半分なので、half が正解。

(8) 選択肢訳

① それは両親から多額の財産を受け継ぐ方法である。

② それはあなたの両親に事実を知らせる方法である。

③ そのようにして、あなたは両親の両方から特徴を受け継ぐ。

④ 何らかの方法で、あなたは両親の財産を受け継ぐことができる。

(9) identical「同一の」。critical「批評の、重大な、危機的な」。typical「典型的な」。logical「論理的な」。

(10) 選択肢訳

① 遺伝子は各細胞の核内の染色体の外側にある。

② DNA の 4 つの化学物質の配列は、細胞に発現の仕方を伝える。

③ ヒトの精子と卵子の細胞は、それぞれ 46 本の染色体をフルセットで持っている。

④ 一家の子供たちがみな微妙に違うのはなぜか、まだ解明されていない。

〔全訳〕

あなたは、お父さんやお母さんに似ていると言われたことがありますか？　あなたが親に似ているのは、例えば目の色などの特徴が親から子へ受け継がれるからだ。この現象は遺伝と呼ばれ、遺伝子を介して発現する。

遺伝子は細胞の内部に存在する。遺伝子は細胞核――各細胞の中心近くにある、細胞の働きを制御する小さな点――の中にある。遺伝子とは小さなコード（暗号）のようなものだ。個々の遺伝子は、あなたの髪がストレートかカールしているかといった、特定の特徴についての指示を伝える。フルセットの遺伝子が、唯一無二の生物を作るのに必要な指示を与えるのだ。

各細胞の核の中で、遺伝子は染色体という長いひもの中にある。このひもは、とぐろを巻いて小さな X 字形を作っていることが多い。各細胞には 46 本の染色体があり、それぞれに何千もの遺伝子が含まれている。

遺伝子は DNA と呼ばれる化学物質でできている。DNA は、まるで捻じれたはしごのような、驚くべき形をしている。はしごの横木は 4 つの化学物質でできており、それらは異なる組み合わせで対になっている。この配列が、細胞に発現の仕方を伝えるコードを形成している。

では、いったい遺伝子はどのようにして親から子へと特徴を受け渡していくのだろうか？　そう、人間には 46 本の染色体があることを思い出すとよい。あなたの体のほぼすべての細胞は 46 本の染色体をもっているが、精子と卵子の細胞は違う。精子と卵子の細胞には、通常の半分である 23 本の染色体しかない。精子と卵子の細胞が結合するとき、それぞれが 23 の染色体を追加し、受精卵は 46 の染色体フルセットになる。そのようにして父と母の特徴を受け継ぐのだ。

もし子供が両親から 23 本の染色体を受け継ぐのであれば、なぜ一家の子供たちはみな、全く同じではないのだろうか？　その答えは、DNA コードがそれぞれの生殖細胞で少し異なることにある。精子と卵子の細胞が結合するとき、その都度ユニークな組み合わせが作られるのだ。

❷

〔解答〕

(11) ③　　(12) ④　　(13) ①　　(14) ①　　(15) ③

(16) ②

〔出題者が求めたポイント〕

(11) help oneself to「〜を自分で（自由に）取って食べる」。

(12) It's very nice of you to V「〜してくれてありがとう」。

(13) Do you have any idea 〜？「〜に心当たりありますか」。idea の後には疑問詞が来るのが一般的。

(14) shouldn't have Vp.p.「〜すべきじゃなかった（のにした）」。

(15) be expected「予想される」。受動態の文。

(16) As far as は、「〜する限り」と訳され、考え、知識などの範囲を表す。一方 As long as は、「〜する間は（時間の制限）」または「〜さえすれば（条件）」という意味を持つ。ただし、As long as も条件を表す場合は、「〜する限り」と訳されることがある。

〔問題文訳〕

(11) A：さあ、くつろいで、自由にクッキーを召し上がってください。
B：ありがとうございます。ここに来れてよかったです。

(12) A：ごきげんよう、ハリスさん。わざわざ来てくれてありがとう。
B：はじめまして、ブラウンさん。お会いできてうれしいです。

(13) A：ここから駅までの距離はどのくらいか、心当たりがありますか？
B：5 キロくらいと聞いたことがあります。

(14) A：あなたの言うとおりでしたね。ケーキを全部食べるべきじゃなかった。
B：それで今お腹が痛いんだね。

(15) A：彼は今いません。3 時ごろ戻ってくると思われます。
B：ああ、そうですか。じゃあ、3 時過ぎにもう一度電話してみます。

(16) A：入場料はいくらだか知っていますか？
B：私の知っている限りでは、無料です。

❸

〔解答〕

(17) ①　(18) ④　(19) ③　(20) ②　(21) ①

〔出題者が求めたポイント〕

(17) by accident「偶然」。in danger「危険にさらされて」。without exception「例外なく」。on duty「勤務中」。

(18) 要求を表す for が正解。compete A for B「B を求めて A と競う」。

(19) have trouble Ving「～するのが困難だ、～するのに苦労する」。

(20) go without「～なしで生きていく」。

(21) no longer「もはや～しない」。

〔全訳〕

　人は、新しい土地に定住するとき、動物や植物を連れてくることがある。また、人が偶然、種子を新しい土地に運ぶこともある。外来種は、水や場所、食料をめぐって在来の動植物と競合する。砂漠の在来動植物は、外来種によって生息地を変えられると、生存が困難になることもある。

　ラクダはオーストラリア原産ではない。1840 年から1907 年の間に、1 万頭以上のラクダがインドから連れてこられた。ラクダはオーストラリアのアウトバックで探検家たちを助けた。ラクダは砂漠での生活に適応しているため、その数は増加した。ラクダは長い間水なしで生活でき、ほとんどの砂漠の植物を食べ、重い荷物も運んだ。しかし、やがて砂漠にも道路や鉄道、飛行機が敷かれるようになった。人々はもはや、労働するのにラクダを必要としなくなった。そして、ラクダは野生化した。

　現在、オーストラリアには 100 万頭近い野生のラクダが生息している。特に干ばつ時には、ラクダは在来の動物たちと食料と水を求めて競い合う。

英　語

解答 　　　　　5年度

一般 B

❶

〔解答〕

(1)　③　　(2)　①　　(3)　④　　(4)　②　　(5)　①
(6)　②　　(7)　④　　(8)　③　　(9)　②　　⑽　①

〔出題者が求めたポイント〕

(1)　選択肢訳
　①　ヨウスコウカワイルカが互いに意思疎通すること
　　は通常不可能である。
　②　ヨウスコウカワイルカが互いに意思疎通すること
　　はほとんど不可能である。
　③　ヨウスコウカワイルカは通常、互いにとてもよく
　　意思疎通することができる。
　④　ヨウスコウカワイルカはほとんどお互いに意思疎
　　通することができない。
(2)　正解の英文　are many big ships
(3)　前文を受け、次の文へ「それで」とつなげる so が
　　正解。
(4)　Illusion「幻想」。Pollution「汚染物質」。Relation
　　「関係」。Occasion「機会」。
(5)　選択肢訳
　①　企業は「バイジー」という名前を宣伝に利用した。
　②　中国の人々はその名前に惹かれてバイジーを購入
　　した。
　③　中国でバイジーは、その名前にもかかわらず、高
　　い値段で売られていた。
　④　中国では「バイジー」という名前はお金では買え
　　なかった。
(6)　「手段を講じたにもかかわらずイルカの数が減った」
　　のだから、But が正解。
(7)　in comparison「比較して」。without care「注意を
　　怠って」。with diligence「勤勉に」。at risk「危険にさ
　　らされて」。
(8)　「イルカが川を上下に移動できないのは、ダムが増
　　えているから」なので、理由を表す because が正解。
(9)　almost, mostly は副詞なので、名詞 our seas を修
　　飾できない。much more は「より多くの」という意
　　味なので不可。most of「～の大部分」は、nearly all
　　「ほぼ全ての～」と互換できる。
⑽　選択肢訳
　①　イルカは川か海に住んでいる。
　②　バイジーは汚れた水の中でもよくものが見える
　③　中国人は現在に至るまでカワイルカを捕獲してい
　　る。
　④　ガンジス川にかかるダムはイルカが川を上ったり
　　下ったりするのに役立っている。

〔全訳〕

　イルカには、川に住むものと海に住むものがいる。中
国を西から東へ横断する揚子江（長江）。この川には

1950 年代、6,000 頭のヨウスコウカワイルカが生息してい
た。(1)ヨウスコウカワイルカは普段から耳がよく、他
のイルカと「会話」する。昔は、川を行き交う小さな船
の音を聞いて、その下をくぐることができた。

　しかし、今では多くの大きな船が川を利用し、他の騒
音も多い。それで、ヨウスコウカワイルカは大きな船に
自分の頭をぶつけてしまう。町や工場からの汚染物質も
川に入ってくるので、汚れた水の中でヨウスコウカワイ
ルカはものがよく見えない。中国がこの川に大きな三峡
ダムを建設すると、イルカの生息地は再び変わってしま
った。

　1983 年、中国はカワイルカの捕獲を中止した。そして、
川の中にイルカの住処を作ってやった。住処にはとても
費用がかかったので、そのためのお金を必要とした。
(5)人々はお金を払って「バイジー」の名前を使うことが
できた。それで、中国では、「バイジー・ドリンク」「バ
イジー・シューズ」「バイジー・ホテル」などが生まれた。
これらから得られるお金の一部がイルカたちのために役
立った。しかし、1990 年には、2,000 キロの河川にたっ
た 200 頭のイルカしかいなくなった。2004 年、科学者
が発見できたのはわずか 2 頭だった。

　ガンジス川（インド、バングラデシュ）のカワイルカも
危機に瀕している。世界の人口の約 10%がこの川の近
くに住んでいるため、大量の廃棄物が川の水に入ってく
るのだ。川をまたぐダムがどんどん増えているので、イ
ルカは川を上下に移動できなくなる。今は約 4,000 頭の
イルカがいるが、このカワイルカも危険にさらされてい
る。

　また、ほぼすべての海にもイルカがいる。彼らは水の
中で速く動き、遊ぶ。ある国の人々は、海のイルカの肉
を食べている。人間が海で網漁をすると、毎年何十万頭
ものイルカが死んでしまう。そして、私たちが海からす
べての魚を捕獲すると、イルカの餌も奪ってしまうこと
になるのだ。

❷

〔解答〕

⑾　④　　⑿　①　　⒀　②　　⒁　④
⒂　①　　⒃　③

〔出題者が求めたポイント〕

⑾　仮定法過去完了の帰結節なので、would have gone
　　が正解。
⑿　besides「～以外に、～に加えて」という意味の前
　　置詞。
⒀　have + O + Vp.p. には、「～させる（使役）、して
　　もらう（受益）、される（受難）」の意味があるが、ここ
　　では単に「～した」という意味の（完了）を表す用法。
　　Do you have anything planned for this weekend?
　　「今週末に向けて何か計画を立てましたか」が直訳。

⒁　allow＋O＋to V「O が～することを許す」。

⒂　This is the first time I've been to ～「これは私が～に来た初めての機会だ」。

⒃　Next time ～「この次～するときには」。接続詞の働きをしている。

〔問題文訳〕

⑾　A：今日が休日だって知らなかったの？
　　B：忘れてたよ。君が言ってくれなかったら、今朝学校に行ってたところだ。

⑿　A：人件費削減のほかに、ロボットを使う利点は何だと思いますか？
　　B：実は、結構あるんですよ。

⒀　A：ところで、カービーさん、今週末は何か予定がありますか？
　　B：息子と買い物をする以外には特にありません。

⒁　A：入場料には何が含まれているのですか？
　　B：このパスですべてのアトラクションを回れます。

⒂　A：日本食レストランに来たのはこれが初めてです。新しい食べ物に挑戦するのは楽しみですね。
　　B：きっと楽しめると思いますよ。

⒃　A：今度この近くに来られたら、ぜひお立ち寄りください。
　　B：そうします。また、あなたのお子さんに会いたいです。

3

〔解答〕

⒄　③　　⒅　④　　⒆　④　　⒇　②　　(21)　③

〔出題者が求めたポイント〕

⒄　divide A into B「A を B に分ける」の受動態。

⒅　付帯状況の with が正解。with A B「A が B の状態で」。B には現在分詞・過去分詞がくることが多いが、それ以外に、副詞や前置詞＋名詞の副詞句がくることもある。本文の with seas and oceans between them は前置詞＋名詞の副詞句がきた例で、「海や大洋がその間にある状態で」が直訳。

⒆　sound like ～「～のように聞こえる」。look like ～「～のように見える」も同じ仲間。

⒇　先行詞である Earth's mantle を修飾する関係副詞の where が正解。

(21)　This is how ～「これが～したやり方だ」が直訳。This is the way ～も同意。

〔全訳〕

　約 11 億年前、地球上のほとんどの土地は、ロディニアという巨大な大陸を形成していた。現在では、この陸地は小さな大陸に分かれ、その間に海や大洋が広がっている。なぜこのようなことが起こったのか？

　地球の地殻は、「構造プレート」と呼ばれる巨大なパーツに分かれている。このプレートはパズルのように組み合わされ、地球のマントル中のマグマの上に浮かんでいる。構造プレートはまた、1 年に 10cm ほど移動している。⒆それ自体は大きな動きだとは思えないが、100

万年経てば 100 キロメートルも動くことになる。こうしてロディニア大陸は変化し、現在のような大陸が形成されたのだ。

　いくつかの構造プレートは、出会い、そして互いに押し合っている。一方のプレートがもう一方のプレートを地球のマントルまで押し下げ、そこで溶けてマグマに変化することもある。

　また、2 つのプレートが出会って押し合い、新しい山ができることもある。(21)このようにして南米のアンデス山脈は形成された。アンデス山脈は、7,600 万年前にできたばかりの、きわめて新しい山である。

英　語

解答　　　　　　　　5年度

一般 C

❶
〔解答〕

(1) ③　　(2) ④　　(3) ④　　(4) ②　　(5) ①

(6) ①　　(7) ④　　(8) ③　　(9) ②　　⑽ ④

〔出題者が求めたポイント〕

(1) 選択肢訳

① 私たちは通常、顕微鏡なしでそれを見ることができる

② 私たちが顕微鏡を通して見れないのは普通のことである

③ 私たちが顕微鏡なしでそれを見ることは通常不可能である

④ 私たちが顕微鏡を通してそれを見ることはめったにできない

(2) 正解の英文　use to help bread

(3) turn O C「O を C に変える」。

(4) 選択肢訳

① 原生生物は、動物、植物、その他の微生物と同じグループに属している。

② 原生生物は、動物、植物、その他の微生物とは別のグループに属している。

③ 原生生物は、動物、植物、その他の微生物などの、多くの小グループに分類される。

④ 原生生物は、動物、植物、その他の微生物と一緒のグループに分類される。

(5) wrap「〜を巻き付ける」。gap「〜に裂け目を作る」。map「〜の地図を描く」。tap「〜を軽く叩く」。

(6) 選択肢訳

① まるでそれが小さなオールであるかのように

② それが小さなオールなので

③ もしそれが小さなオールのようでないなら

④ それが小さなオールであるにもかかわらず

(7) in comparison「比較して」。due to「〜が原因で」。all but「ほとんど〜、〜を除いて全部」。for example「例えば」。

(8) change A into B「A を B に変える」。

(9) pull down「〜を引き下ろす、〜を取り壊す」。take over「〜を乗っ取る、引き継ぐ」。make up「〜を作り上げる、〜をでっち上げる」。catch on「〜（の意味を）理解する、流行する」。

⑽ 選択肢訳

① 原生生物には、太陽光を使って自分の食べ物を作ることができるものはない。

② すべての原生生物は、毛のような小さな器官を動かして泳ぐことができる。

③ 細菌は、約300万年前に初めて地球上に生息した。

④ ウイルスは、生きている細胞の中にいてはじめて十分に機能することができる。

〔全訳〕

　地球上で最も小さな生物は、たったひとつの細胞からできている。(1)私たちは通常それを顕微鏡を通してしか見ることができないため、微生物と呼ばれている。微生物にはさまざまな種類がある。そのひとつが菌類で、私たちが食べているキノコの親戚である。菌類には、パンが膨らむのを手助けするために使うイーストや、古いパンを緑色にする空気中のカビなどがある。その他の微生物には、原生生物、細菌、ウイルスなどがある。

　(4)原生生物とは、動物、植物、その他の微生物と一緒にすることができない微生物群のことだ。原生生物の中には、太陽の光を使って自分の食べ物を作る、緑色植物というものもある。その中には、海や湖、池などに生息する珪藻がある。珪藻の細胞の外側には、小さな穴が開いていて、面白い形や模様をしている。

　他の原生生物には、狩りをしたり、動き回ったりと、小さな動物に近い存在のものもいる。例えば、アメーバは、より小さい微生物に自分の体を巻きつけて捕獲し、食べてしまう。別の原生生物は、毛のような小さな器官を、(6)ほとんど小さなオールのように、前後に動かして泳ぐことができる。

　細菌が初めて地球上に生息したのは約30億年前だった。今日、細菌は凍てつく南極から温泉まで、地球上のあらゆる場所に生息している。例えば、私たちの皮膚に住み着いて、より有害な細菌を寄せ付けないようにしてくれる細菌もいる。また、牛乳を私たちが食べるヨーグルトやチーズに変化させるのに役立つ細菌もいる。しかし、細菌の中には、人間の細胞に有害な化学物質を作ることにより、人を病気にするものもいる。喉の痛みからより深刻な病気まで、細菌あらゆる病気の原因となる。

　ウイルスは、細菌よりずっと小さい。ウイルスは普通ではない微生物だ。なぜなら、完全に生きているわけではないからだ。彼らは生きた細胞の中に入らない限り、餌を食べたり、繁殖したり、動いたり、老廃物を出したりすることができない。細胞の中に入った後、彼らはその細胞の機能を乗っ取る。細胞が複製されるとき、ウイルスのコピーも作られるのだ。ウイルスは、インフルエンザなど多くの病気の原因となる。

❷
〔解答〕

⑾ ③　　⑿ ③　　⒀ ①　　⒁ ④

⒂ ①　　⒃ ②

〔出題者が求めたポイント〕

⑾ Talking of 〜「〜のことと言えば」。

⑿ 過去のことを回想しているので、仮定法過去完了を使う。

⒀ 「（時間が）かかる」は take を使う。

⒁ until 〜「〜まで」。if 〜「もし〜ならば」。in case

~ 「~の場合に備えて、~するといけないから」。
unless ~ 「もし~でなければ」。文頭の Not は、
There was not anybody else in the house の not 以
外を省略したもの。

⑮ convince A of B 「A に B を納得させる」。

⑯ keep ~ waiting 「~を待たせ続ける」。

〔問題文訳〕

⑾ A：僕はティムの妹が書いた小説を読んだよ。
　　B：私も読んだわ。彼の妹さんといえば、最近病気
　　　　で入院しているそうね。

⑿ A：事態に対するあなたの対処の仕方にはとても感
　　　　心しています。
　　B：ありがとうございます。でも、もっとうまく処
　　　　理できたのではないかと思っているのです。

⒀ A：空港までどのくらいかかりますか？
　　B：渋滞していなければ、40 分くらいです。

⒁ A：家の中に誰か他にいましたか？
　　B：誰もいなかったよ。どこかに隠れていなければ
　　　　ね。

⒂ A：私は彼に私の考えを理解させることはできる。
　　B：あなたの意見を彼に納得させようとするのは時
　　　　間の無駄だと思うけどね。

⒃ A：遅くなってごめん。長く待たせちゃったかな？
　　B：いいえ、私も少し遅れました。

❸

〔解答〕

⒄　②　　⒅　④　　⒆　③　　⒇　②　　㉑　①

〔出題者が求めたポイント〕

⒄　玄武岩と花崗岩の違いだから、a different の選択
　　肢が正解。

⒅　younger「より若い」とは、「後になって形成され
　　た」ということ。

⒆　over「~の上に」。beside「~の横に」。underneath
　　「~の下に」。above「~よりも上に」。

⒇　全訳参照。

㉑　That is why ~「そういうわけで~」。This is
　　because ~「これはなぜなら~」。On the other
　　hand「一方」。What is worse「さらに悪いことに」。

〔全訳〕

　　多くの人は、海は水に覆われただけの陸地だと思って
いる。しかし実は、大陸の陸地と海の下の陸地は、別の
岩石でできているのだ。海の岩は玄武岩でできていて、
一方、大陸の岩は花崗岩でできている。ここに興味深い
二つのことがある。第一は、玄武岩が花崗岩よりずっと
重いということ。そして第二は、海の下の玄武岩は大陸
の下の花崗岩より⒅ずっと後になって形成されたもので
ある（約 20 億年若い）ことだ。

　　私たちの地球は、3 つの部分からなるボールのような
ものだ。そのボールの中心、地球の奥深くにあるのがコ
ア（核）だ。そのコアの周りにあるのがマントル。そして、
そのマントルの周りにあるのが地殻で、これが地球の表
面である。さて、この地殻は岩石（玄武岩や花崗岩）でで
きていて硬い。しかし、地殻の下にあるマントルは柔ら
かく、非常に高温で、まるで火の海のような状態なのだ。
水に浮かぶ船のように⒇地殻はマントルの上に浮かんで
いる。しかし、玄武岩は花崗岩より重いので、玄武岩の
地殻は花崗岩の地殻より深くマントルの中に沈み込む。
そういうわけで、大陸は海よりも高い位置にあるのだ。

数　学

解答　5年度

1

〔解答〕

(1)

アイ	ウ	エ	オ	カキ
13	9	2	8	−4

(2)

クケ	コ	サ	シ	ス	セ	ソ
−2	2	3	1	2	6	6

(3)

タチ	ツ	テト	ナ
23	5	21	2

(4)

ニ	ヌ	ネノ	ハヒ
9	4	57	44

〔出題者が求めたポイント〕

(1) 実数, 平方根の計算

代入して計算する。

$\dfrac{8+4\sqrt{2}}{a+b\sqrt{2}}=\dfrac{(8+4\sqrt{2})(a-b\sqrt{2})}{(a+b\sqrt{2})(a-b\sqrt{2})}$ で, 分母を有理化する。

(2) 三角関数

α の範囲より　$\cos\alpha<0$

$\cos^2\alpha=1-\sin^2\alpha$ より $\cos\alpha$ を求める。

$\sin(\alpha+\theta)=\sin\alpha\cos\theta+\sin\theta\cos\alpha$

(3) 指数関数

$(3^x+3^{-x})^2=3^{2x}+2\cdot3^x\cdot3^{-x}+3^{-2x}$
$=9^x+9^{-x}+2$

$3^x=X$ として, X の2次方程式にして値を求める。

$3^x=X$ より　$x=\log_3 X$

(4) 整数

$5(x-y)=y+21$ として, $x-y=t$ として, y, x を t で表す。

〔解答のプロセス〕

(1) $x^2=9+12\sqrt{2}+8=17+12\sqrt{2}$
$x^2-\sqrt{2}\,x=17+12\sqrt{2}-3\sqrt{2}-4=13+9\sqrt{2}$
$a+b\sqrt{2}=\dfrac{8+4\sqrt{2}}{x}=\dfrac{(8+4\sqrt{2})(3-2\sqrt{2})}{(3+2\sqrt{2})(3-2\sqrt{2})}$
$=\dfrac{8-4\sqrt{2}}{1}=8-4\sqrt{2}$
$a=8,\ b=-4$

(2) α の範囲より　$\cos\alpha<0$

$\cos^2\alpha=1-\sin^2\alpha=1-\dfrac{1}{9}=\dfrac{8}{9}$

$\cos\alpha=-\dfrac{2\sqrt{2}}{3}$

$\sin\left(\alpha+\dfrac{\pi}{3}\right)=\sin\alpha\cos\dfrac{\pi}{3}+\sin\dfrac{\pi}{3}\cos\alpha$
$=\dfrac{1}{3}\cdot\dfrac{1}{2}+\dfrac{\sqrt{3}}{2}\cdot\left(-\dfrac{2\sqrt{2}}{3}\right)=\dfrac{1-2\sqrt{6}}{6}$

(3) $9^x+9^{-x}=3^{2x}+3^{-2x}=(3^x+3^{-x})^2-2=25-2=23$
$3^x=X$ とすると,

$X+\dfrac{1}{X}=5$ より　$X^2-5X+1=0$

$X=\dfrac{5\pm\sqrt{21}}{2}$, よって, $3^x=\dfrac{5\pm\sqrt{21}}{2}$

従って, $x=\log_3\left(\dfrac{5\pm\sqrt{21}}{2}\right)$

(4) $5(x-y)=y+21$, $x-y=t$ とする。
$y=5t-21$, $5x=30t-126+21$
$x=6t-21$
$0<5t-21<10$, $0<6t-21<10$ より
$4.2<t<5.1\cdots$, 従って, $t=5$
$t=5$ で, $y=25-21=4$, $x=30-21=9$
$x+y=5t-21+6t-21=11t-42$
$11t-42=100$ より　$t=12.9\cdots$
よって, $t=13$
$x=78-21=57$, $y=65-21=44$

2

〔解答〕

(1)

フ	ヘ	ホマ
2	2	60

(2)

ミ	ム	メ	モ	ヤ	ユ
2	3	2	3	3	3

〔出題者が求めたポイント〕

平面図形

(1) $(x-p)^2+(y-q)^2=r^2$ となるとき,

円の中心(p, q), 円の半径 r

円が x 軸に接するとき, $q=r$

$y=mx+k$ と x 軸のなす鋭角 θ は,

$\tan\theta=m$

(2) 点(x_1, y_1)と直線 $ax+by+c=0$ の距離は,

$\dfrac{|ax_1+by_1+c|}{\sqrt{a^2+b^2}}$

接線の長さで, OP = OQ

$PQ^2=OP^2+OQ^2-2OP\cdot OQ\cos\angle POQ$

P の座標を(x, y)とすると,

$x^2+y^2=OP^2$

〔解答のプロセス〕

(1) $(x-a)^2+(y-b)^2=4$ で C の半径は2。

C が x 軸に接するので, $b=2$

ℓ と x 軸のなす角度を θ とすると, $\tan\theta=\sqrt{3}$

よって, $\theta=60°$

(2)

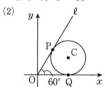

円の中心$(a, 2)$と$\sqrt{3}\,x-y=0$との距離は2

$\dfrac{|\sqrt{3}\,a-2|}{\sqrt{3}+1}=2$ より　$|\sqrt{3}\,a-2|=4$

$\sqrt{3}\,a-2>0$ のとき，$\sqrt{3}\,a-2=4$

$a=\dfrac{6}{\sqrt{3}}=2\sqrt{3}$

$\sqrt{3}\,a-2<0$ のとき，$\sqrt{3}\,a-2=-4$

$\sqrt{3}\,a=-2$ より $a<0$ となり不適。

Q が $(2\sqrt{3},\ 0)$ となり $OQ=OP=2\sqrt{3}$

$PQ^2=12+12-24\cos 60°=12$ より

$PQ=2\sqrt{3}$

$P(x,\ y)$ で $x=t$ とすると $y=\sqrt{3}\,t$

$x^2+y^2=OP^2$ より

$t^2+3t^2=(2\sqrt{3})^2$　よって，$4t^2=12$

$t=\sqrt{3}$，$y=\sqrt{3}\cdot\sqrt{3}=3$　　∴　$P(\sqrt{3},\ 3)$

❸
〔解答〕

(1)
ヨ	ラ	リ	ル	レ
1	3	7	18	

※

ヨ	ラ	リ	ル	レ
1	3	7	18

(2)
ロ	ワ	ン	あ
1	9	5	9

(3)
い	うえ	おかき	くけこ
8	21	100	189

〔出題者が求めたポイント〕

確率

最初，さいころを振って，箱に赤球1個入れる確率。
以降，さいころを振って，箱 A の中が赤球 m 個，白球 n 個となる確率を P，そこから球を取り出す確率を Q とすると，確率は PQ である。

〔解答のプロセス〕

(1)　さいころを振って，箱に赤を1個入れたので，確率は $\dfrac{1}{3}$

箱 A が赤球2個，白球4個のとき，

$\dfrac{2}{3}\cdot\dfrac{2}{6}=\dfrac{4}{18}$

箱 A が赤球3個，白球3個のとき，

$\dfrac{1}{3}\cdot\dfrac{3}{6}=\dfrac{3}{18}$

$\dfrac{4}{18}+\dfrac{3}{18}=\dfrac{7}{18}$

(2)　箱 A が赤球2個，白球4個のとき

2個とも赤球，$\dfrac{2}{3}\cdot\dfrac{{}_2C_2}{{}_6C_2}=\dfrac{2}{45}$

赤球1個・白球1個を取り出す。$\dfrac{2}{3}\cdot\dfrac{{}_2C_1\cdot{}_4C_1}{{}_6C_2}=\dfrac{16}{45}$

箱 A が赤球3個，白球3個のとき

2個とも赤球，$\dfrac{1}{3}\cdot\dfrac{{}_3C_2}{{}_6C_2}=\dfrac{3}{45}$

赤球1個・白球1個を取り出す。$\dfrac{1}{3}\cdot\dfrac{{}_3C_1\cdot{}_3C_1}{{}_6C_2}=\dfrac{9}{45}$

2個とも赤球である確率，$\dfrac{2}{45}+\dfrac{3}{45}=\dfrac{5}{45}=\dfrac{1}{9}$

赤球1個，白球1個を取り出す確率

$\dfrac{16}{45}+\dfrac{9}{45}=\dfrac{25}{45}=\dfrac{5}{9}$

(3)　箱 A が赤4個白3個となる。　$\left(\dfrac{1}{3}\right)^2=\dfrac{1}{9}$

箱 A が赤3個白4個となる。　${}_2C_1\left(\dfrac{1}{3}\right)\left(\dfrac{2}{3}\right)=\dfrac{4}{9}$

箱 A が赤2個白5個となる。　$\left(\dfrac{2}{3}\right)^2=\dfrac{4}{9}$

箱 A から1個の球を取り出すとき，赤1個

$\dfrac{1}{9}\cdot\dfrac{4}{7}+\dfrac{4}{9}\cdot\dfrac{3}{7}+\dfrac{4}{9}\cdot\dfrac{2}{7}=\dfrac{24}{63}=\dfrac{8}{21}$

箱 A から2個の球を取り出すとき，赤1個白1個

$\dfrac{1}{9}\cdot\dfrac{4\cdot3}{{}_7C_2}+\dfrac{4}{9}\cdot\dfrac{3\cdot4}{{}_7C_2}+\dfrac{4}{9}\cdot\dfrac{2\cdot5}{{}_7C_2}=\dfrac{100}{189}$

❹
〔解答〕

(1)
さし	す	せそ
-2	4	80

(2)
たちつ	てと	なに	ぬね	のはひ	ふ
-15	27	27	-3	297	4

〔出題者が求めたポイント〕

微分積分

(1)　$f'(x)=0$ な x を求め，増減表を作る。

(2)　$y=f(x)$ 上の $x=a$ における接線の方程式は，

$y=f'(a)(x-a)+f(a)$

$y=f(x)$ と ℓ を連立させて交点の x 座標 α，β を求める。$\alpha<0<\beta$ のとき，

$\displaystyle\int_\alpha^0\{f(x)-\ell \text{ の }y\}dx$ より面積を求める。

〔解答のプロセス〕

(1)　$f'(x)=3x^2-6x-24$

$3(x^2-2x-8)=3(x-4)(x+2)=0$

$x=-2,\ 4$

x		-2		4	
$f'(x)$	$+$	0	$-$	0	$+$
$f(x)$	↗		↘		↗

極小値は $f(4)=64-48-96+c=c-80$

$c-80=0$ より　$c=80$

(2)　$f'(3)=27-18-24=-15$

$f(3)=27-27-72+c=c-72$

$y=-15(x-3)+c-72=-15x+c-27$

$(0,\ 0)$ を通るとき，$0=0+c-27$

$c=27$，$\ell:y=-15x$

$x^3-3x^2-24x+27-(-15x)=0$

$x^3-3x^2-9x+27=0$

$x^2(x-3)-9(x-3)=0$ より　$(x^2-9)(x-3)=0$

よって，$(x+3)(x-3)^2=0$

共有点の x 座標は　3，-3

$-3\leqq x\leqq 0$ で，$x^3-3x^2-24x+27\geqq -15x$

$$\int_{-3}^{0} \{x^3 - 3x^2 - 24x + 27 - (-15x)\}dx$$

$$= \int_{-3}^{0} (x^3 - 3x^2 - 9x + 27)dx$$

$$= \left[\frac{x^4}{4} - x^3 - \frac{9x^2}{2} + 27x \right]_{-3}^{0}$$

$$= 0 - \left(\frac{81}{4} + 27 - \frac{81}{2} - 81 \right)$$

$$= 0 - \left(-\frac{297}{4} \right) = \frac{297}{4}$$

数　学

解答

5年度

一般B

1

〔解答〕

(1)

ア	イ	ウ	エ	オ
8	3	10	9	

(2)

カ	キ	ク
3	2	1

(3)

ケコサ	シス
125	30

(4)

セソ	タチツ
81	864

〔出題者が求めたポイント〕

(1) 2次方程式

$x^2 - px + q = 0$ の解を α, β とおくと，

$\alpha + \beta = p$, $\alpha\beta = q$

$ax^2 + bx + c = 0$ のとき，両辺を a で割る。

(2) 指数関数

$\log_c MN = \log_c M + \log_c N$, $\log_c r^n = n\log_c r$

$\log_c \dfrac{M}{N} = \log_c M - \log_c N$

(3) 場合の数

赤青黄が1枚ずつでそれぞれ5通りある。

3つの数字 a, b, c で $a = b + c$ となる場合を数えあげて，a, b, c に赤，青，黄に分ける場合を考える。そのすべての場合の和を求める。

(4) 二項展開

$(X+Y)^n = \sum\limits_{r=0}^{n} {}_nC_r X^r Y^{n-r}$

$n = 4$, $r = 4$, 2 を代入していく。

〔解答のプロセス〕

(1) $3x^2 - 8x + 9 = 0$ より　$x^2 - \dfrac{8}{3}x + 3 = 0$

$\alpha + \beta = \dfrac{8}{3}$, $\alpha\beta = 3$

$\alpha^2 + \beta^2 = (\alpha+\beta)^2 - 2\alpha\beta = \dfrac{64}{9} - 6 = \dfrac{10}{9}$

(2) $\log_{10}\dfrac{36}{5} = \log_{10}\dfrac{72}{10} = \log_{10}72(=8\times9) - \log_{10}10$

$= \log_{10}2^3 + \log_{10}3^2 - 1$

$= 3\log_{10}2 + 2\log_{10}3 - 1$

(3) 赤青黄の1枚ずつで1通り，数字がそれぞれ5通りあるので，$5^3 = 125$

a, b, c を取り出したとき，$a = b + c$ のとなる a, b, c に赤青黄の色を与える。

a	b	c	
2	1	1	${}_3C_1 = 3$
3	1	2	$3! = 6$
4	1	3	$3! = 6$
4	2	2	${}_3C_1 = 3$
5	1	4	$3! = 6$
5	2	3	$3! = 6$

$3 \times 2 + 6 \times 4 = 30$

(4) $(3x + 4y)^4$

x^4 の係数　${}_4C_4(3x)^4(4y)^0 = 81x^4$

x^2y^2 の係数　${}_4C_2(3x)^2(4y)^2 = 864x^2y^2$

2

〔解答〕

(1)

テ	ト	ナニ	ヌ	ネ	ノ	ハ	ヒ
1	2	10	3	7	3	3	3

(2)

フ	ヘホ	マミ
8	35	13

〔出題者が求めたポイント〕

三角比

(1) $\cos\angle ABC = \dfrac{AB^2 + BC^2 - CA^2}{2 \cdot AB \cdot BC}$

$\sin\angle ABC = \sqrt{1 - \cos^2\angle ABC}$

$\triangle ABC$ の面積 S, $S = \dfrac{1}{2}AB \cdot BC\sin\angle ABC$

外接円の半径 R, $\dfrac{AC}{\sin\angle ABC} = 2R$

内接円の半径 r, $\dfrac{1}{2}(AB + BC + CA)r = S$

(2) $AD : DC = AB : BC$

$\cos\angle BAC = \dfrac{AB^2 + AC^2 - BC^2}{2 \cdot AB \cdot AC}$

$\sin\angle BAC = \sqrt{1 - \cos^2\angle BAC}$

$DB^2 = DA^2 + AB^2 - 2DA \cdot AB\cos\angle BAC$

$\triangle ABC$ の外接円の半径 R_0, $\dfrac{DB}{\sin\angle BAC} = 2R_0$

〔解答のプロセス〕

(1) $\cos\angle ABC = \dfrac{5^2 + 8^2 - 7^2}{2 \cdot 5 \cdot 8} = \dfrac{40}{80} = \dfrac{1}{2}$

$\sin\angle ABC = \sqrt{1 - \left(\dfrac{1}{2}\right)^2} = \sqrt{\dfrac{3}{4}} = \dfrac{\sqrt{3}}{2}$

$\triangle ABC$ の面積を S, 外接円の半径を R, 内接円の半径を r とする。

$S = \dfrac{1}{2} \cdot 5 \cdot 8 \cdot \dfrac{\sqrt{3}}{2} = 10\sqrt{3}$

$2R = \dfrac{AC}{\sin\angle ABC} = 7 \cdot \dfrac{2}{\sqrt{3}} = \dfrac{14\sqrt{3}}{3}$

$R = \dfrac{7\sqrt{3}}{3}$

$\dfrac{1}{2}(5 + 7 + 8)r = 10\sqrt{3}$ より　$r = \sqrt{3}$

(2) $AD : DC = 5 : 8$

$\cos\angle BAC = \dfrac{5^2 + 7^2 - 8^2}{2 \cdot 5 \cdot 7} = \dfrac{1}{7}$

$\sin\angle BAC = \sqrt{1 - \left(\dfrac{1}{7}\right)^2} = \sqrt{\dfrac{48}{49}} = \dfrac{4\sqrt{3}}{7}$

$AD = 7 \times \dfrac{5}{5+8} = \dfrac{35}{13}$

$$BD^2 = 5^2 + \left(\frac{35}{13}\right)^2 - 2 \cdot 5 \cdot \left(\frac{35}{13}\right) \cdot \frac{1}{7} = \frac{4800}{169}$$

$$BD = \frac{40\sqrt{3}}{13}$$

$\triangle ABD$ の外接円の半径を R_0 とする。

$$2R_0 = \frac{BD}{\sin \angle BAC} = \frac{40\sqrt{3}}{13} \cdot \frac{7}{4\sqrt{3}} = \frac{70}{13}$$

$$R_0 = \frac{35}{13}$$

❸

〔解答〕

(1)

ム	メ	モ	ヤ	ユ	ヨ
3	2	6	8	9	3

(2)

ラ	リ	ル	レ
2	2	1	2

〔出題者が求めたポイント〕

整数，因数分解

(1) $xy - mx - ny = 0 \rightarrow (x-n)(y-m) = nm$
nm となる整数のかけ算の組を考える。（整数は負も考える。）

(2) 因数分解して，12となる整数のかけ算の組を考える。（整数は負も考える。）

〔解答のプロセス〕

(1) $xy - 2x - 3y = 0$ より $xy - 2x - 3y + 6 = 6$
$(x-3)(y-2) = 6$

$x-3$	$y-2$	x	y
-6	-1	-3	1
-3	-2	0	0
-2	-3	1	-1
-1	-6	2	-4
1	6	4	8
2	3	5	5
3	2	6	4
6	1	9	3

の8通り。
x が最も大きい整数なのは，$(x, y) = (9, 3)$

(2) $2x^2 + xy + 4x + 2y = x(2x+y) + 2(2x+y)$
$= (2x+y)(x+2)$

$(x+2)(2x+y) = 12$

$x+2$	$2x+y$	x	y
-12	-1	-14	27
-6	-2	-8	14
-4	-3	-6	9
-3	-4	-5	6
-2	-6	-4	2
-1	-12	-3	-6
1	12	-1	14
2	6	0	6
3	4	1	2
4	3	2	-1
6	2	4	-6
12	1	10	-19

の12通り。

❹

〔解答〕

(1)

ロ	ワ	ン	あ	い	う	え	お
-1	16	3	-16				

か	き	く	け	こ	さ	し	す	せ	そ	た
-12			12		-21			4	3	2

(2)

ち	つ	て
-8		8

〔出題者が求めたポイント〕

微分法，平面図形

(1) $f'(x) = 0$ を求めて，増減表をつくる。
極大値，極小値を求める。
$y = f(x)$ の $x = t$ における接線の方程式は，
$y = f'(t)(x-t) + f(t)$
これが $(2, -12)$ を通ることより x, y に代入して t を求める。

(2) 2点 (x_1, y_1), (x_2, y_2) を通る直線の方程式は
$$y - y_1 = \frac{y_2 - y_1}{x_2 - x_1}(x - x_1)$$

〔解答のプロセス〕

(1) $f'(x) = 3x^2 - 6x - 9$
$3x^2 - 6x - 9 = 3(x^2 - 2x - 3) = 3(x+1)(x-3)$
$3(x+1)(x-3) = 0$ のとき，$x = -1, 3$

x		-1		3	
$f'(x)$	$+$	0	$-$	0	$+$
$f(x)$	↗		↘		↗

$p = -1$ で極大。
極大値 $f(-1) = -1 - 3 + 9 + 11 = 16$
$q = 3$ で極小
極小値 $f(3) = 27 - 27 - 27 + 11 = -16$
$y = f(x)$ の $x = t$ における接線
$y = (3t^2 - 6t - 9)(x - t) + t^3 - 3t^2 - 9t + 11$
$y = (3t^2 - 6t - 9)x - 2t^3 + 3t^2 + 11$
$(2, -12)$ を通ることより
$2(3t^2 - 6t - 9) - 2t^3 + 3t^2 + 11 = -12$
$-2t^3 + 9t^2 - 12t + 5 = 0$
$2t^3 - 9t^2 + 12t - 5 = 0$
$(t-1)^2(2t-5) = 0$ より $t = 1, \dfrac{5}{2}$

$t = 1$ とすると，
$y = (3 - 6 - 9)x - 2 + 3 + 11 = -12x + 12$

$t = \dfrac{5}{2}$ とすると
$$y = \left(\frac{75}{4} - 15 - 9\right)x - \frac{125}{4} + \frac{75}{4} + 11$$
$$= -\frac{21}{4}x - \frac{6}{4} = -\frac{21}{4}x - \frac{3}{2}$$

(2) $(-1, 16)$, $(3, -16)$ を通る直線
$$y = \frac{-16 - 16}{3 - (-1)}(x+1) + 16 = -8(x+1) + 16$$
$$= -8x + 8$$

数　学

解答

5年度

一般C

❶

〔解答〕

(1)

ア	イウ	エ
8	−4	1

(2)

オカ	キク	ケコ	サシス
27	64	27	256

(3)

セ	ソタ	チツ	テト
7	42	14	21

(4)

ナ	ニ
2	3

〔出題者が求めたポイント〕

(1) 高次方程式

$x=2$ を代入して a を求める。a を代入して，方程式を因数分解して解を求める。

(2) 確率

確率 p の試行を n 回して r 回現れる確率。

${}_nC_r p^r (1-p)^{n-r}$

T をちょうど4回で終了する確率は，T を3回で赤球を1回取り出して，4回目赤球となる確率を求める。

(3) 整数

$a=7n$, $b=7m$ として，

$7nm=42$, $n<m$ となる n, m の整数を考える。

(4) 三角関数

$x=\dfrac{\pi}{2}$ のとき，$\cos x=0$

$0 \leqq x \leqq \pi$ のとき，$-1 \leqq \cos x \leqq 1$

y を $\cos x$ に関して平方完成させる。

〔解答のプロセス〕

(1) $x=2$ とすると，$8+4-2(a+2)+a=0$

よって，$a=8$

$x^3+x^2-10x+8=0$

$(x-2)(x-1)(x+4)=0$

$x=-4, 1, 2$

(2) T を4回繰返して赤球1回の確率

${}_4C_1 \left(\dfrac{1}{4}\right)^1 \left(\dfrac{3}{4}\right)^3 = 4 \cdot \dfrac{27}{256} = \dfrac{27}{64}$

T を繰返し，4回目に2回目の赤球が出る確率

${}_3C_1 \left(\dfrac{1}{4}\right)^1 \left(\dfrac{3}{4}\right)^2 \cdot \left(\dfrac{1}{4}\right) = 3 \cdot \dfrac{9}{256} = \dfrac{27}{256}$

(3) $a=7n$, $b=7m$ とする。$nm=6$ $(n<m)$

$(n, m) = (1, 6), (2, 3)$

よって，$(a, b) = (7, 42), (14, 21)$

(4) $x=\dfrac{\pi}{2}$, $\cos x=0$ より　$y=2$

$0 \leqq x \leqq \pi$ のとき，$-1 \leqq \cos x \leqq 1$

$y = -4(\cos^2 x - \cos x) + 2$

$ = -4 \left\{ \left(\cos x - \dfrac{1}{2} \right)^2 - \dfrac{1}{4} \right\} + 2$

$ = -4 \left(\cos x - \dfrac{1}{2} \right)^2 + 3$

y の最大値は，3

❷

〔解答〕

(1)

ヌ	ネノ
2	−3

(2)

ハ	ヒ	フ	ヘホ	マ	ミ	ム
2	3	3	−1	8	1	2

〔出題者が求めたポイント〕

指数関数，対数関数

(1) $x=c^n \iff n=\log_c x$

$\log_2 2^n = n$

(2) $\log_2 MN = \log_2 M + \log_2 N$, $\log_2 c^r = r \log_2 c$

$\log_2 \dfrac{M}{N} = \log_2 M - \log_2 N$

a, b の連立方程式を解く。

〔解答のプロセス〕

(1) $a = \log_2 4 = \log_2 2^2 = 2$

$b = \log_2 \dfrac{1}{8} = \log_2 2^{-3} = -3$

(2) $\log_2 (x^2 y^3) = \log_2 x^2 + \log_2 y^3$

$ = 2\log_2 x + 3\log_2 y = 2a + 3b$

$\log_2 \dfrac{x}{y} = \log_2 x - \log_2 y = a - b$

$2a+3b=3$, $a-b=4$ より

$a=3$, $b=-1$

$3 = \log_2 x$ より　$x = 2^3 = 8$

$-1 = \log_2 y$ より　$y = 2^{-1} = \dfrac{1}{2}$

❸

〔解答〕

(1)

メ	モ	ヤ	ユ	ヨ	ラ	リ
2	7	3	5	7	6	5

(2)

ル	レ	ロ	ワ
7	2	5	3

〔出題者が求めたポイント〕

三角比

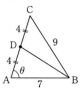

(1) $\angle BAC = \theta$ とする。

$\cos\theta = \dfrac{AC^2 + AB^2 - BC^2}{2 \cdot AC \cdot AB}$

$\sin\theta = \sqrt{1 - \cos^2\theta}$

$AD = \dfrac{1}{2} AC$

$\triangle ABD$ の面積，$\dfrac{1}{2} AB \cdot AD \cdot \sin\theta$

(2) $BD^2 = AB^2 + AD^2 - 2 \cdot AB \cdot AD \cos\theta$

$\triangle ABD$ の内接円の半径を r とすると，

$\dfrac{1}{2}(\mathrm{AD}+\mathrm{DB}+\mathrm{BA})r = \triangle\mathrm{ABD}\ \text{の面積}$

〔解答のプロセス〕

(1)　$\angle\mathrm{BAC} = \theta$ とおく。

$\cos\theta = \dfrac{8^2+7^2-9^2}{2\cdot 8\cdot 7} = \dfrac{32}{112} = \dfrac{2}{7}$

$\sin\theta = \sqrt{1-\left(\dfrac{2}{7}\right)^2} = \sqrt{\dfrac{45}{49}} = \dfrac{3\sqrt{5}}{7}$

$\mathrm{AD} = \dfrac{\mathrm{AC}}{2} = \dfrac{8}{2} = 4$

$\triangle\mathrm{ABD}\ \text{の面積}\quad \dfrac{1}{2}\cdot 4\cdot 7\cdot \dfrac{3\sqrt{5}}{7} = 6\sqrt{5}$

(2)　$\mathrm{BD}^2 = 7^2+4^2-2\cdot 7\cdot 4\cdot \dfrac{2}{7} = 49$

$\mathrm{BD} = 7$

$\triangle\mathrm{ABD}\ \text{の内接円の半径を}\ r\ \text{とする。}$

$\dfrac{1}{2}(4+7+7)r = 6\sqrt{5}$

$r = \dfrac{6\sqrt{5}}{9} = \dfrac{2\sqrt{5}}{3}$

$= \dfrac{8}{3} - \left(-\dfrac{11}{6}\right) = \dfrac{27}{6} = \dfrac{9}{2}$

4

〔解答〕

(1)

ン	あ	い	う
−	3	4	4

(2)

え	お	か	き
1	4	9	2

〔出題者が求めたポイント〕

微分積分

(1)　$y = f(x)$ の点 $(t,\ f(t))$ における接線の方程式は

$y = f'(t)(x-t)+f(t)$

接線の方程式に $(x,\ y) = (0,\ 0)$ を代入して，a を求める。

(2)　$f(x) = 0$ より解 $x = \alpha,\ \beta\ (\alpha<\beta)$ を求める。

$\displaystyle\int_{\alpha}^{\beta}\{-f(x)\}dx$ より面積を求める。

〔解答のプロセス〕

(1)　$f'(x) = 2ax-5a$

$f'(1) = -3a,\ f(1) = a-5a+4 = -4a+4$

$y = -3a(x-1)-4a+4 = -3ax-a+4$

$\mathrm{O}(0,\ 0)$ を通ることより　$-a+4 = 0$

$a = 4$

(2)　$a = 1$ のとき，$f(x) = x^2-5x+4$

$x^2-5x+4 = (x-1)(x-4) = 0$

$x = 1,\ 4$

$\displaystyle\int_1^4\left\{-(x^2-5x+4)\right\}dx$

$= \displaystyle\int_1^4(-x^2+5x-4)dx$

$= \left[-\dfrac{x^3}{3}+\dfrac{5x^2}{2}-4x\right]_1^4$

$= \left(-\dfrac{64}{3}+\dfrac{80}{2}-16\right)-\left(-\dfrac{1}{3}+\dfrac{5}{2}-4\right)$

化　学

解答

5年度

一般Ａ

❶

〔解答〕

問1 ① ④　　問2 ② ③　　問3 ③ ⑤　　問4 ④ ②
問5 ⑤ ①

〔出題者が求めたポイント〕

物質の構成と構造

〔解答のプロセス〕

問1 ① 　分留は，液体の混合物について各成分の沸点の違いを利用して分離する操作であるから④が該当する。

① 水と混ぜて沪過してガラス片を除去し，グルコース水溶液を蒸発乾固する。
② 高温で濃い水溶液をつくり，冷却する……再結晶。
③ 沪過する。
⑤ 気体の溶解度は温度が高いと小さいので，溶液を熱すると二酸化炭素が遊離する。
⑥ ヨウ素を溶かし水に溶けない溶媒（ヘキサンなど）により抽出する。

問2 ② 　①，②正

③誤り　陽子数は同じ（同じ元素）であり，中性子数が異なる。
④～⑥正　同位体の電子数は同じである。

問3 ③ 　①～④正

⑤誤り　硫黄イオン→硫化物イオン。元素名＋イオンは陽イオンを表す。
⑥正

問4 ④ 　アルカリ土類金属は Be, Mg を除く 2 族元素で，Ca, Sr, Ba, Ra である。

問5 ⑤ 　② Cl_2，⑤ N_2 は同じ元素の結合なので，原子間の結合に極性はない。

① CH_4 は正四面体形で無極性分子，③ HF は異種2原子分子，④ H_2S は折れ線形分子，⑥ NH_3 は三角錐形分子で，いずれも極性分子。

❷

〔解答〕

問1 (1) ⑥ ③　(2) ⑦ ②　(3) ⑧ ②
問2 ⑨ ①　 ⑩ ②　 ⑪ ④
問3 ⑫ ⑥
問4 (1) ⑬ ⑤　(2) ⑭ ⑥　(3) ⑮ ①

〔出題者が求めたポイント〕

溶液の濃度，溶解度，物質量，化学反応式と量の計算

〔解答のプロセス〕

問1 (1) ⑥ 　グルコース水溶液 1 L 中のグルコースは 2.00 mol で，180 g/mol × 2.00 mol = 360 g

$$質量パーセント濃度 = \frac{溶質の質量}{溶液の質量} \times 100$$

$$= \frac{360\,g}{1.20\,g/cm^3 \times 1000\,cm^3} \times 100 = 30.0\,\%$$

(2) ⑦ 　0.200 mol/L のグルコース水溶液 400 mL 中のグルコースは

$$180\,g/mol \times 0.200\,mol/L \times \frac{400}{1000}\,L = 14.4\,g$$

溶液の希釈により溶質の質量は変わらないから

$$x\,[g] \times \frac{15.0}{100} = 14.4\,g \qquad x = 96.0\,[g]$$

(3) ⑧ 　ⓐ 0.250 mol/L グルコース水溶液 100 mL 中のグルコースは　$0.250\,mol/L \times \frac{100}{1000}\,L = 0.0250\,mol$

ⓑ 9.00 ％グルコース水溶液 50.0 g 中のグルコースは

$$50.0\,g \times \frac{9.00}{100} = 4.50\,g \quad で$$

$$\frac{4.50\,g}{180\,g/mol} = 0.0250\,mol$$

ⓒ 得られたグルコース水溶液 500 mL = 0.500 L 中のグルコースは　0.0250 + 0.0250 = 0.0500 mol　であるから，モル濃度は

$$\frac{0.0500\,mol}{0.500\,L} = 0.100\,mol/L$$

問2 ⑨ 　図より 70 ℃の溶解度は 30 g/100 g 水であるから水 60 g に溶ける A は　$30\,g \times \frac{60\,g}{100\,g} = 18.0 = 18\,g$

⑩ 　40 ℃の溶解度は 15 g/100 g 水であるから，

$$\frac{溶質質量}{飽和溶液量} = \frac{15\,g}{100\,g + 15\,g} = \frac{x\,[g]}{92.0\,g}$$
$$x = 12.0 ≒ 12\,[g]$$

このとき用いた水は　92 − 12 = 80 g　である。

⑪ 　2 つの飽和溶液を混合したとき
物質 A は　18 + 12 = 30 g
水は　　　60 + 80 = 140 g
90 ℃の溶解度は 55 g/100 g 水であるから，A 30 g を溶解するのに必要な水は

$$100 \times \frac{30}{55} = 54.5 ≒ 55\,g$$

よって水が　140 − 55 = 85 g　減少したとき 90 ℃の飽和溶液になる。

問3 ⑫ 　(a) $CaCO_3$（式量 100） 1 mol 中に CO_3^{2-} 1 mol が含まれるから　$\frac{5.00\,g}{100\,g/mol} = 0.0500\,mol$

(b) 31.7 ℃，1.013×10^5 Pa，25.0 L の気体に Cl_2 分子 1 mol が含まれるから

$$\frac{15.0\,L}{25.0\,L/mol} = 0.600\,mol$$

(c) プロパン C_3H_8 1 分子中に C 3 原子が含まれるから
$$\frac{3.60 \times 10^{23}\,個}{6.00 \times 10^{23}\,/mol} \times \frac{1}{3} = 0.200\,mol$$

(d) メタン CH_4 1 分子中に H 4 原子が含まれるから

$$\frac{0.800\,g}{16.0\,g/mol}\times4=0.200\,mol$$

よって(c)と(d)が等しい。

問4(1)13　(ア)誤り　pH が同じならば水素イオン濃度 $[H^+]$ は同じである。　$pH=-\log_{10}[H^+]$

(イ)正　ちょうど中和するとき，硝酸も酢酸も同じ物質量の水酸化ナトリウムと反応する。

$$HNO_3+NaOH\longrightarrow NaNO_3+H_2O$$

$$CH_3COOH+NaOH\longrightarrow CH_3COONa+H_2O$$

(ウ)正　リン酸は弱酸であるが弱酸では強い方で，全体として中程度の酸性を示す。

(2)14　化学反応式の両辺で原子の数は同じであるから

Ag について　$a=c$　　　　　……①

H について　$b=2d$　　　　　……②

N について　$b=c+e$　　　　……③

O について　$3b=3c+d+e$　……④

③×3＝④　より　$d=2e$

②より　$b=4e$

③より　$c=3e$

①より　$a=3e$

　$e=1$　とすると　$a=3,\ b=4,\ c=3,\ d=2$

〔別解〕

希硝酸の酸化作用

$$HNO_3+3H^++3e^-\longrightarrow 2H_2O+NO　……⑤$$

銀の還元作用

$$Ag\longrightarrow Ag^++e^-　……⑥$$

⑤＋⑥×3　より

$$3Ag+HNO_3+3H^+\longrightarrow 3Ag^++2H_2O+NO$$

両辺に $3NO_3^-$ を加え整理すると

$$3Ag+4HNO_3\longrightarrow 3AgNO_3+2H_2O+NO$$

(3)15　0.400 mol/L 硝酸 500 mL 中の HNO_3 は

$$0.400\,mol/L\times\frac{500}{1000}L=0.200\,mol$$

Ag 6.48 g は　$\dfrac{6.48\,g}{108\,g/mol}=0.0600\,mol$

化学反応式の係数より Ag と HNO_3 は物質量の比 3：4 で反応するから，与えられた Ag はすべて反応し，HNO_3 は余る。

このとき発生する NO は，化学反応式の係数より

$$0.0600\,mol\times\frac{1}{3}=0.0200\,mol　で$$

標準状態での体積は

$$22.4\,L/mol\times0.0200\,mol=0.448\,L$$

3

〔解答〕

問1(1)16⑤　(2)17④　(3)18⑤

問2 19②　　問3 20②　　問4 21④　　問5 22⑤

〔出題者が求めたポイント〕

中和滴定，平衡状態，酸化還元反応，気体の体積と圧力，体心立方格子

〔解答のプロセス〕

問1(1)16　器具(ア)：一定量の液体を正確に測り取る器具はホールピペット（図 c）。

器具(イ)：ある量（およその量）の液体を測り取る器具はメスシリンダー（図 d）。溶質は器具(ア)で正確に測りとっているので，単に希釈するだけの操作に用いる器具(イ)はホールピペットやビュレットを用いる必要はない。

器具(ウ)：溶液を滴下し，滴下量を正確に求める器具はビュレット（図 a）。

(2)17　弱酸（酢酸）と強塩基（水酸化ナトリウム）の中和では，中和点の液性は弱塩基性なので，指示薬Ｘには変色域が弱塩基域にあるフェノールフタレインを用いる。

フェノールフタレインの酸性色Ｙは無色，塩基性色Ｚは赤色である。

(3)18　$CH_3COOH+NaOH\longrightarrow CH_3COONa+H_2O$

酢酸と水酸化ナトリウムは物質量の比 1：1 で反応するから

$$x\,[mol/L]\times\frac{2.00}{1000}L=0.0500\,mol/L\times\frac{25.0}{1000}L$$

$$x=0.625\,[mol/L]$$

問2 19　酢酸 $n\,[mol]$ のうち $nx\,[mol]$ が反応したとするとエタノールも $n\,[mol]$ のうち $nx\,[mol]$ が反応し，いずれも $n(1-x)\,[mol]$ になる。また，このとき生じた酢酸エチルと水はともに $nx\,[mol]$ である。容器の容積を $V\,[L]$ とすると，各物質のモル濃度は $\dfrac{物質量}{V}\,[mol/L]$ であるから

$$平衡定数\ K=\frac{[CH_3COOC_2H_5][H_2O]}{[CH_3COOH][C_2H_5OH]}$$

$$=\frac{\dfrac{nx}{V}[mol/L]\times\dfrac{nx}{V}[mol/L]}{\dfrac{n(1-x)}{V}[mol/L]\times\dfrac{n(1-x)}{V}[mol/L]}$$

$$=\frac{x^2}{(1-x)^2}=4.00$$

$$x=\pm2(1-x)$$

(i)　$x=2(1-x)$　　$x=\dfrac{2}{3}$

(ii)　$x=-2(1-x)$　　$x=2$

$0<x<1$　であるから，$x=\dfrac{2}{3}$

$1-x=\dfrac{1}{3}=33.3\fallingdotseq33\%$

問3 20　①正　還元剤＝酸化される＝酸化数が増す

②誤り　酸化剤は還元される＝電子を受け取る

還元剤は酸化される＝電子を与える（失う）

③正　H 原子の授受，e^- の授受があれば酸化還元反応である。

④正　正極＝電子が流れ込む＝還元反応が起こる。

負極＝電子が流れ出す＝酸化される。

⑤正 H_2O が酸化剤の例

$$2Na + 2H_2O \longrightarrow 2NaOH + H_2$$

H_2O が還元剤の例

$$2F_2 + 2H_2O \longrightarrow O_2 + 4HF$$

問4 21 圧力 p〔Pa〕の最初の気体の体積を小さくしたから圧力は増え，圧力は $p + 3.00 \times 10^4$〔Pa〕になる。よって，ボイルの法則 $p_1V_1 = p_2V_2$ より

$$p \text{〔Pa〕} \times 8.00\text{L} = (p + 3.00 \times 10^4)\text{〔Pa〕} \times 6.00\text{L}$$
$$p = 9.00 \times 10^4 \text{〔Pa〕}$$

問5 22 (a)誤り $2\sqrt{2} \longrightarrow \dfrac{4}{\sqrt{3}}$

単位格子を斜めに切ると

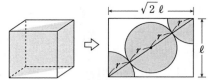

立方体の対角線の長さ $\sqrt{3}\,\ell =$ 原子半径 r の4倍

$$\sqrt{3}\,\ell = 4r \qquad \ell = \dfrac{4}{\sqrt{3}}r$$

(b)正 立方体の頂点の原子は8個の単位格子に共有されるから $\dfrac{1}{8}$ 個 $\times 8 + 1$ 個 $= 2$ 個

(c)正 単位格子の中心の原子は，頂点の8個の原子に取り囲まれている。

4

〔解答〕

問1 (1) 23 ⑧　(2) 24 ②　(3) 25 ①　(4) 26 ⑤　(5) 27 ③

問2 (1) 28 ③　(2) 29 ⑧　(3) 30 ①　(4) 31 ②　(5) 32 ④

〔出題者が求めたポイント〕

金属イオンの推定，脂肪族炭化水素の推定

〔解答のプロセス〕

問1 (1) 23 酸性で硫化水素で沈殿を生じないが塩基性では沈殿を生じるのは Zn^{2+}，Mn^{2+}。ZnS は白色，MnS は淡桃色なので Zn^{2+} が該当。

(2) 24 希塩酸で沈殿を生じないから Ag^+，Pb^{2+} ではない。塩基性で白色沈殿を生じるのは Zn^{2+}，Al^{3+} であるが，過剰のアンモニア水に $Zn(OH)_2$ は溶け，$Al(OH)_3$ は溶けないので Al^{3+} が該当。

(3) 25 少量のアンモニア水で褐色の沈殿が生じるのは Ag^+。　$2Ag^+ + 2OH^- \longrightarrow Ag_2O$（褐）$ + H_2O$

Ag_2O は過剰のアンモニア水に溶ける。

$$Ag_2O + 4NH_3 + H_2O \longrightarrow 2[Ag(NH_3)_2]^+ + 2OH^-$$
（無色）

(4) 26 塩基性で赤褐色沈殿を生じるのは Fe^{3+}。

$$Fe^{3+} + 3OH^- \longrightarrow Fe(OH)_3 \text{（赤褐）}$$

$Fe(OH)_3$ は過剰の水酸化ナトリウム水溶液に溶けない。

(5) 27 硫化水素で沈殿を生じないのは1族，2族の元素。このうち希硫酸で沈殿を生じるのはアルカリ土類金属で Ba^{2+} が該当。

問2 (1) 28 エタノールを濃硫酸と熱すると，130〜140℃ではジエチルエーテルが，160〜170℃ではエチレンが生じる。

$$C_2H_5OH \xrightarrow{\text{分子内脱水}} CH_2=CH_2 + H_2O$$
エチレン

(2) 29 暗所で臭素と反応（付加）するのはアルケン，アルキン。アルカンは光を当てると臭素と置換反応を行う。

臭素付加生成物は，③ CH_2BrCH_2Br

④ $CHBr_2CHBr_2$　⑦ $CH_2BrCBr(CH_3)_2$

⑧ CH_2BrC^*HBr CH^*BrCH_2Br

このうち不斉炭素原子 C^* があるのは⑧の場合である。

(3) 30 天然ガスの主成分はメタン CH_4。

(4) 31 CH_4 と $CH\equiv CH$ 以外，2個の塩素原子が同じ炭素原子につくか，別の炭素原子につくか により構造異性体が生じる。さらにアルカンの塩素二置換体には不斉炭素原子による鏡像異性体，アルケンの塩素二置換体では

$$\underset{Y}{\overset{X}{}}C=C\underset{W}{\overset{Z}{}} \quad \begin{pmatrix} X \neq Y \text{ 且つ} \\ Z \neq W \end{pmatrix} \quad \text{場合のシス−トランス異性体の存在が考えられる。}$$

②塩素二置換体は $CHCl_2-CH_3$ と CH_2Cl-CH_2Cl。どちらも立体異性体はない。

③塩素二置換体は $CCl_2=CH_2$ と $CHCl=CHCl$。$CHCl=CHCl$ にはシス−トランス異性体がある。

⑤ $CH_2Cl-C^*HCl-CH_3$ には鏡像異性体がある。

⑥ $CH_2Cl-C^*HCl-CH_2-CH_3$ には鏡像異性体がある。

⑦ $CHCl=C\overset{CH_2Cl}{\underset{CH_3}{}}$ にはシス−トランス異性体がある。

⑧ $CHCl=C\overset{Cl}{\underset{CH=CH_2}{}}$ にはシス−トランス異性体がある。

以上より解答は②となる。

(5) 32 アルカンが水と反応すると水素と一酸化炭素，アルケンが水と反応するとアルコールになる。

アセチレンが水と反応するとアセトアルデヒドが生じる。

$$CH\equiv CH \xrightarrow{\text{付加}} CH_2=CHOH$$
ビニルアルコール
$$\xrightarrow{\text{分子内転位}} CH_3CHO$$
アセトアルデヒド

化　学

解答　　　5年度

❶

〔解答〕

問1 $1$⑥　　問2 $2$⑤　　問3 $3$④　　問4 $4$⑤
問5 $5$⑤

〔出題者が求めたポイント〕

物質の構成と構造

〔解答のプロセス〕

問1 1　①水と塩化水素の混合物，②水と各種の塩の混合物，③水とタンパク質，油脂などの混合物，④窒素，酸素，アルゴンなどの混合物，⑤液体の炭化水素の混合物，⑥二酸化炭素 CO_2 の固体で化合物（純物質）。

問2 2　①，②，③，⑥誤り　同族元素では原子番号の大きいものほど電子殻が多く，イオン半径は大きい。
④，⑤　同じ電子配置のイオンでは，原子番号の大きいものほど原子核の正電荷が多く電子を強く引き付けるのでイオン半径は小さい。よって④は誤り，⑤は正。

問3 3　中性子数は　質量数－陽子数（原子番号），電子数は　陽子数（原子番号）－イオンの電荷　により求められる。
①中性子数：$27-13=14$，　電子数：$13-3=10$
②中性子数：$14-6=8$，　電子数：6
③中性子数：$37-17=20$，　電子：$17-(-1)=18$
④中性子数：$19-9=10$，　電子数：$9-(-1)=10$
⑤中性子数：$1-1=0$，　電子数：1
⑥中性子数：$24-12=12$，　電子数：$12-2=10$
よって④が該当する。

問4 4　①，③　溶質の H_2SO_4，$NaOH$ は電解質で，水溶液中にイオンが多くあるため電気を導く。
②C　炭素平面を結びつける価電子が動くので電気を導く。
④，⑥　Hg，Li は金属で，自由電子が動くので電気を導く。
⑤ $C_{12}H_{22}O_{11}$ は非電解質で，水溶液中のイオンは H_2O の電離による微量の H^+，OH^- のみなのでほとんど電気を導かない。

問5 5　①～④正
⑤誤り　二酸化炭素は分子式 CO_2 の分子で，その結晶は分子結晶である。
⑥正

❷

〔解答〕

問1(1)$6$①　(2)$7$②　(3)$8$④
問2 $9$③　$10$①　$11$⑤
問3 $12$④
問4(1)$13$⑤　(2)$14$①　(3)$15$②

〔出題者が求めたポイント〕

溶液の濃度，溶解度，物質量，光合成

〔解答のプロセス〕

問1(1)6　アンモニア水溶液1Lは
$0.932 g/cm^3 \times 1000 cm^3 = 932 g$
アンモニアは　$932 g \times \dfrac{17.0}{100} g$，その物質量は
$$\dfrac{932 g \times \dfrac{17.0}{100}}{17.0 g/mol} = 9.32 mol$$
1L 中に NH_3 9.32 mol を含むから濃度は
$9.32 ≒ 9.3 mol/L$

(2)7　必要なアンモニアは
$0.750 mol/L \times \dfrac{400}{1000} L = 0.300 mol$
その体積は　$22.4 L/mol \times 0.300 mol = 6.72 L$

(3)8　6.00％アンモニア水を $2.00 m$〔g〕，10.0％アンモニア水を $3.00 m$〔g〕混合したとすると，アンモニアは
$2.00 m$〔g〕$\times \dfrac{6.00}{100} + 3.00 m$〔g〕$\times \dfrac{10.0}{100}$
$$= \dfrac{42.0 m}{100}$$〔g〕
混合液は　$2.00 m + 3.00 m$〔g〕$= 5.00 m$〔g〕　であるから，質量％濃度は
$$\dfrac{\dfrac{42.0 m}{100}〔g〕}{5.00 m〔g〕} \times 100 = 8.40\%$$

問2 9，10　水100gあたりの物質Xは60g，物質Yは25gであるから，図より物質Xの溶解度が60g/水100gになる温度は40℃，物質Yの溶解度が25g/水100gになる温度は10℃である。よって 9＝40，10＝10。
また10℃の物質Xの溶解度は20g/水100gであるから，10℃で溶解している物質Xは
$20 g \times \dfrac{200 g}{100 g} = 40 g$
析出した量は　$120 - 40 = 80 g$　11

問3 12　(a) $_2He$ 原子1個の陽子は2個であるから
$\dfrac{2.40 \times 10^{23} 個}{6.00 \times 10^{23}/mol} \times \dfrac{1}{2} = 0.200 mol$
(b) $\dfrac{6.72 L}{22.4 L/mol} = 0.300 mol$
(c) $(NH_4)_2SO_4$ 1mol に含まれる NH_4^+ は2molであるから　$\dfrac{16.5 g}{132 g/mol} \times 2 = 0.250 mol$
よって　b＞c＞a　の順である。

問4(1)13　光合成でグルコースとともに生成する物質Xは酸素 O_2 である。
(2)14　$a H_2O + b CO_2 \longrightarrow c C_6H_{12}O_6 + d O_2$
$c=1$　とすると，Hの数より $a=6$，Cの数より $b=6$。Oの数より $d=6$　となる。

(3)⑮　CO_2 6 mol が反応すると $C_6H_{12}O_6$ 1 mol が生じるから，

$$\frac{x〔L〕}{22.4\,L/mol}×\frac{1}{6}=\frac{3.6\,g}{180\,g/mol}$$

$$x=2.688≒2.7〔L〕$$

❸

〔解答〕

問1 (1)⑯⑤　(2)⑰⑤　(3)⑱④
問2 ⑲⑤
問3 ⑳③
問4 ㉑③
問5 ㉒①

〔出題者が求めたポイント〕

中和滴定，アンモニアの合成反応，浸透圧，理想気体，生成熱の算出

〔解答のプロセス〕

問1 (1)⑯　pH＝3.0 ⇒[H^+]＝$1.0×10^{-3}$ mol/L
　水素イオン濃度[H^+]＝酸のモル濃度×価数×電離度　であるから

$$1.0×10^{-3}\,mol/L=x〔mol/L〕×1×2.5×10^{-3}$$

$$x=0.40〔mol/L〕$$

(2)⑰　NaOH 水溶液 V〔mL〕で中和したから，中和の関係　酸の物質量×価数＝塩基の物質量×価数　より

$$0.40\,mol/L×\frac{10}{1000}\,L×1=0.20\,mol/L×\frac{V}{1000}\,L×1$$

$$V＝20〔mL〕$$

(3)⑱　加水分解する塩は，強酸と弱塩基の塩，弱酸と強塩基の塩，弱酸と弱塩基の塩である。
　①強酸 HCl と強塩基 $Ba(OH)_2$ の塩
　②強酸 HNO_3 と強塩基 $Ca(OH)_2$ の塩
　③強酸 HNO_3 と強塩基 KOH の塩
　⑤強酸 H_2SO_4 と強塩基 NaOH の塩
　は加水分解しない。
　④弱酸 H_2CO_3 と強塩基 NaOH の塩　は加水分解して塩基性を示す。

$$CO_3^{2-}＋H_2O \rightleftharpoons HCO_3^-＋OH^-$$

問2 ⑲　①正　触媒は活性化エネルギーを小さくして反応を速くするが，反応物，生成物のエネルギーは変えないので反応熱，平衡定数は変えない。
　②正　図2で高温で NH_3 の生成率が小さくなっているから，NH_3 分解方向に平衡が移動している。一方高温では吸熱方向に平衡が移動するから，NH_3 分解方向は吸熱反応，NH_2 生成反応は発熱反応である。
　③正　図2で示されている。
　④正　NH_3 生成反応は分子数減少反応であり，圧力が高いと平衡は気体分子数減少に移動する。
　⑤誤り　温度が高いと平衡は NH_3 分解方向に移動するから，[NH_3]は小さくなり，[H_2]，[N_2]は大きくなる。従って平衡定数 $\dfrac{[NH_3]^2}{[N_2][H_2]^3}$ は小さくなる。

問3 ⑳　(a)正　浸透は溶液の薄い方（溶媒のみの方）から濃い方に，半透膜を通過して溶媒分子が移動する現象であるから，体積の増加した(B)側にデンプン水溶液が入っているとわかる。
　(b)誤り　(B)側は水が入ったため濃度が小さくなり，浸透圧が小さくなるため両液の液面差は小さくなる。
　(c)正　両液とも同量のデンプンが加わるが，(B)側の方が溶液が多いため(A)側より濃度の増加量が小さく，濃度の差がデンプンを加える前よりも小さくなり，(B)側から(A)側に水が浸透する。

問4 ㉑　①正
　②正　低温では分子の熱運動が弱いので分子間力の影響が大きくなり，高圧では分子間の距離が小さくなるので分子の大きさの影響が大きくなるので，理想気体とのずれが大きくなる。
　③誤り　実在気体では分子間に引力が働くので1 mol あたりの気体の体積は小さくなる。
　④正
　⑤正　理想気体では常に　$pV=nRT$　の関係が成り立っている。

問5 ㉒　エタノールの生成熱 Q〔kJ/mol〕は

$$2C(黒鉛)＋3H_2(気)＋\frac{1}{2}O_2(気)$$
$$=C_2H_5OH(液)＋Q\,kJ$$

と表される。
　与式を順に(i)，(ii)，(iii)とすると
　(ii)×2＋(iii)×3－(i)　より

$$2C(黒鉛)＋3H_2(気)×\frac{1}{2}O_2(気)$$
$$=C_2H_5OH(液)＋278\,kJ$$

よって C_2H_5OH の生成熱は 278 kJ/mol である。
　〔別解〕　反応熱＝生成物の生成熱の総和－反応物の生成熱の総和　の関係があるから，単体の生成熱＝0 に留意して，式(i)について

$$394\,kJ/mol×2\,mol＋286\,kJ/mol×3\,mol$$
$$-(Q〔kJ/mol〕＋0)$$
$$=1368$$
$$Q=278〔kJ/mol〕$$

❹

〔解答〕

問1 (1)㉓③　(2)㉔④　(3)㉕②　(4)㉖⑧　(5)㉗⑤
問2 (1)㉘①　(2)㉙⑧　(3)㉚③　(4)㉛⑤　(5)㉜⑦

〔出題者が求めたポイント〕

金属元素の推定，脂肪族化合物の推定

〔解答のプロセス〕

問1 (1)㉓　常温の水と反応するのは，イオン化傾向の極めて大きい Li, K, Ca, Na であるから，選択肢より Ca。

$$Ca＋2H_2O \longrightarrow Ca(OH)_2＋H_2$$
$$ 無色\quad 無色・無臭$$

(2)㉔　希硫酸には溶解しないが希硝酸には溶けるのは

Pb, Cu, Hg, Ag。このうち青色の水溶液が生じるのは Cu。

$$3Cu + 8HNO_3 \longrightarrow 3\underset{\text{青色}}{Cu(NO_3)_2} + 4H_2O + 2\underset{\text{無色}}{NO}$$

(3)25　両性を示すのは Al, Zn, Sn(Pb は希硫酸に溶けない)であるから，選択肢より Al。

$$2Al + 3H_2SO_4 \longrightarrow Al_2(SO_4)_3 + 3H_2$$

$$2Al + 2NaOH + 6H_2O \longrightarrow 2Na[Al(OH)_4] + 3H_2$$

(4)26　濃硝酸にも希塩酸にも溶けないのは Pt と Au。Pt も Au も体積比 1：3 の濃硝酸と濃塩酸の混合物(王水)には溶けるから，選択肢より Pt。

$$Pt + 2NOCl + 2HCl + Cl_2 \longrightarrow \underset{\text{ヘキサクロリド白金(IV)酸}}{H_2[PtCl_6]} + 2NO$$

(5)27　希硫酸には溶けるが濃硝酸には溶けないのは不動態を生じる Al と Fe。このうち淡緑色の水溶液が生じるのは Fe。

$$Fe + H_2SO_4 \longrightarrow \underset{\text{淡緑色}}{FeSO_4} + H_2$$

問2(1)28　記述の CO と H_2 の反応はメタノールの製法。

$$CO + 2H_2 \longrightarrow \underset{\text{メタノール}}{CH_3OH}$$

メタノールはナトリウムと反応して水素を発生する。

$$2CH_3OH + 2Na \longrightarrow 2\underset{\text{ナトリウムメトキシド}}{CH_3ONa} + H_2$$

(2)29　エタノールと濃硫酸を 130～140℃ に熱するとジエチルエーテルが生じ，160～170℃ではエチレンが生じる。

$$2C_2H_5OH \xrightarrow{\text{分子間脱水}} \underset{\text{ジエチルエーテル}}{C_2H_5OC_2H_5} + H_2O$$

(3)30　銀鏡反応陽性 ⟶ アルデヒドの反応，炭酸水素ナトリウムと反応 ⟶ カルボン酸の反応。アルデヒド基をもつカルボン酸はギ酸。

(4)31　広く使われているポリエステルはポリエチレンテレフタラート(PET)で，原料はテレフタル酸とエチレングリコール(二価アルコール)である。

$$n\underset{\text{テレフタル酸}}{HOOC-\bigcirc-COOH} + n\underset{\text{エチレングリコール}}{HOCH_2CH_2OH}$$

$$\xrightarrow{\text{縮合重合}} \underset{\text{PET}}{\left[OC-\bigcirc-CO-OCH_2CH_2O\right]_n} + 2nH_2O$$

(5)32　ヨードホルム反応陽性 → $CH_3CH(OH)-$ 構造または CH_3CO- 構造がある，フェーリング液は還元しない → $-CHO$ がないから，エタノール，2-プロパノール，アセトンなどが考えられるが，選択肢より⑦ $CH_3CH(OH)CH_3$ 2-プロパノールが該当。

化　学

解答　　　　5年度

1

〔解答〕

問1 ① ⑤　　問2 ② ⑥　　問3 ③ ①　　問4 ④ ②

問5 ⑤ ⑥

〔出題者が求めたポイント〕

物質の構成と構造

〔解答のプロセス〕

問1 ①　陽子数＝原子番号＝3　なので元素は Li。中性子は3個なので，質量数＝3＋3＝6。　陽子が3個，電子が2個なので，1価の陽イオン。よって⑤ $^6Li^+$ が該当する。

問2 ②　①～⑤正　温度を高くすると原子の熱運動が活発になるで自由電子の動きが妨げられ，電気伝導性は小さくなる。

⑥誤り　自由電子は僅かな熱エネルギーによって容易に移動するので，共有結合から成る物質より熱を伝え易い。

問3 ③　抽出には，互いに混ざらず，一方の液体にだけ溶質が溶ける2種の溶媒を用いる。ヨウ化カリウムは水Aに溶け，ヨウ素は水に溶けず炭化水素（例えばヘキサンB）に溶けるので，混合物，水，ヘキサンを分液ろうとCに入れ，よく振り混ぜて放置するとヨウ素を溶かしたヘキサンが上層(E)，ヨウ化カリウムを溶かした水が下層(D)に分かれる。分液ろうとのコックを開けて下層を捨て，上の口から上層を流し出すとヨウ素を溶かしたヘキサンが得られる。

問4 ④　① O::C::O　，非共有電子対：4対

② :F:F:　，非共有電子対：6対

③ H:H　，非共有電子対：0

④ H:F:　，非共有電子対：3対

⑤ :N:::N:　，非共有電子対：2対

⑥ H:N:H　，非共有電子対：1対
　　　H

問5 ⑤　⑥硫酸アンモニウムは NH_4^+ と SO_4^{2-} から成りイオン結晶をつくる。　① HCl，④ C_6H_5OH，⑤ I_2 は分子結晶，② Na は金属結晶，③ SiO_2 は共有結合結晶である。

2

〔解答〕

問1(1) ⑥ ②　(2) ⑦ ③　(3) ⑧ ③

問2 ⑨ ③　⑩ ⑤　⑪ ④

問3 ⑫ ③

問4(1) ⑬ ③　(2) ⑭ ⑧　(3) ⑮ ②

〔出題者が求めたポイント〕

溶液の濃度，気体の溶解度，物質量，化学反応式と量の計算

〔解答のプロセス〕

問1(1) ⑥　4.00％水溶液 150g 中の $CuSO_4$ は

$$150g × \frac{4.00}{100} = 6.00g$$

五水和物 50.0g 中の $CuSO_4$ は

$$50.0g × \frac{CuSO_4}{CuSO_4·5H_2O} = 50.0g × \frac{160}{250} = 32.0g$$

質量％濃度 ＝ $\frac{溶質の質量}{溶液の質量}×100$

$$= \frac{6.00g+32.0g}{150g+50.0g}×100$$

$$= \frac{38.0g}{200g}×100 = 19.0\%$$

(2) ⑦　五水和物 1mol 中の $CuSO_4$ は 1mol であるから必要な五水和物は

$$0.500mol/L × \frac{500}{1000}L = 0.250mol　で$$

$$250g/mol × 0.250mol = 62.5g$$

(3) ⑧　2.00mol/L 水溶液 1L 中の $CuSO_4$ は 2.00mol で

$160g/mol × 2.00mol = 320g$

硫酸 1L は　$1.28g/cm^3 × 1000cm^3 = 1280g$

質量％濃度 ＝ $\frac{320g}{1280g}×100 = 25.0\%$

問2 ⑨　0℃，$1.013×10^5Pa$ の窒素 V〔mL〕の質量は

$$28.0g/mol × \frac{V×10^{-3}L}{22.4L/mol} = \frac{V}{800}〔g〕$$

温度一定のとき水に溶ける気体の質量は圧力と水の量に比例する（ヘンリーの法則）から，

$$\frac{V}{800}〔g〕× \frac{2.026×10^5Pa}{1.013×10^5Pa} × \frac{4.00L}{1.00L} = \frac{V}{100}〔g〕$$

⑩　⑨と同様溶ける気体の体積（$1.013×10^5Pa$ での体積）は，圧力と水の量に比例するから

$$V〔mL〕× \frac{2.026×10^5Pa}{1.013×10^5Pa} × \frac{4.00L}{1.00L} = 8.00V〔mL〕$$

⑪　温度一定のとき，気体の体積は圧力に反比例する（ボイルの法則）から，

$$1.013×10^5Pa × 8.00V〔mL〕$$
$$= 2.026×10^5Pa × x〔mL〕$$
$$x = 4.00V〔mL〕$$

問3 ⑫

①　$\frac{7.20×10^{22}個}{6.00×10^{23}/mol} = 0.120mol$

②　$ZnSO_4$ 1mol の中に SO_4^{2-} 1mol が含まれるから

$$0.500mol/L × \frac{500}{1000}L = 0.250mol$$

③ NH_3 1分子に H 3 原子が含まれるから

$$\frac{1.80 \times 10^{23} 個}{6.00 \times 10^{23}/mol} \times \frac{1}{3} = 0.100\,mol$$

④ CO_2 1分子中に O 2 原子が含まれるから，CO_2 の分子量＝44.0 より

$$\frac{3.30\,g}{44.0\,g/mol} \times 2 = 0.150\,mol$$

よって最も小さいのは③である。

問4(1)⑬ (ア)正 $2NO$(無色)$+O_2 \longrightarrow 2NO_2$(赤褐色)

(イ)誤り 濃硝酸→希硝酸

$3Cu + 8HNO_3$(希)

$$\longrightarrow 3Cu(NO_3)_2 + 4H_2O + 2NO$$

濃硝酸では二酸化窒素が発生する。

(ウ)正

(2)⑭ $a=1$ とすると N の数より $d=1$，H の数より $c=\dfrac{3}{2}$，O の数より $2b=\dfrac{3}{2}+1$ $b=\dfrac{5}{4}$

全体を4倍して，$a=4$，$b=5$，$c=6$，$d=4$

(3)⑮ 必要な酸素の物質量はアンモニアの $\dfrac{5}{4}$ 倍で，

$$\frac{56.0\,L}{22.4\,L/mol} \times \frac{5}{4} = \frac{5.00}{1.60}\,mol。 \quad 質量は$$

$$32.0\,g/mol \times \frac{5.00}{1.60}\,mol = 100\,g$$

❸

〔解答〕

問1(1)⑯③ (2)⑰③ (3)⑱①

問2⑲③

問3⑳①

問4㉑④

問5㉒③

〔出題者が求めたポイント〕

酸化還元滴定，平衡定数，コロイド，水蒸気の圧力，酢酸の電離度

〔解答のプロセス〕

問1(1)⑯ 一定量の液体を正確に量り取る器具 X はホールピペット，溶液を滴下する器具 Y はビュレットである。

(2)⑰ 滴定の反応式は，シュウ酸の半反応式×5＋過マンガン酸カリウムの半反応式×2 により e^- を消去して

$5(COOH)_2 + 6H^+ + 2MnO_4^-$

$$\longrightarrow 10CO_2 + 8H_2O + 2Mn^{2+}$$

反応終了前は MnO_4^- の赤紫色は反応により Mn^{2+} の淡桃色(実際には無色)になるが，反応が終了すると MnO_4^- の色が残るので終点がわかる。

(3)⑱ $(COOH)_2$ と MnO_4^- は物質量の比5：2で反応するから

$$0.050\,mol/L \times \frac{20.0}{1000}\,L : x\,[mol/L] \times \frac{25.0}{1000}\,L$$

$$= 5 : 2$$

$$x = 0.0160 \fallingdotseq 0.016\,[mol/L]$$

問2⑲ $2HI \longrightarrow H_2 + I_2$

0.250 mol の I_2 が生じたとき H_2 も 0.250 mol 生じており，HI は 0.500 mol 反応して 2.00 mol になっているから，各物質のモル濃度は

$$[H_2] = [I_2] = \frac{0.250\,mol}{10.0\,L} = 0.0250\,mol/L$$

$$[HI] = \frac{2.00\,mol}{10.0\,L} = 0.200\,mol/L$$

平衡定数 $K = \dfrac{[H_2][I_2]}{[HI]^2}$

$$= \frac{0.0250\,mol/L \times 0.0250\,mol/L}{(0.200\,mol/L)^2}$$

$$= 0.015625 \fallingdotseq 1.56 \times 10^{-2}$$

問3⑳ ①誤り 凝析は，コロイド粒子と反対符号のイオンによりコロイド粒子の電荷が失われることにより起こる。

②～⑤正

問4㉑ 最初容器の容積を減少させると，水蒸気の圧力はボイルの法則に従い容積に反比例して増加する。

32℃における水の飽和蒸気圧は 5×10^4 Pa であるから，水蒸気の圧力が 5×10^4 Pa に達すると水蒸気の凝縮が始まり，容積を減少させても圧力は上昇せず，5×10^4 Pa を保つ。

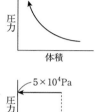

凝縮が始まるときの容積は

$$2 \times 10^4\,Pa \times 10\,L = 5 \times 10^4\,Pa \times V\,[L]$$

$$V = 4\,[L]$$

よって図④が該当する。

問5㉒ (b) 酢酸の電離は

$$CH_3COOH + H_2O \rightleftharpoons CH_3COO^- + H_3O^+$$

と表されるから，酢酸の濃度が小さくなると電離度は大きくなる。

(c) 酢酸ナトリウムは塩であるから水に溶けると完全電離し，水溶液中の CH_3COO^- が増す。そのため酢酸の電離平衡は分子側に移動し電離度は小さくなる。

よって酢酸の電離度の大小の順は b＞a＞c となる。

❹

〔解答〕

問1(1)㉓⑤ (2)㉔① (3)㉕⑥ (4)㉖⑦ (5)㉗③

問2(1)㉘⑧ (2)㉙② (3)㉚⑥ (4)㉛① (5)㉜③

〔出題者が求めたポイント〕

無機物質の推定，芳香族化合物の推定

〔解答のプロセス〕

問1(1)㉓ 両性金属と水酸化ナトリウム水溶液の反応では水素が発生する。

$$2Al + 2NaOH + 6H_2O \longrightarrow 2Na[Al(OH)_4] + 3H_2$$

(2)㉔ 乾燥空気の組成はおよそ N_2 78%，O_2 21%，

Ar 1%である。

(3)25　揮発性酸の塩 NaCl と不揮発性酸 H_2SO_4 の反応で，塩化水素が発生する。

$$NaCl + H_2SO_4 \longrightarrow NaHSO_4 + HCl$$

(4)26　酸化マンガン(IV)の触媒作用で塩素酸カリウムが分解して酸素が発生する。

$$2KClO_3 \longrightarrow 2KCl + 3O_2$$

(5)27　濃硫酸の触媒作用でギ酸が分解して一酸化炭素が生じる。

$$HCOOH \longrightarrow H_2O + CO$$

問2(1)28　クメン法は⑧フェノールの製法である。

〈ベンゼン環〉-C(CH₃)₂OOH ⟶ 〈ベンゼン環〉-OH + CH₃COCH₃
クメンヒドロペルオキシド　　　　フェノール

(2)29　炭酸水素ナトリウムと反応して気体(CO_2)を生じるから-COOH があるが，塩化鉄(III)で呈色しないから-OH はない ⟶ ②安息香酸が該当。

(3)30　濃硫酸と濃硝酸によりニトロ基が導入される（ニトロ化）。

〈ベンゼン環〉 + HNO₃ ⟶ 〈ベンゼン環〉-NO₂ + H₂O
ニトロベンゼン

(4)31　水や水酸化ナトリウム水溶液に溶けないから親水性や酸性の基はもっていないが，塩酸と反応して塩をつくるから，塩基性の基-NH₂ をもっている ⟶ ①アニリンが該当。

〈ベンゼン環〉-NH₂ + HCl ⟶ 〈ベンゼン環〉-NH₃Cl
アニリン　　　　　　アニリン塩酸塩

(5)　一置換体の①，②，⑤〜⑧では，オルト，メタ，パラの3種の異性体が生じる。

③で生じる臭素一置換体は〈図〉の1種類のみ。

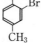

④で生じる臭素一置換体は4種類（・は置換位置）

〈図：OH と COOH を持つベンゼン環、置換位置を示す点〉

生　物

解答　　　　　5年度

1

〔解答〕

問1(1)⑤　(2)①　問2　③　問3　①
問4(1)④　(2)②　(3)④

〔出題者が求めたポイント〕

細胞分画法

問1　(1)光学顕微鏡の分解能は約0.2μm，電子顕微鏡の分解能は約0.2nmである。(2)総合倍率を100倍から400倍にしているので，観察物は4倍大きく見える。一方，接眼ミクロメーターの見え方は，対物レンズの倍率を変えても変化しない。

問2　植物細胞は液胞が発達する。

問4　植物細胞では，各分画の主な沈殿は次のようになる。分画A：核，分画B：葉緑体，分画C：ミトコンドリア，分画D：リボソーム，小胞体。(3)②動物細胞では分画Bの沈殿に葉緑体が存在しない。④どちらの上澄みにも多くの酵素が含まれている。

2

〔解答〕

問1③　問2③　問3②　問4(1)②　(2)④
問5(1)①　(2)②

〔出題者が求めたポイント〕

代謝

問1　ATPは，リボースにアデニンが結合したアデノシンに，リン酸が3分子結合している。

問2　リン酸とリン酸の間の結合を高エネルギーリン酸結合と呼ぶ。ATPには2か所の高エネルギーリン酸結合が存在する。

問3　グルコースを完全に分解すると次のようになる。
$$C_6H_{12}O_6 + 6O_2 + 6H_2O \longrightarrow 6CO_2 + 12H_2O$$

問4　(1)アルコール発酵では，1molのグルコースからそれぞれ2molのCO_2とエタノール(C_2H_5OH)が生じる。CO_2の分子量は44，C_2H_5OHの分子量は46なので，CO_2が20mg発生すると，合成されるエタノールは，$20/44 \times 46 \fallingdotseq 20.9$となる。(2)条件iとⅱは酸素が存在するので呼吸も行える。条件ⅲとⅳでは酸素が存在しないのでアルコール発酵のみを行う。グルコースを基質とした呼吸では，消費するO_2量と発生するCO_2量が等しくなる。①②条件iに比べて条件ⅱで気相の変化が小さくなるのは，酸素を利用して呼吸を行った結果と考えられる。③グルコース1molから合成されるATPは，呼吸では38mol，アルコール発酵では2molである。条件iでは主にアルコール発酵を，条件ⅱでは呼吸を行っていることから，合成されるATPが等しければ，条件iではより多くのグルコースを消費している。④呼吸を行っている条件ⅱのほう

が消費したグルコース量は少ない。

問5　(1)ピルビン酸を還元して乳酸が生じる。NADHは酸化される。(2)哺乳類では，成熟した赤血球に核とミトコンドリアが存在しない。

3

〔解答〕

問1①　問2③　問3⑥　問4④　問5②
問6(1)①　(2)②

〔出題者が求めたポイント〕

DNA

問3　メセルソンとスタールは，窒素の同位体^{15}Nを含む培地で培養した大腸菌を，^{14}Nを含む培地に移して培養することにより，DNAの複製が半保存的に行われていることを証明した。

問5　DNAポリメラーゼは新しいヌクレオチドを，新生鎖の3'末端に連結する。

問6　(2)CAACAACAA…の繰り返し配列で，翻訳を開始する塩基を変えてコドンを考えると，CAAの繰り返し，AACの繰り返し，ACAの繰り返しの3種類が考えられる。実験では，1種類のアミノ酸が多数連結したポリペプチドが3種類できたことから，3種のコドンそれぞれが別のアミノ酸を指定していたと考えられる。一方，AAUAAU…の繰り返し配列で，翻訳を開始する塩基を変えてコドンを考えると，AAUの繰り返し，AUAの繰り返し，UAAの繰り返しの3種類が考えられる。正常に行われた実験の結果，1種類のアミノ酸が多数連結したポリペプチドが2種類しか生じなかったことから，3種のコドンのうち2種類が同じアミノ酸を指定するか，いずれかが終止コドンであると考えられる。

4

〔解答〕

問1③　問2④　問3①　問4③④
問5(1)②　(2)④　(3)①

〔出題者が求めたポイント〕

肝臓

問1　ヒトの肝臓には約50万個の肝小葉が存在し，一つの肝小葉には約50万個の肝細胞が存在する。

問2　アンモニアを尿素にするのは肝臓，尿を生成するのは腎臓である。

問3　食作用からマクロファージとわかる。

問4　③免疫グロブリン(抗体)はB細胞で，④トリプシンはすい臓で合成される。

問5　(1)実験2の結果，すい臓のランゲルハンス島B細胞が破壊されていたことから，グループ(Ⅱ)はグループ(Ⅰ)に比べて注射後，時間の経過に伴って血中グ

ルコース濃度が上昇したと考えられる。

5

〔解答〕

問1② 　問2(1)① 　(2)① 　(3)②

問3(1)③ 　(2)①

〔出題者が求めたポイント〕

生態系

問1　ppm は parts per million の頭文字で，100万分
　　の1である。

問2　(1)イは，大気との間にaとbの矢印があること
　　から，生産者であることがわかる。エは，枯死体・排
　　泄物との間に，hとiの矢印があることから分解者と
　　考えられる。(2)①化学合成細菌やシアノバクテリアは
　　炭酸同化を行うことができる。②発酵など酸素を利用
　　しない異化も存在する。③移動するのは化学エネルギ
　　ーである。④f，g，i も有機物として移動している。
　　(3)森林に炭素が貯蔵されるということは，森林に取り
　　込まれる二酸化炭素のほうが，森林から放出される二
　　酸化炭素より多い場合である。

問3　(1)スギ林の地表付近で炭素量が多いのは，植物か
　　ら供給される有機物のためである。(2)亜寒帯では，植
　　物による有機物の供給は温帯より少なくなるが，低温
　　で分解者の働きが弱くなるため，有機物が蓄積される。

生　物

解答　5年度

一般B

1

〔解答〕

問1④　問2⑤　問3①　問4(1)⑥　(2)⑤

問5(1)①⑤　(2)①

〔出題者が求めたポイント〕

出題分野：生物の進化と系統

問1　生物の進化とは，祖先とは異なる形質を持つ集団が形成されたり，世代をこえて，集団内の遺伝子頻度が変化したりすることをいう。

問2　⑤は窒素固定に関する記述である。窒素固定は，アゾトバクターやクロストリジウムといった窒素固定細菌が行う生命活動である。全ての生物が行えるわけではないので誤りである。

問3　生物の進化の道筋を図にしたものを系統樹という。

問4(1)　シダ植物以降は維管束を持ち，体に根・茎・葉の区別がみられる。このような植物は維管束植物と呼ばれる。また，裸子植物や被子植物は種子植物と呼ばれ，胞子ではなく，種子によって子孫を増やす植物である。

(2)　葉緑体は植物細胞が持つ細胞小器官であるので，Gの段階で共生が起こったと考えるのが妥当である。

問5(1)　固定結合のうち，細胞同士を結合する接着結合では，細胞膜を貫通したカドヘリン同士が互いに結合し，細胞内部ではカテニンを介してアクチンフィラメントと結合している。

(2)①　DNAは核内でヒストンなどのタンパク質と結合して染色体を形成している。よって正しい。

②　フィブリンは血しょう中のフィブリノーゲンがトロンビンの作用を受けて繊維状となった血液凝固に関わるタンパク質である。したがって細胞質基質ではなく，血液中に含まれる。よって誤り。

③　アルブミンは血液中に含まれる物質輸送に関わるタンパク質である。よって誤り。

④　コラーゲンは脊椎動物における主な細胞外基質に含まれるタンパク質の一つである。よって誤り。

⑤　ミオシンは膜タンパク質ではなく，モータータンパク質の一つであり，細胞質基質での物質輸送や，筋収縮にかかわる。よって誤り。

2

〔解答〕

問1(1)⑤　(2)②　(3)②

問2③　問3③　問4④　問5①

〔出題者が求めたポイント〕

出題分野：代謝・呼吸

問1(1)

選択肢の中で，タンパク質分解酵素は，①ペプシンと，⑤トリプシンである。

ペプシンは胃液に，トリプシンはすい液に含まれる。よって⑤が正解となる。

②　アミラーゼは，デンプンを分解する酵素であり，だ液の他にすい液にも含まれる。

③　スクラーゼはスクロースを分解する酵素である。

④　トロンビンは，血液凝固に関わる酵素であり，フィブリノーゲンを繊維状のフィブリンへと変化させる。

(2)　コハク酸が酸化されてフマル酸になる反応は，クエン酸回路で起こる。

(3)　問題文に『コハク酸と構造が似ているマロン酸は，酵素Qの阻害物質である』とあるので，競争的阻害による影響を考えればよい。競争的阻害による影響は，基質濃度が低い時は，阻害の影響が大きく，基質濃度が高くなると阻害の影響が小さくなる。

問2　以下の手順で計算する

①　1分子の酵素Xが，1分間に反応する二酸化炭素の分子数は

$$60 \times 10^5 \text{ 分子}$$

②　ヒトが1分間に発生させる二酸化炭素の分子数は

$$0.25 \times 2.5 \times 10^{22} \text{ 分子}$$

①②より，1分間で発生する二酸化炭素を分解するのに必要な，酵素Xの分子数は $\dfrac{0.25 \times 2.5 \times 10^{22}}{60 \times 10^5}$ となる。

問3　呼吸は，細胞質基質で行われる解糖系・ミトコンドリアのマトリックスで行われるクエン酸回路・ミトコンドリアの内膜で行われる電子伝達系の3つの反応段階に分けられる。

問4　脂肪酸はミトコンドリアのマトリックスにおいて，アセチルCoAに分解（β酸化）され，クエン酸回路へと取り込まれていく。したがって，解糖系の過程を経ることはない。

問5　電子伝達系におけるATP合成を酸化的リン酸化という。電子伝達系の反応全体を考えると，NADHやFADH$_2$を酸素によって酸化することで，ATP合成を行っていると考えることもできる。したがってここで言う酸化的とは，①の『NADHがNAD$^+$になる』と考えるのが妥当である。

3

〔解答〕

問1④　問2③　問3(1)①　(2)④　問4(1)⑥　(2)②

問5③

〔出題者が求めたポイント〕

出題分野：発生

問1　等黄卵とは卵黄が少なく均等に分布しているた

め，8細胞期までは，ほぼ同じ大きさの割球ができる卵割様式（等割）を示す卵のことをいう。

　端黄卵とは卵黄が多く，植物極側に偏っているため，動物極側と植物極側とで割球の大きさに違いが生じる卵割様式（不等割）や動物極側でのみ卵割が進む卵割様式（盤割）を示す卵のことをいう。

　カエルの発生過程において，受精が起こる灰色三日月環が生じる理由は，表層回転が起こるためである。

問2①　中胚葉の区別ができるのは，ウニ・カエル共に原腸胚期である。よって誤り。

　②　ウニ・カエル共に原腸の陥入が起こることで三胚葉の区別ができる。よって誤り。

　④　ウニやカエルでは，胞胚期における植物極側の細胞の多くは内胚葉へと分化する。よって誤り。

問3(1)　表皮(a)と神経管(b)は外胚葉由来である。
　　　脊索(c)体節(e)側板(f)は中胚葉由来である。
　　　dは内胚葉である。

　(2)　消化管の上皮・肝臓やすい臓の腺上皮・気管や肺の上皮は内胚葉由来である。

問4(1)　リード文より，卵Yは不等分裂を行ったと読み取れる。卵の形成過程において不等分裂によって生じる小細胞は極体だと考えるのが妥当である。

　　　①②の細胞は不等分裂によって生じない。③の細胞は棘皮動物の卵形成過程では生じることはなく，ショウジョウバエの卵形成時にみられる細胞である。④⑤は植物の胚のうにみられる細胞や核である。

　(2)②　実験3より，卵Xに物質Mを添加したことで，より成熟している卵Yにみられた現象が観察されたとわかる。このことから，物質Mは卵Xの成熟を促す作用があると考えることができる。

　①　実験1より，卵Yは未受精の状態で極体の放出が見られていることがわかる。実験2より卵Yは正常な受精が行われていることがわかる。したがって，ヒトデの卵は極体の放出後に受精を行うと考えられるため，減数分裂の前の段階で受精が起こるとは推測できない。よって誤り。

　③　実験1より，卵Yから極体の放出が見られた。したがって，卵Yは減数分裂を終えた細胞ではない。よって誤り。

　④　実験3より，物質Mを添加したことで，卵Xに変化が見られたことから，卵Xは物質Mの受容体を持つ可能性がある。よって誤り。

問5　卵割では，「分裂のたびに割球が小さくなる」や「同調分裂をする」といった，通常の体細胞分裂には見られない特徴がある。

　①　初期の卵割では，割球の大きさは卵割の度に小さくなる。よって誤り。

　②　胚全体の大きさは変化しない。よって誤り。

　④　初期の卵割では，しばしばG_1期・G_2期を欠くことがある。よって誤り。

4

〔解答〕

問1③④　問2(1)③　(2)④　問3④　問4⑥
問5(1)①　(2)②

〔出題者が求めたポイント〕

出題分野：体内環境・免疫

問1　食細胞にはこの他，樹状細胞もよく出てくるので，あわせて覚えておきたい。

問2(1)　未熟なB細胞では，免疫グロブリンの可変部の遺伝子が多数あり，成熟過程で遺伝子の再構成が行われる。選ばれなかった遺伝子断片はゲノムから失われる。

　(2)　①・②・③・⑤は，抗体がかかわる免疫反応であるため，体液性免疫と関わりが深いと考えられる。

問3　ウイルスはタンパク質と遺伝物質などからできている。DNAを遺伝物質として持つウイルスの場合，宿主となる細胞内でウイルス由来のDNAからウイルスのタンパク質を合成することで増殖する。したがって①・②・③の反応は必要である。

問4　グループ I ではウイルスXに対する二次応答が起こると考えられる。二次応答は一次応答に比べ，短期間に多量の抗体が生成されるため，cのグラフが妥当である。一方グループ II ではウイルスYに対する一次応答は起こるが，ウイルスXに対する抗体は生成されないため，dのグラフであると考えられる。

問5(1)　体温や血糖値調節の中枢は，間脳の視床下部である。

　(2)①　インスリンはグルコースの細胞内への取り込みや，グリコーゲンの合成を促進させるホルモンである。よって誤り。

　③　汗腺の働きが活発になるのは，体温上昇を防ぐために起こる。よって誤り。

　④　立毛筋の収縮は交感神経の刺激によって起こる。よって誤り。

5

〔解答〕

問1①　問2②　問3③　問4①
問5(1)⑥　(2)①

〔出題者が求めたポイント〕

出題分野：バイオーム

問1　バイオームを決定する気候要因は様々あるが，主なものとして年平均気温と年降水量が考えられる。

問2　日本は降水量が十分にあるため，極相のバイオームは森林となる。また，北海道から沖縄まで南北に長い地形をしているため，気温の変化に対応したバイオームの変化が見られる。

問3　問4
　日本の本州中部では2500m付近が森林限界である。垂直分布の主な気候要因は気温である。気温は標高が高くなるにつれて低下する。そのため気温の低下に伴

ってバイオームも変化する。したがって，日本よりも気温の高い地域であれば，標高2500m以上であっても森林が成立する可能性がある。すなわち，森林限界の標高は高くなる。

問5(1)　リード文に，『植物Mは茎が上に伸びずに葉が放射状に広がっている』とあるので，木本植物である③・④，茎が上にのびる①・②・⑤は誤りである。

(2)　葉柄長の実測値がBであるということは，この植物にとって，この長さが最適値となる理由があるという視点から選択肢を検討する。

②　葉柄長が長くなると，図2のグラフより受光効率はごくわずか上昇する。それにより光合成速度の増加も期待できるが，葉柄部が増すことによる呼吸量の増加も生じるはずである。ここでは，それが考慮されていない。よって誤り。

③　図2のグラフからは受光効率と葉柄長の相関関係のみ読み取ることができる。受光効率から光合成量，あるいは，葉柄長から呼吸量を読み取ることはできないため，③の推測はできない。よって誤り。

①　葉柄長が長くなることによる受光効率の上昇に伴う光合成量の増加と，葉柄部が伸長することに伴う呼吸量の増加のバランスで，見かけの光合成量を最大化できるのがBの長さであるという推測が，植物の生存戦略的に見て最も理にかなっている。

生　物

解答　　　　5年度

1

〔解答〕

問1　②⑥
問2　(1)①　　(2)②
問3　④
問4　(1)④　　(2)②　　(3)③

〔出題者が求めたポイント〕

出題分野：体細胞分裂

問1　①ゾウリムシと③アメーバは真核生物の原生生物，④のバクテリオファージは，ウイルス，⑤のアカパンカビは真核生物の菌類である。

問2(1)　G_1 期の細胞では，DNA 合成の準備が行われており，その際有機物や ATP の分解によりエネルギーを消費する。また細胞の成長も行われているため，RNA やタンパク質の合成も起きている。G_1 期のチェックポイントを経て，DNA が合成される S 期に入っていく。

(2)　G_1 期にかかる時間が 12 時間かつ細胞周期全体の 60% ならば，$12 \div 0.6 = 20$ で細胞周期全体は 20 時間とわかる。観察された全細胞数 180 個に対する分裂期の細胞数 9 個は，細胞周期全体に対する分裂期の所要時間の割合と考えられるので，分裂期にかかる時間は，$20 \times \dfrac{9}{180} = 1$ である。

問3　動物細胞では，細胞が赤道面でくびれて細胞質分裂が起きるのに対し，植物細胞では，赤道面で細胞板が形成され細胞質を二分していく。

問4(1)　i の細胞は染色体が紡錘糸に牽引されて分離していることから，分裂期後期とわかる。ii の細胞は娘核が形成されていることから，分裂期終期とわかる。

(2)　アの紡錘糸はイの中心体の微小管が伸長して形成されていく。ウの収縮環は，アクチンフィラメントとミオシンフィラメントからなり，その相互作用によって収縮する。

(3)　①卵に含まれる DNA 量を 1 とすると，体細胞の G_1 期は 2 であり，DNA 量が倍加した分裂期である i の細胞の DNA 量は 4 である。②i の図から動物 A は $2n = 2$ の生物と考えられ，i の細胞の分裂期には倍加し DNA 分子が 4 つ存在する。④一次精母細胞のときに，$2n = 2$ の相同染色体が対合すると二価染色体が 1 組みられることになる。

2

〔解答〕

問1　③
問2　②

問3　(1)③　　(2)②　　(3)①
問4　(1)⑤　　(2)②

〔出題者が求めたポイント〕

出題分野：代謝

問1　①紅色硫黄細菌のように，水ではなく H_2S や H_2 などが電子供与体となる場合は，酸素を放出しない。②鉄細菌や硝酸菌は，光合成ではなく化学合成を行う。バクテリオクロロフィルのような光合成色素はもたない。③例えば体外から吸収したアミノ酸からタンパク質を合成する。④C_4 植物も葉緑体で光合成を行う。CO_2 の固定を葉肉細胞で，炭酸同化を維管束鞘細胞の葉緑体で行う。

問2　ア．窒素固定では空気中の N_2 を NH_4^+ に固定し，炭酸同化は行わない。イ．光合成では，光エネルギーを利用して炭酸同化を行い，化学合成は H_2S などの無機物の酸化で生じるエネルギーを利用して炭酸同化を行う。光合成も化学合成もカルビン・ベンソン回路をもち，二酸化炭素を炭素源として利用する。

問3(1)　a と b は，解糖系の反応で細胞質基質で行われる。b により生じたピルビン酸はミトコンドリアに取り込まれ，c によりアセチル CoA となる。d はミトコンドリアのマトリックスで，e はミトコンドリアの内膜で行われる。f や g は，解糖系につづき細胞質基質で行われる。

(2)　b，c，d で生じた NADH は，e で ATP 合成のための H^+ の濃度勾配をつくりだすために用いられる。アルコール発酵ではエタノールの合成に，乳酸発酵では乳酸の合成に NADH が消費される。

(3)　アルコール発酵，乳酸発酵のいずれにおいても ATP が合成されるのは b である。また二酸化炭素を生じるのはアルコール発酵の f のみである。

問4(1)　容器の中の二酸化炭素濃度に変化を生じるのは，植物の呼吸による放出と，光合成による吸収である。両者が等しいときに，見かけ上二酸化炭素濃度に変化は見られなくなる。

(2)　①光の強さを強くすれば，光合成による二酸化炭素の吸収により二酸化炭素濃度は減少するはずである。③KOH 水溶液は，容器中の二酸化炭素を吸収するので，二酸化炭素濃度は減少するはずである。

3

〔解答〕

問1　②
問2　③
問3　④
問4　④
問5　(1)①　　(2)②　　(3)③

〔出題者が求めたポイント〕

出題分野：発生・遺伝

問1　ア．ナノス mRNA やビコイド mRNA は，卵原細胞が4回分裂して生じた16個のうち，15個の保育細胞によって合成され，残る1個の卵母細胞へ送られる。イ．ウ．拡散によって生じたビコイドタンパク質とナノスタンパク質の濃度勾配は，胚の頭部側にハンチバックタンパク質，尾部側にコーダルタンパク質の分布に影響を与える。

問2　①1種類のアミノ酸に対応するコドンは複数ある場合があり，それぞれ異なるアンチコドンをもつ tRNA が結合する。②64種類のコドンのうち，3つは終止コドンであり，64種類の tRNA が存在するわけではない。④翻訳開始のアミノ酸はメチオニンである。

問3　①プロモーターは，RNA ポリメラーゼが結合する領域である。②オペレーターは，原核生物における転写調節領域である。③大腸菌のラクトースオペロンなどでは，ラクトースから誘導される物質が，リプレッサーに結合し，ラクトースオペロンの転写が促進される。

問4　①ハエの分節遺伝子は，体節を形成する時期に段階的に発現する。②分節遺伝子は，ギャップ遺伝子，ペアルール遺伝子，セグメントポラリティ遺伝子の順に発現する。③ショウジョウバエでは，性染色体の組み合わせが XX のときに雌，XY のときに雄になる。④14の体節が形成されたあと，ホメオティック遺伝子群のはたらきによって，触角や翅など，各体節に特徴的な構造が形成される。

問5(1)　「遺伝子型 bb の雌が産む卵は，ふ化できず胚の時期に死ぬ」という表現から，B が母性因子の遺伝子であることに注意する。遺伝子型 Bb 同士の交配では，雌親の遺伝子型が Bb なので卵にはすべて正常な母性因子が存在し，胚性致死となるものはないことになる。

(2)　雌親の B と P，b と p が連鎖しているとき，完全連鎖であれば，BP と bp の配偶子のみがつくられるが，不完全連鎖の場合は，組換えにより Bp，bP の配偶子がつくられる。組換え価2%の場合は，BP：Bp：bP：bp＝49：1：1：49で，Bp と bP が生じる。これに雄親の配偶子 bp が受精すると，子世代は，BbPp：Bbpp：bbPp：bbpp が49：1：1：49で生じる。紫眼で正常な卵の個体は Bbpp で1%である。

(3)　遺伝子型 BBppDd の雌は，配偶子 BpD：Bpd を1：1で生じる。bbppdd の雄は bpd の配偶子を生じる。産まれた卵は，BbPpDd：BbPpdd＝1：1で，$\frac{1}{2}×100＝50\%$ にあたる BbPpdd が胚性致死となる。

4
〔解答〕
問1　④

問2　②
問3　④
問4　⑤
問5　(1)①　(2)①　(3)③
〔出題者が求めたポイント〕
出題分野：動物の反応
問1　からだの傾きは前庭で感じる。半規管はからだの回転運動を感じる。
問2　受容器からの興奮を伝える感覚神経は求心性神経であり，中枢の興奮を効果器へ伝える運動神経などは遠心性神経である。交感神経と副交感神経は，自律神経系における遠心性神経である。自律神経系にも求心性神経が存在する。
問3　①イカの巨大神経軸索のように，無髄神経でも直径が大きいと伝導速度が速い。②刺激の強さに関わらず，伝導速度は変化しない。③副交感神経の神経伝達物質はアセチルコリンである。④アミノ酸の一種であるグルタミン酸は，中枢神経の神経伝達物質の1つとしてはたらく。
問4　ニューロンの核は細胞体にある。感覚ニューロンでは，受容器側から細胞体へ興奮が伝わり，そこから伸びた軸索の末端から神経伝達物質を放出する。運動ニューロンでは，樹状突起から興奮を受容し，軸索末端から神経伝達物質を放出する。
問5(1)　活動電位の発生時には，電位依存性 Na^+ チャネルが開いて細胞外から Na^+ が細胞内へ流入する。細胞内の膜電位が正に傾き，Na^+ チャネルは閉じ，続いて電位依存性 K^+ チャネルが開いて，K^+ が細胞外へ流出し，再び静止電位が形成されていく。
(2)　①電位依存性 Ca^{2+} チャネルの不活性化やシナプス小胞の減少により，感覚ニューロンから放出される神経伝達物質の量が減少する。②図2では感覚ニューロンの活動電位は変化していない。③運動ニューロンに流入するイオンの量が増加すると運動ニューロンのシナプス後電位は増加すると考えられるが図2ではそのようになっていない。④図2ではそのようになっていない。
(3)　慣れが成立していない個体の尾部に強い刺激を与えると，その後水管への弱い刺激に対して大きくえらを引っ込めるようになる。これは鋭敏化である。

5
〔解答〕
問1　④
問2　⑤
問3　(1)③　(2)②
問4　①
問5　②
〔出題者が求めたポイント〕
出題分野：生態系
問1　非生物的環境から生物群集へのはたらきかけを作用といい，生物群集から非生物的環境へのはたらきか

けを環境形成作用という。反作用ともいう。遷移の進
行により光が遮られ地表に届かなくなることや，土壌
が発達することなどもその例である。

問2　リスの餌となるのは主に果実種子や草本，クモは
主に昆虫類，カエルは昆虫もクモも摂食する。図では，
タカの餌となりうるのはリスやカエルだろう。

問3(1)　①セマダラコガネ，ヤサイゾウムシも捕食して
いる。いずれも甲虫である。②シオカラトンボは体
長が30mmを超えるが捕食されている。③セマダ
ラコガネ，ヤサイゾウムシは捕食するが，ウバタマ
ムシは捕食していないので，正しい。大きいアブラ
ゼミ，ナミアゲハを捕食していないが，それについ
ては言及していない。④ヤマトシジミ，モンシロチ
ョウは胴体部分に対して翅が大きいが捕食してい
る。

(2)　(1)の考察によるとオガサワラタマムシは捕食され
ず，個体数に変化は見られないと考えられる。シマ
アカネは捕食を受け，減少すると考えられる。

問4　クズは北アメリカで侵略的外来種として猛威を奮
っている。その他のセイタカアワダチソウ，マングー
ス，ウシガエル，カダヤシ，オオハンゴウソウは，い
ずれも国内で外来種として知られている。

問5　①近縁種のホタルを導入した場合，元のホタルと
の雑種を生じたり，生態的地位が競合する可能性が考
えられる。②倒木の幼木の植え付けは遷移の進行を補
うことができる。③森林の分断により周縁部の増加や
動物の移動の阻害などが起きると考えられる。④護岸
工事により在来生物の生息環境がなくなるなどが考え
られる。

総合問題

解答　　　　　　　5年度

1

〔一般 E〕

〔解答〕

問1　ア　③　　問2　イ　1　ウ　0　エ　8
問3　オ　1　カ　0　キ　1
問4　ク　③

〔出題者が求めたポイント〕
英文で説明の付された図表の読み取りに基づく速度や距離の計算。食性の違いに基づく動物の形態の違いなど。

〔解答のプロセス〕
問1　説明と図より適切な選択肢を選ぶ設問。
　① 「インパラは野ウサギよりも持久力がある。」→このグラフだけでは言い切れないので不適切。
　② 「インパラは25秒間で500mを走ることができる。」→グラフでは400m付近までしか達しておらず，不適切。
　③ 「野ウサギは最初に1km離れた地点まで到達するだろう。」→正解
　④ 「チーターは200m走った後，直ちに失速する。」→グラフでは300mまでは一定の速度で走っているので不適切。
問2　空所に適切な数値を補充する設問。
　チーターの最高速度は次のようにして計算できる。
　300mを10秒で進む。
　→30（m／秒）＝30×3600（m／時）＝108（km／時）
問3　空所に適切な数値を補充する設問。
　野ウサギがチーターに捕まらず狩られないために，少なくともどれくらいの距離離れていることが必要であるかは次のようにして計算できる。
　　チーターのグラフ（●：黒実線）と野ウサギのグラフ（▲：濃い灰色実線）を比較すると，10秒後で100mの差がつき，それ以降チーターは停止していることがわかる。よって，チーターが動き出す前に100mを超える距離離れておけば，野ウサギはチーターに追いつかれないことになる。よって，101mが正解となる。
問4　肉食動物と草食動物の共通点と相違点について，適切な選択肢を選ぶ設問。
　① 「肉食動物は草食動物よりもより多くの持久力をもつ傾向がある。」→誤り。
　② 「肉食動物ではATPにより走るためのエネルギーを供給されるが，草食動物ではそうではない。」→誤り。
　③ 「草食動物は頭の両側に眼があるが，肉食動物ではそうではない。」→正しい。
　④ 「肉食動物は草食動物よりも長い腸をもつ。」→誤り。
　⑤ 「肉食動物は脊椎動物に属するが，草食動物は無脊椎動物に属する。」→誤り。

〔全訳〕
動物は適応度を増やすためにその能力を進化させてき

た。走る速度と持続力は肉食動物と草食動物の間に見られる違いの一つである。グラフはそれぞれの動物の5秒おきに測定した出発点からの距離を表している。●の黒の線のグラフはチーターのデータを，○の灰色の線のグラフはインパラのデータを，そして，▲を結んだ濃い灰色の線はアフリカのサバンナに見られる野ウサギのデータをそれぞれ描いたものである。

2

〔解答〕

問5　ケ　④　　問6　コ　④　　問7　サ　①②③④
問8　シ　①③⑤

〔出題者が求めたポイント〕
出題分野：植物の環境応答

〔解答のプロセス〕
問5　問6　図2より，条件A〜Cで観察された実験前後における質量の変化は，それぞれ植物体の次の箇所からの蒸散によるものと考えることができる。
　条件A：葉の裏側＋茎の表面
　条件B：葉の表側＋茎の表面
　条件C：茎の表面
　　よって，これらをもとに葉の表側と裏側から蒸散すると想定される水分量を求めると，それぞれ次のようになる。
　　葉の表側：（条件B）−（条件C）＝0.5−0.2＝0.3（g）
　　葉の裏側：（条件A）−（条件C）＝1.2−0.2＝1.0（g）
　また，ワセリンを塗らなかった場合に想定される水分量は，
（葉の表側から蒸散すると想定される水分量）＋（葉の裏側から蒸散すると想定される水分量）＋（茎の表面から蒸散すると想定される水分量）＝0.3＋1.0＋0.2＝1.5（g）
となる。
問7　気孔開度は，植物体がおかれた環境の光条件，乾燥条件，二酸化炭素濃度などに応じて変化する。よって，実験材料の条件をそろえるのはもちろん，できるだけ気象条件もそろえて実験を行うことが望ましく，②〜④は適切である。また，試験管表面からの水分の蒸発はないので⑤は必要ない。
問8　植物体は，気孔からの蒸散により生じる細胞間の浸透圧差と，根で無機塩類の取り込みにより生じる根圧を利用して根から水を取り込み，取り込まれた水は水分子同士の凝集力によって，途切れることなく道管内を引き上げられている。その水のうちごく一部が光合成などに利用されている。このことを前提に各選択肢を検討する。
　① 光合成の化学反応式で「ツユクサが取り入れた物質」とは$6CO_2$とH_2Oを指し，「ツユクサが放出した物質とは$6O_2$と$6H_2O$を指す。これらの分子量

は等しくないので，この内容は不適切である。
② 吸水量の一部が光合成などに利用されることから，この内容は正しい。
③ ②の内容が正しいことから，この内容は不適切である。
④ この選択肢中の「総質量」とは3）のリード文中で書かれた「装置全体の質量」を指すことに注意する。光補償点以上の光条件下で光合成が行われると，植物体に $C_6H_{12}O_6$ が蓄積し，その合成のために CO_2 と H_2O が消費され，O_2 が放出されることとなる。しかし，ここでは植物体全体を周囲との空気の循環が完全に遮断されるように大きなビニール袋で覆った上で試験管を含めた装置全体の質量の測定を行っているので，総質量は変化しないことになるので，この内容は正しい。
⑤ 植物の呼吸は停止しないので，この内容は不適切である。

❸

〔解答〕

問 9 　ス　③
問 10　セ　③
問 11　ソ　③
問 12　タ　④
問 13　チ　①③
問 14　ツ　⑤

〔出題者が求めたポイント〕

総合問題（科目横断型）
　問 9，10 は生物，問 11 は英語，問 12 ～ 14 は化学の問題である。それぞれの科目知識を要する問題になっている。

〔解答のプロセス〕

問 9 　体液の浸透圧調節に関する問題。
　図 3 の点線を境にして，左上は体液が外液よりも塩類濃度が高い，すなわち淡水環境であることを表している。逆に，右下は体液が外液よりも薄い海水環境であることを表す。
　A のカニは淡水下では体液調節能力を持つが，外界の塩類濃度が増加すると体液調節ができなくなり，体内外の塩類濃度が等しくなってしまう（点線に沿うようになる）。すなわち，A のカニは淡水棲で，体内の塩濃度が外界よりも高くなるように浸透圧を調整していることが分かる。
　B のカニはずっと点線に沿っており，体液の塩類濃度調節能力を持っていないことが分かる。B のカニは外洋棲で，塩類濃度を調節する必要のない生活をしていることが分かる。
　C のカニは海水・淡水いずれにおいても塩分濃度を調節する能力を持っており，海水と淡水を行き来するような生活をしている生物であることが予想される。
問 10　用語の定義をしっかり理解しておく。
　　相同器官：起源は同じだが形状が異なるもの

　　相似器官：起源は異なるが形状が似ているもの
クジラの前ひれを例にとるのであれば，相同器官は人間の手であり，相似器官は魚のひれである。
シロナガスクジラの尾びれとウシの尾はそもそも形状が似ていないので，（起源はどうあれ）相似器官の定義にはあてはまらない。
問 11
（和訳）
　マイクロプラスチックは，その名の通り，小さなプラスチック粒子を指す。厳密には，直径 5mm 未満のもの——装飾品に使われる真珠よりも小さいくらいのもの，と定義されている。マイクロプラスチックには，一次と二次のカテゴリが存在する。
　一次マイクロプラスチックとは，化粧品などのように，商品として最初から小さい粒子として作られたものや，衣類や漁網などの繊維から脱落するマイクロファイバーが分類される。二次マイクロプラスチックとは，大きなプラスチック製品，例えば飲料用ボトルなどが破砕されて生じるものである。プラスチック製品の破砕は，主に日光や波などの自然環境要因に晒されることによって起きるものである。

文章の内容と合致しているのは，3 である。

問 12　　$C_nH_m + \dfrac{4n+m}{4} O_2 \longrightarrow n CO_2 + \dfrac{m}{2} H_2O$

$CO_2 : H_2O = n : \dfrac{m}{2} = 1 : 1$ となるので，$n = 3$ ならば $m = 6$ である。

問 13
② 沸騰石は突沸を防ぐために入れる。誤り。
④ リービッヒ冷却管では冷却水と蒸気は混合しない。誤り。
⑥ フラスコ内の海水は少ないほうが加熱で温度が上がりやすいので効率的である。誤り。
　⑤は，圧力が低くなるのは蒸気の凝縮が起こる冷却管内だけなので，「すべての」はあてはまらないとした。軽くふたをする操作自体は正しい操作である。
問 14　原子量 35.5 から，$^{35}Cl : ^{37}Cl = 3 : 1$ である
$\left(35x + 37(1-x) = 35.5 \quad x = \dfrac{3}{4} \right)$。

$MgCl_2$ の式量が 94 となるのは ^{35}Cl が 2 つのときなので，

$\left(\dfrac{3}{4} \right)^2 = \dfrac{9}{16} = 0.562\cdots$

❹

〔解答〕

問15	テ	②	ト	①	ナ	③	ニ	④
	ヌ	⑥	ネ	⑦				

問16	ノ	1	ハ	2	ヒ	3	フ	2
	ヘ	3	ホ	3	マ	6	ミ	3
	ム	2	メ	6	モ	3		
	ヤ	2	ユ	5				

〔出題者が求めたポイント〕

同素体の性質，空間図形

〔解答のプロセス〕

問16　M は中点なので，$CM = \dfrac{1}{2}CD = \dfrac{1}{2}a$

△BMC は∠M＝90°，∠C＝60°の直角三角形なので，

$$BM = \sqrt{3}\,CM = \dfrac{\sqrt{3}}{2}a$$

また，$BH = \dfrac{2}{3}BM = \dfrac{\sqrt{3}}{3}a$

$$AH^2 = a^2 - \dfrac{1}{3}a^2 = \dfrac{2}{3}a^2 \iff AH = \dfrac{\sqrt{6}}{3}a$$

O が四面体 ABCD の外接球の中心だから，

$$OA = OB = R$$

$$\therefore\ R^2 = \left(\dfrac{\sqrt{6}}{3}a - R\right)^2 + \dfrac{1}{3}a^2 \iff a = \dfrac{2\sqrt{6}}{3}R$$

$R = 0.15\,(\text{nm})$ と分かっているので，

$$a = \dfrac{2 \times 2.45}{3} \times 0.15 = 0.245$$

❺

〔解答〕

問17	ヨ	④		問18	ラ	2
問19	リ	4	ル	0	レ	0	ロ	0	ワ	0
問20	ヰ	6	あ	2				

〔出題者が求めたポイント〕

英文で説明の付された図の読み取りに基づく計算。

〔解答のプロセス〕

問17　説明と図より適切な選択肢を選ぶ設問。

① 「17 か月目に生まれた仔猫の数は 6 匹である。」
→ 8 匹生まれているので誤り。

② 「家で生まれた仔猫の寿命は里親にもらわれた仔猫の寿命よりも長い。」→この文章と図の内容からは不明であるので誤り。

③ 「近親交配による遺伝的な障害のために 2 匹の仔猫が 2 か月で亡くなった。」→この文章と図には示されていないので誤り。

④ 「猫の総数は 1 年半で 7 倍に増加した。」→正解

問18　空所に適切な数値を補充する設問。

猫が 6 か月の月齢で交配できるとした場合の妊娠期間を求められている。ここで 6 か月の月齢は，図7では 7months に該当することに注意する。ここで交配が行われたとすると，9months で仔猫が生まれてい

ることから，妊娠期間は 2 か月となる。

問19　空所に適切な数値を補充する設問。

最初の一年間で猫の餌代としてかかる費用の総額は次のようになる。

$$1000 \times 2 \times 8 + 1000 \times 6 \times 4 = 40000(\text{円})$$

問20　空所に適切な数値を補充する設問。

一匹の雌猫が生涯に一度だけ 2 匹の雌の仔猫と 2 匹の雄の仔猫を産み，すべての猫が少なくとも 3 年間は生きると仮定し，グラフで示されたのと同様に家で自然交配が継続するとした場合の，里親受入れ時から 3 年間経過したときの猫の総数は次のようになる。

図より，仔猫は 1 匹の雌猫から雌 2 匹と雄 2 匹ずつ 8 か月経過するごとに生まれ，そのときに生まれた雌猫が 8 か月経過すると，さらに仔猫を産んでその後も生存するとして考えればよい。

よって，雌に注目すると，9 か月目に生まれた雌の仔猫 2 匹が 17 か月目に雌の仔猫を合計 4 匹産み，それらが 25 か月目に雌の仔猫を合計 8 匹産む。さらにそれらが 33 か月目に雌の仔猫を合計 16 匹産むことになる。その間，雄の仔猫も同数生まれてくることになるので，最初に里親としてもらい受けた雌雄 1 匹ずつから加算すると，

$$2 + 4 + 8 + 16 + 32 = 62(\text{匹})$$ となる。

〔全訳〕

私は 2 匹の生まれたての仔猫（「一匹は雄でもう一匹は雌」の里親を引き受け，家で世話をし始めた。手術を受けさせるのはかわいそうに感じたので，彼らには去勢手術や避妊手術は行わず，家の中で自由に生活させた。彼らを引き受けてから 8 か月後，雌猫は 4 匹の仔猫を産み，家にいる猫の総数は 6 匹となった。仔猫があまりにもかわいかったので，私はそれらに去勢手術や避妊手術を行うことを決断できなかった。8 か月になると，2 匹の雌猫は身籠った。

グラフは月ごとの家にいる猫の総数を表している。最初の里親を引き受けたことを除けば，里親として引き受けてもおらず，譲渡もしていない。

6

〔解答〕

問 21　い　③
問 22　う　③
問 23　え　②
問 24　お　⑤
問 25　か　④

〔出題者が求めたポイント〕

酸化還元，酸塩基，生物化学的酸素要求量，化学量論

〔解答のプロセス〕

問 21　酸化数を数えると，HNO_3 の N は $+5$，NO の N は $+2$ となり，N が還元されていることが分かる。もしくは還元されるのは酸化剤なので，（式 1）において酸化剤は何かを考えても良い。

問 22　銅：$\dfrac{2.0}{64} = 0.03125 (mol)$

　　　硝酸：$14 \times \dfrac{4.0}{1000} = 0.056 (mol)$

銅と硝酸は 1：4 で反応するので，銅が余る。発生する NO_2 の体積は

$$0.056 \times \frac{1}{2} \times 22.4 = 0.6272 (L)$$

問 23　水素イオン濃度が $1.0 \times 10^{-4} mol/L$ となるものを見つける。

①　$\dfrac{1.0 \times \frac{1.0}{1000}}{1.0} \times 2 = 2.0 \times 10^{-3} (mol/L)$

②　$\dfrac{0.05 \times \frac{1.0}{1000}}{1.0} \times 2 = 1.0 \times 10^{-4} (mol/L)$

　　　　←　pH ＝ 1.0 の硫酸のモル濃度は 0.05 mol/L

③　$\dfrac{0.1 \times \frac{1.0}{1000}}{4.0} = 2.5 \times 10^{-5} (mol/L)$

④　$\dfrac{1.0 \times \frac{2.0}{1000} - 1.0 \times \frac{1.0}{1000}}{1.0} = 1.0 \times 10^{-3} (mol/L)$

⑤　$4.0 mol/L$

⑥　$0.10 \times 0.01 = 1.0 \times 10^{-3} (mol/L)$

となるので，pH が 4 となる水溶液は②である。

問 24　汚水が流入すると，それを細菌が分解するために溶存酸素量が減少する（よってアは溶存酸素）。また，汚水とともに流入するアンモニウムイオン（ウはアンモニウムイオン）は細菌の作用により硝酸イオンに酸化される（イは硝酸イオン）。

　　　増加した細菌を捕食して原生生物は増加し，硝酸イオンは藻類に取り込まれる。

　　　藻類の光合成により溶存酸素が回復し，環境は汚水流入前に戻っていく。

問 25　$Cu(NO_3)_2 \cdot nH_2O$ の式量は $188 + 18n$ なので，

$$\frac{64}{188 + 18n} = 0.264 \iff n = 3.0 \cdots$$

7

〔解答〕

問 26　き　①②　　　問 27　く　⑥　　　問 28　け　③
問 29　こ　④

〔出題者が求めたポイント〕

出題分野：DNA の構造

問 26

①　「ゲノム」とは染色体 1 セット分に含まれる遺伝情報であることに注意する。ショウジョウバエの 1 本の染色体中の DNA の塩基数は，$14 \times 10^7 \div 4 = 3.5 \times 10^7$ 塩基対となるので，不適切である。

②　ショウジョウバエの精子 1 個には「ゲノム」1 セットが含まれている。よって，そこに含まれるヌクレオチドの数は，$14 \times 10^7 \times 2 = 2.8 \times 10^8$ となるので，不適切である。

③　ヒトの染色体 1 本あたりの DNA の平均の長さは $2 \times 100 \div 46 \fallingdotseq 4.34 (cm)$ となるので，この内容は正しい。

④　ヒトの体細胞 1 個あたりのヌクレオチドの数は次のようにして計算できる。
　　　$2 \div (3.4 \times 10^{-9}) \times 10 \times 2 \fallingdotseq 1.17 \times 10^{10}$ となるので，この内容は正しい。

問 27　1 本鎖 DNA では，A と T，G と C の割合が等しくならない。

問 28　同じ生物由来であるから，A と T，G と C の割合がほぼ等しく，かつ肝臓由来の細胞に比べ，精子由来の細胞では核 1 個あたりの DNA が半減していることからウとエがそれぞれ該当する。

問 29　この DNA サンプル中の G の含有量を a とおくと，C，T，A の含有量はぞれぞれ，a，2a，2a となるので，$2a + 2a + a + a = 100$ より，$a = 16.6 \cdots$ となる。よって，A の割合は $2a \fallingdotseq 33.4$ となる。

8

〔解答〕

問30　さ 1　し 0　す 1　せ 1　そ 9
問31　た 1　ち 2　つ 0　て 6　と 0
　　　な ①②⑦⑧
問32　に 1　ぬ 5　ね 2　の 6
　　　は 1　ひ 1　ふ 3　へ 9
問33　ほ 1　ま 1　み 8

〔出題者が求めたポイント〕

場合の数，整数問題

　ある年の十二支が何であるかは，数え始めからの年数を 12 でわるとよい。

　例えば，ある子年から数えて 2000 年後の十二支は，$2000 = 12 \times 166 + 8$ より，未年とわかる。

〔解答のプロセス〕

問30　表 3 の動物では，タツノオトシゴが魚類，ヘビがは虫類，ニワトリが鳥類であとは全て哺乳類である。

問31　たちつ．$10 \times 12 = 120$

　てと．12 と 10 の最小公倍数が 60 なので，60 年ごとに干支は一周する。この一周のうちに十干と十二支が同じ組み合わせはないので，$120 - 60 = 60$ 通りは出てこない組み合わせとなる。

　な．ある年 N について，N を 10 と 12 それぞれで割った余りを k と l とすると，癸子は $k = 0$，$l = 1$ である。これを満たす N は存在しないから，①の組み合わせは出現しない。

　同様に，②，⑦，⑧も存在しないことがわかる。

問32　猫を加えると哺乳類が 10 種になるので，

$$\frac{{}_{10}C_2}{{}_{13}C_2} = \frac{15}{26}$$

恒温動物は哺乳類と鳥類の 11 種，変温動物は 2 種なので

$$\frac{11 \times 2}{{}_{13}C_2} = \frac{11}{39}$$

問33　甲猫が西暦 1 年の時，猫を固定して十干との次の組み合わせを考えると 13 年後の西暦 14 年に丁猫になり，その 13 年後の西暦 27 年に庚猫となる。すなわち十干の 3 つ先との組み合わせになることが分かる。この法則で十干を並べ直すと甲丁庚癸丙己壬乙戊辛という順番になる。この時の順番を x 番とすると（甲が 1 番，丁が 2 番，以下同様），最初に現れる西暦 N は $N = 13 \times (x - 1) + 1$ となるため，$x = 10$ の辛が猫と組み合わされるのは 118 年となる。

英　語

解答　5年度

第Ⅱ期

1

〔解答〕
(1) ④　(2) ②　(3) ①　(4) ④　(5) ①
(6) ③　(7) ②　(8) ④　(9) ④　(10) ③

〔出題者が求めたポイント〕
(1) the basic materials を後ろから修飾する過去分詞の needed が正解。
(2) resulting from「～に起因する」。leading to「～に至る」。deriving from「～に由来する」。introduce は他動詞なので、to はつかない。ここでの ing 形は分詞構文。
(3) ancestors「祖先」。descendants「子孫」。prototypes「原型」。companies「会社」。
(4) countries「国」。technologies「テクノロジー」。farms「農場」。environments「環境」。
(5) 正解の英文　made into fabrics used
(6) organic「有機の」。rare「まれな」。fossil「化石」。reusable「再利用できる」
(7) observing の目的語となる名詞節を導く how が正解。
(8) 第 3 段落第 2 文に一致。
(9) 選択肢訳
　① 植物の育種
　② 医薬用の植物
　③ 原材料としての木
　④ 臓器移植
(10) 選択肢訳
　① 厳しい気候のため、初期の農民は東洋に移住せざるを得なかった。
　② 初期の植物は、害虫や病気に対してかなり抵抗力があった。
　③ 米と小麦が最初の基本的な作物であったと考えられている。
　④ 燃料に木を使うことは、二酸化炭素を放出することが知られている。

〔全訳〕
　世界全域における農業の一環として、植物を栽培することは、唯一の最重要かつ広範囲に及ぶ人間活動である。植物は、動物や人間の食料となる。人はまた、衣服や住居も植物の栽培に依存している。さらに、植物の副産物の多くは、私たちの生活を向上させるための化学物質や医薬品に必要な基礎的材料となる。
　最古の農民は、おそらく 1 万 1 千年前の中近東に住んでいたと思われる。彼らは、ただ野生の植物を採取するだけでなく、植物を栽培し、簡単な道具を使って農作業をしていた。世代を重ねるごとに、方法や道具は徐々に改良され、やがて今日のような多様な農業に至った。
　初期の農民は、野生の植物の中から選抜育種を行うことにより、米や小麦などの基本的な食用作物を開発した。現在の栽培植物は、おそらく野生の祖先とはまったく異なる姿をしている。遺伝子組み換えによって、より豊かに育つ作物、病害虫に強い作物、悪条件でも育つ作物が生み出された。しかし、植物を遺伝子的に操作する私たちのこの新たな能力は、問題をはらむかもしれない。
　植物はまた、多くの原材料を提供している。数多くの植物から採れる天然繊維は加工されて、衣服やマット、ロープなどに使われる布地になる。木は伐採され木材となる。木材は人が住宅や家具を作るために使われる。松や杉などの針葉樹は、切りやすく、形が整えやすい。広葉樹はより丈夫で長持ちする。木材は最初に使われた燃料であり、今日でも使われている。石炭や泥炭は、太古の植物の遺骸からできたものなので、化石燃料と呼ばれている。
　さらに、植物には薬効成分がある。それは、動物がある植物を食べて病気を治す様子を観察して発見されたものだ。南米では、キナの木の樹皮がマラリア治療薬であるキニーネを作るために用いられた。同様に、キツネノテブクロの葉にはジギタリスという、心臓病を治療するのに使われる薬が含まれている。

2

〔解答〕
(11) ①　(12) ③　(13) ②　(14) ③
(15) ①　(16) ④

〔出題者が求めたポイント〕
(11) come up with「～を思いつく」。
(12) see to it that「～であることを確かめる、～であるよう取り計らう」。
(13) enable＋O＋to V「O が～することを可能にする」。
(14) dependent on「～に依存している」。ここでは、dependent on agriculture and fishing が後ろから developing countries を修飾している。
(15) try on「～を試着する」。
(16) make progress「進歩する」。

〔問題文訳〕
(11) A：これが環境問題に対する唯一の解決策だ。
　　B：ボクはそうは思わないね。もっといいものを思いつくよ。
(12) A：すべてのドアと窓がロックされていることを確認してください。
　　B：もちろん、必ずそうするようにします。
(13) A：彼女の協力のおかげで、予想以上に早く実験を終えることができた。
　　B：彼女はとても協力的で有能な研究者であることはボクも知っている。
(14) A：農業や漁業に依存している発展途上国が、気候

変動の影響を最も受けていることをご存知ですか？

　B：はい、知っています。しかし、私たちが世界の気候状況を改善するのはとても困難なことです。

⒂　A：すみません、このスーツを試着させてもらってもいいですか？

　B：はい、もちろんです。女性用の試着室はあちらです。

⒃　A：最近、胃がんの治癒率が70％以上になっています。

　B：こうした患者を救うべく、医学は大きく進歩しつつある。

3

〔解答〕

⒄　②　　⒅　①　　⒆　②　　⒇　④　　(21)　④

〔出題者が求めたポイント〕

⒄　rigid「硬い」。soft「柔らかい」。bold「大胆な」。calm「穏やかな」。

⒅　if you drop them で「たとえそれらを落としても」。if は even if の意味を持つことがある。

⒆　Otherwise「さもなければ」。However「しかし」。Effectively「事実上」。In this way「このようにして」。

⒇　compress「～を圧縮する」。dissolve「～を溶かす」。prevent「～を妨げる」。pollute「～を汚染する」。

(21)　第2段落最終文に一致。

〔全訳〕

　私たちの身の回りには、プラスチックでできたものがあふれている。プラスチックは化学的に作られた素材で、どんな形にも簡単に成形することができる。とても硬くて丈夫なものから、柔らかくて伸縮性のあるものまである。このようなさまざまな特性があるので、プラスチックは現代の最も有用な素材のひとつとなっている。

　いくつかの点で、プラスチックは木や金属、ガラス、綿などの自然素材よりも優れている。木のように腐らず、鉄や鋼のように錆びない。プラスチックのボトルやコップはたとえ落としても割れない。電気器具がプラスチックで作られるのは、それが電気を通さないからだ。プラスチックは、さまざまな性質や形のものを作ることができる。ガラスのように透明にもなるし、どんな色にもなる。包装用の超軽量な発泡スチロールに成形することもできるし、布に織り込む柔軟性のある合成繊維にもなる。

　しかし、プラスチックは使い終わると簡単に捨てられてしまう。膨大な量のプラスチック素材が「廃棄物」として処分されている。この廃棄物の中には、海や山に、あるいはその他の自然環境に不法投棄されるものもある。これは、環境を汚染するだけでなく、動物の健康をも損なうものだ。プラスチックの微粒子は、水や空気、土などを介して拡散していく。

数　学

解答

5年度

第Ⅱ期

1

〔解答〕

(1)
アイ	ウ	エオ	カ	キ
10	6	27	6	2

(2)
クケ
22

(3)
コ	サシ
7	15

(4)
ス	セ	ソ	タチ	ツテ
9	2	2	35	10

〔出題者が求めたポイント〕

(1)　2次方程式

$ax^2 + bx + c = 0$ の解が α, β $(\alpha > \beta)$ のとき,

$\alpha + \beta = -\dfrac{b}{a}$, $\alpha\beta = \dfrac{c}{a}$

$(\alpha - \beta)^2 = (\alpha + \beta)^2 - 4\alpha\beta$

$\alpha^3 - \beta^3 = (\alpha - \beta)^3 + 3\alpha\beta(\alpha - \beta)$

(2)　整数

$c = 1$, 2, 3 とし, 各値のときの (a, b) の組を求めて, 数える。

(3)　確率

n 本の中から r 本とり出す場合の数は $_nC_r$

(4)　平面図形

$A(x_1, y_1)$, $B(x_2, y_2)$ のとき, 直線 AB の方程式

$y = \dfrac{y_1 - y_2}{x_1 - x_2}(x - x_1) + y_1$

直線 $ax + by + c = 0$ と点 (x_0, y_0) の距離は

$\dfrac{|ax_0 + by_0 + c|}{\sqrt{a^2 + b^2}}$

△QAB の底辺を AB とし, 高さは直線 ℓ と点 P の距離を d, 円の半径を r とすると, 面積が最大となるときは $d + r$, 面積が最小となるときは, $d - r$

〔解答のプロセス〕

(1)　$\alpha + \beta = -\left(\dfrac{-8}{2}\right) = 4$, $\alpha\beta = \dfrac{5}{2}$

$\alpha^2\beta + \alpha\beta^2 = \alpha\beta(\alpha + \beta) = \dfrac{5}{2} \cdot 4 = 10$

$(\alpha - \beta)^2 = (\alpha + \beta)^2 - 4\alpha\beta = 4^2 - 4 \cdot \dfrac{5}{2} = 6$

$\alpha - \beta = \sqrt{6}$

$\alpha^3 - \beta^3 = (\alpha - \beta)^3 + 3\alpha\beta(\alpha - \beta) = 6\sqrt{6} + 3 \cdot \dfrac{5}{2}\sqrt{6}$

$= \dfrac{12\sqrt{6} + 15\sqrt{6}}{2} = \dfrac{27\sqrt{6}}{2}$

(2)　$c = 1$ のとき, $(a, b) = (1, 11), (2, 10), (3, 9),$ $(4, 8), (5, 7), (6, 6), (7, 5), (8, 4), (9, 3),$ $(10, 2), (11, 1)$ で, 11 通り

$c = 2$ のとき, $(a, b) = (1, 8), (2, 7), (3, 6), (4, 5),$ $(5, 4), (6, 3), (7, 2), (8, 1)$ で, 8 通り

$c = 3$ のとき, $(a, b) = (1, 3), (2, 2), (3, 1)$ で, 3 通り

従って, $11 + 8 + 3 = 22$（通り）

(3)　全体から 2 本とる。 $_{10}C_2 = 45$

当たりくじ 1 本, 外れ 1 本とる, $_3C_1 \cdot _7C_1 = 21$

確率は, $\dfrac{21}{45} = \dfrac{7}{15}$

(4)　$\ell : y = \dfrac{0 - (-5)}{5 - 0}(x - 5) + 0 = x - 5$

$x - y - 5 = 0$

円は, $x^2 + 2x + y^2 - 6y - \dfrac{5}{2} = 0$ より

$(x + 1)^2 + (y - 3)^2 - 1 - 9 - \dfrac{5}{2} = 0$

$(x + 1)^2 + (y - 3)^2 = \dfrac{25}{2}$

中心 $P(-1, 3)$, 半径 $\sqrt{\dfrac{25}{2}} = \dfrac{5\sqrt{2}}{2}$

直線 ℓ と中心 P との距離

$\dfrac{|-1 - 3 - 5|}{\sqrt{1^2 + (-1)^2}} = \dfrac{9}{\sqrt{2}} = \dfrac{9\sqrt{2}}{2}$

$AB = \sqrt{(5-0)^2 + (0+5)^2} = 5\sqrt{2}$

△QAB の面積の最大値

高さは, $\dfrac{9\sqrt{2}}{2} + \dfrac{5\sqrt{2}}{2} = 7\sqrt{2}$

面積は, $\dfrac{1}{2} \cdot 5\sqrt{2} \cdot 7\sqrt{2} = 35$

△QAB の面積の最小値

高さは, $\dfrac{9\sqrt{2}}{2} - \dfrac{5\sqrt{2}}{2} = 2\sqrt{2}$

面積は, $\dfrac{1}{2} \cdot 5\sqrt{2} \cdot 2\sqrt{2} = 10$

2

〔解答〕

(1)
ト	ナニヌ	ネノ
1	100	10

(2)
ハ	ヒ	フ	ヘ	ホ
2	2	6	3	1

〔出題者が求めたポイント〕

対数関数, 高次方程式

(1)　両辺を常用対数にとる。

$\log_{10} x^n = n\log_{10} x$, $\log_{10} x = n \iff x = 10^n$

$\log_{10} x = X$ として, X の 2 次方程式にする。

(2)　$x = 2$ を代入して, $\log_2 a = \alpha$ として, α の 2 次方程式にして α を求めて a を答える。

α を代入し, 3 次方程式の 1 つの解が 2 より, 他の解を求める。

〔解答のプロセス〕

(1)　両辺を常用対数にとる。 $\log_{10} x^{1 + \log_{10} x} = \log_{10} 100$

$(1 + \log_{10} x)\log_{10} x = 2$, $\log_{10} x = X$ とする。

$(1 + X)X = 2$ より $X^2 + X - 2 = 0$

$(X + 2)(X - 1) = 0$　　よって, $X = -2$, 1

$(X=)\log_{10}x=-2, \quad x=10^{-2}=\dfrac{1}{10^2}=\dfrac{1}{100}$

$(X=)\log_{10}x=1, \quad x=10^1=10$

(2) $x=2$ を代入，$\log_2 a=\alpha$ とする。

$8+(\alpha+1)\cdot 4-10-2\alpha(\alpha+2)=0$

$2-2\alpha^2=0$ より $\alpha^2=1$ よって，$\alpha=\pm 1$

$(\alpha=)\log_2 a=-1$ のとき，$a=\dfrac{1}{2}<1$（不適）

$(\alpha=)\log_2 a=1$ のとき，$a=2$

$\log_2 a=1$ を代入する。

$x^3+2x^2-5x-6=0$

$(x-2)(x^2+4x+3)=0$

$(x-2)(x+3)(x+1)=0$

$x=2$ 以外の実数解は，$x=-3, \quad -1$

❸

〔解答〕

(1)
マ	ミ	ム	メ	モ	ヤ	ユ
3	4	7	4	4	7	8

(2)
ヨ	ラ	リ	ル	レ	ロ
1	2	1	2	5	4

〔出題者が求めたポイント〕

三角関数

(1) $\cos 2x=1-2\sin^2 x\,(=\cos^2 x-\sin^2 x)$

$\cos x=\sqrt{1-\sin^2 x}$

$\sin^2\dfrac{x}{2}=\dfrac{1-\cos x}{2}$

(2) $\sin(\alpha+\beta)=\sin\alpha\cos\beta+\sin\beta\cos\alpha$

$0\cdot\sin x+0\cdot\cos x=0$ ならば x の値にかかわらず成立する。

〔解答のプロセス〕

(1) $0<x\leqq\dfrac{\pi}{2}$ より $0<\sin x\leqq 1, \quad 0\leqq\cos x<1$

$2(1-2\sin^2 x)=5\sin x-4$

$4\sin^2 x+5\sin x-6=0$

$(4\sin x-3)(\sin x+2)=0$

$\sin x=-2$ は不適より $\sin x=\dfrac{3}{4}$

$\cos x=\sqrt{1-\left(\dfrac{3}{4}\right)^2}=\sqrt{\dfrac{7}{16}}=\dfrac{\sqrt{7}}{4}$

$\sin^2\dfrac{x}{2}=\dfrac{1-\cos x}{2}=\dfrac{1}{2}\left(1-\dfrac{\sqrt{7}}{4}\right)=\dfrac{4-\sqrt{7}}{8}$

(2) $\sin x+\sin x\cos\dfrac{\pi}{2}+\sin\dfrac{\pi}{2}\cos x$
$\qquad\qquad +\sqrt{2}\,(\sin x\cos\alpha+\sin\alpha\cos x)=0$

$(1+\sqrt{2}\cos\alpha)\sin x+(1+\sqrt{2}\sin\alpha)\cos x=0$

$1+\sqrt{2}\sin\alpha=0, \quad 1+\sqrt{2}\cos\alpha=0$ なら x の値にかかわらず常に成り立つ。

$\sin\alpha=-\dfrac{1}{\sqrt{2}}, \quad \cos\alpha=-\dfrac{1}{\sqrt{2}}$

$\alpha=\dfrac{5}{4}\pi$

❹

〔解答〕

(1)
ワ	ン	あ
2	2	1

(2)
いう	えお	かき	くけ	こ	さし
36	11	16	11	4	11

〔出題者が求めたポイント〕

積分法

(1) $\dfrac{d}{dx}\displaystyle\int_1^x f(t)dt=f(x)$

両辺を微分し，積分を計算する。

(2) $a=\displaystyle\int_0^2 g(x)dx, \quad b=\displaystyle\int_0^2 f(x)dx$ とおく。

$f(x)$ を a で表し，b，$g(x)$ を a で表して，

$a=\displaystyle\int_0^2 g(x)dx$ より a を求め，b も求める。

$f(x)+g(x)$ を求め，$\displaystyle\int_0^2\{f(x)+g(x)\}dx$ を計算する。

〔解答のプロセス〕

(1) $\dfrac{d}{dx}\displaystyle\int_1^x f(t)dt=f(x)=2x-2$

$\displaystyle\int_1^x(2t-2)dt=\Big[t^2-2t\Big]_1^x=x^2-2x-(1-2)$
$\qquad\qquad\qquad\qquad =x^2-2x+1$

従って，$a=1$

(2) $a=\displaystyle\int_0^2 g(x)dx, \quad b=\displaystyle\int_0^2 f(x)dx$ とする。

$f(x)=3x^2+3a$

$b=\displaystyle\int_0^2(3x^2+3a)dx=\Big[x^3+3ax\Big]_0^2=6a+8$

$a=\displaystyle\int_0^2\{-x^3+(6a+8)x\}dx=\Big[-\dfrac{x^4}{4}+(3a+4)x^2\Big]_0^2$
$\quad =-4+4(3a+4)=12a+12$

$a=12a+12$ より $a=-\dfrac{12}{11}$

$b=-\dfrac{72}{11}+8=\dfrac{16}{11}$

$f(x)=3x^2+3\left(-\dfrac{12}{11}\right)=3x^2-\dfrac{36}{11}$

$g(x)=-x^3+\dfrac{16}{11}x$

$\displaystyle\int_0^2\{f(x)+g(x)\}dx$

$=\displaystyle\int_0^2\left(-x^3+3x^2+\dfrac{16}{11}x-\dfrac{36}{11}\right)dx$

$=\Big[-\dfrac{x^4}{4}+x^3+\dfrac{8}{11}x^2-\dfrac{36}{11}x\Big]_0^2$

$=-\dfrac{16}{4}+8+\dfrac{32}{11}-\dfrac{72}{11}=\dfrac{4}{11}$

化　学

解答　5年度

1

〔解答〕

問1 ①④　　問2 ②④　　問3 ③③　　問4 ④③

問5 ⑤③

〔出題者が求めたポイント〕

物質の構成と構造

〔解答のプロセス〕

問1 ①　①H_2O（化合物），②O_3（単体），③$NaOH$（化合物），⑤P_4（単体），⑥C（単体）は純物質。④は水と塩化水素の混合物。

問2 ②　(a)正　固体ではイオンは移動しないので電気を通さないが，液体や水溶液ではイオンは移動するので電気を通す。

(b)誤り　水には溶けるが有機溶媒には溶けない。

(c)誤り　HCl，NH_3の原子間の結合は共有結合で，結晶は分子結晶である。

問3 ③　元素は物質の成分を表す語で，単体は実際の物質を表す語であるから，③が単体，他は元素である。

問4 ④　③HFはHとFとの共有結合から成る物質。①Feは金属結合から成り，②はCH_3COO^-とNa^+，④はNa^+とOH^-，⑤はFe^{3+}とCl^-，⑥はNH_4^+とNO_3^-のイオン結合による物質である。

問5 ⑤　電気陰性度は，18族元素を除く周期表の右上の元素ほど大きい。

2

〔解答〕

問1 (1)⑥④　(2)⑦③　(3)⑧④

問2 ⑨④　⑩③　⑪②

問3 ⑫③　⑬①　⑭②

問4 ⑮②

〔出題者が求めたポイント〕

溶液の濃度，溶解度，化学反応式による計算，物質量

〔解答のプロセス〕

問1 (1)⑥グルコースは　$150\,g \times \dfrac{30.0}{100} = 45.0\,g$　で

$\dfrac{45.0\,g}{180\,g/mol} = 0.250\,mol$

モル濃度 $= \dfrac{0.250\,mol}{0.400\,L} = 0.625\,mol/L$

(2)⑦$CuSO_4 \cdot 5H_2O$（式量250）1mol中に$CuSO_4$は1molに含まれるから，$CuSO_4$の物質量は

$\dfrac{40.0\,g}{250\,g/mol} = 0.160\,mol$

モル濃度 $= \dfrac{0.160\,mol}{x\,(L)} = 0.200\,mol/L$

$x = 0.800\,(L)$

(3)⑧混合前後の食塩の量は同じであるから

$150\,g \times \dfrac{20.0}{100} + x\,(g) \times \dfrac{10.0}{100} = (150+x)\,(g) \times \dfrac{12.0}{100}$

$2x = 1200$　　$x = 600\,(g)$

問2　⑨質量%濃度 $= \dfrac{溶質の質量}{溶液の質量} \times 100$

$= \dfrac{25.0\,g}{(100+25.0)\,g} \times 100 = 20.0\%$

⑩最初の溶液中の物質Xは　$200\,g \times \dfrac{10.0}{100} = 20.0\,g$

であるから，物質Xをさらに$x\,(g)$加えたときの飽和水溶液について，⑨より

$\dfrac{溶質の質量}{溶液の質量} = \dfrac{20.0\,g + x\,(g)}{200\,g + x\,(g)} = \dfrac{20.0}{100}$

$4x = 100$　　$x = 25.0\,(g)$

〔別解〕　最初の溶液について

物質Xは　$200\,g \times \dfrac{10.0}{100} = 20.0\,g$

水は　$200\,g \times \dfrac{90.0}{100} = 180\,g$

60℃で水180gに溶ける物質Xは

$25.0\,g \times \dfrac{180}{100}\,g = 45.0\,g$　であるから

さらに溶け得る物質Xは　$45.0\,g - 20.0\,g = 25.0\,g$

⑪水20gに溶けていた物質Xが析出するから，溶解度より析出量は

$25.0\,g \times \dfrac{20\,g}{100\,g} = 5.0\,g$

問3　⑫$a=1$とするとCの数より$c=3$，Hの数より$d=4$，Oの数より　$2b = 2 \times 3 + 4$　　$b=5$

⑬,⑭　与えられたプロパンは　$\dfrac{4.4\,g}{44.0\,g/mol} = 0.10\,mol$,

酸素は　$\dfrac{5.6\,L}{22.4\,L/mol} = 0.25\,mol$　である。

プロパン1molの燃焼には酸素5molが必要で，水4molが生じるから，与えられたプロパンの燃焼には酸素は　$0.50 - 0.25 = 0.25\,mol$　不足である。　……⑭

また酸素0.25molの反応で生じる水は　$0.25 \times 4/5$ molで，$18.0\,g \times 0.25 \times 4/5 = 3.6\,g$　である。　……⑬

問4　⑮　(a) $Ca(OH)_2$（式量74.0）はCa^{2+}と$2Cl^-$に電離するから　$\dfrac{1.48\,g}{74.0\,g/mol} \times 3 = 0.0600\,mol$

(b) CH_3COOH（分子量60.0）1分子にはH 4原子が含まれるから

$2.00 \times 10^{-2} \times \dfrac{1}{4} = 5.00 \times 10^{-3}\,mol$

(c)ダイヤモンドの組成式はCであるから

$\dfrac{0.400\,g}{12.0\,g/mol} \fallingdotseq 0.0333\,mol$

よって　(a)＞(c)＞(b)　である。

❸

〔解答〕

問1 16① 　問2 17⑤ 　問3 18③ 　問4 19⑤
問5 (1)20③ 　(2)21④ 　(3)22①

〔出題者が求めたポイント〕

金属の反応性，塩の液性，酸化数，酸化剤と還元剤，
中和滴定

〔解答のプロセス〕

問1 16 　①誤り　常温の水と反応するのは Li，K，Ca，
Na。Mg は熱水，Al は高温の水蒸気でないと反応し
ない。
②正　希硝酸には溶ける。
③，④正　銅や銀はイオン化傾向が水素より小さく，
亜鉛やスズは大きい。
⑤正　王水は濃硝酸と濃塩酸の体積比1：3の混合物。
$Au + NOCl + HCl + Cl_2 \longrightarrow HAuCl_4 + NO$
　　　　　　　　　テトラクロリド金(Ⅲ)酸

問2 17 　①強酸 HCl と強塩基 KOH の塩で中性。
②強酸 H_2SO_4 と強塩基 KOH の正塩で中性。
③強酸 HCl と弱塩基 NH_3 の塩で酸性。
④強酸 HNO_3 と弱塩基 NH_3 の塩で酸性。
⑤弱酸 H_2CO_3 と強塩基 NaOH の塩で塩基性。
$CO_3^{2-} + H_2O \rightleftharpoons HCO_3^- + OH^-$
⑥強酸 H_2SO_4 と強塩基 NaOH の酸性塩で酸性。

問3 18 　下線部の原子の酸化数を求めると
① O 原子と結合する H 原子は1個であるから-1。
② $(+1) + x + (-2) \times 3 = 0$ 　$x = +5$
③ $2x + (-2) \times 7 = -2$ 　$x = +6$
④ $x + (-2) \times 2 = 0$ 　$x = +4$
⑤ $x + (+1) \times 4 = +1$ 　$x = -3$
⑥ $x + (-2) \times 2 = 0$ 　$x = +4$
よって③が最も大きい。

問4 19 　①誤り　還元剤は相手に電子を与える物質。
②誤り　酸化数が増す＝酸化される＝還元剤。
③誤り　e^- の授受があれば酸化剤，還元剤である。
④誤り　例えば $2Na + 2H_2O \longrightarrow 2NaOH + H_2$ は水
が酸化剤として働く反応の例である。
⑤正　例えば $KMnO_4$ に対しては還元剤として働く。
$H_2O_2 \longrightarrow O_2 + 2H^+ + 2e^-$

問5 (1)20 　弱酸を強塩基で中和するから，(i)NaOH 滴
下量が0のとき pH は3程度と大きく，(ii)NaOH の
滴下とともに pH はだらだらと大きくなり，(iii)中和点
の pH(曲線の鉛直部の中央付近)は弱塩基性である
から図③が該当。
(2)21 　中和の関係　酸の物質量×価数＝塩基の物質
量×価数　より
$$x\text{[mol/L]} \times \frac{20.0}{1000}\text{L} \times 1 = 0.20\,\text{mol/L} \times \frac{15.0}{1000}\text{L} \times 1$$
$$x = 0.15\text{[mol/L]}$$
(3)22 　①誤り　弱酸と強塩基の中和の指示薬は，弱塩
基性域に変色域のあるフェノールフタレインが適当。
②〜⑤正　ビュレットやホールピペットは水で濡れた

まま使用してはいけない。メスフラスコとコニカルビ
ーカーは純水で濡れたまま使用してよい。

❹

〔解答〕

問1 23② 　24⑤ 　25④ 　26③ 　27⑧
問2 28⑥ 　29⑤ 　30⑦ 　31① 　32②

〔出題者が求めたポイント〕

金属イオンの推定，芳香族化合物の推定

〔解答のプロセス〕

問1 　1.クロム酸イオンで黄色沈殿を生じるのは Pb^{2+}
と Ba^{2+} なので A は Pb^{2+}。 　Ag_2CrO_4 は暗赤色。
$Pb^{2+} + CrO_4^{2-} \longrightarrow PbCrO_4$(黄)
2.塩基性で硫化水素で黒色沈殿を生じる A，C，D は
$Ag^+(\to Ag_2S)$，Pb^{2+}(A，$\to$ PbS)，$Cu^{2+}(\to CuS)$，
$Fe^{2+}(\to FeS)$，白色沈殿を生じる B は
$Al^{3+}(\to Al(OH)_3)$，$Zn^{2+}(\to ZnS)$。
3.アンモニア水で沈殿が生じる A 〜 D は，$Ag^+(\to$
$Ag_2O)$，$Pb^{2+}(\to Pb(OH)_2)$，$Cu^{2+}(\to Cu(OH)_2)$，
$Fe^{2+}(\to Fe(OH)_2)$，$Al^{3+}(\to Al(OH)_3)$，$Zn^{2+}(\to$
$Zn(OH)_2)$。このうち沈殿が過剰のアンモニア水に溶
けて深青色を示すのは Cu^{2+} 　よって D は Cu^{2+}。
$Cu(OH)_2 + 4NH_3$
　　　　　　$\longrightarrow [Cu(NH_3)_4]^{2+}$(深青)$ + 2OH^-$
沈殿が NH_3 水に溶けないのは A の Pb^{2+} の他 B，
C の $Fe(OH)_2$，$Al(OH)_3$ なので 2.より B は Al^{3+}，C
は Fe^{2+} となる。
4.水酸化ナトリウムで沈殿が生じるのは 3.と同じ。
そのうち過剰の水酸化ナトリウムに沈殿が溶けるのは
両性水酸化物で，A の $Pb(OH)_2$ と B の $Al(OH)_3$ で，
前記の結果と一致する。Zn^{2+} は 3.で否定されている。
5.黄色の炎色反応を示す E は Na^+ である。

問2 (1)28 スルホン化によりベンゼンスルホン酸が生じ
る。

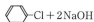
ベンゼンスルホン酸

(2)29 塩化鉄(Ⅲ)で呈色するのはフェノール類。青色を
呈するのは o-，m-，p-クレゾール $CH_3C_6H_4OH$。
(3)30 $-Cl$ が $-OH$ を経て $-ONa$ になるので生成物は
ナトリウムフェノキシド。

　　　　—Cl + 2NaOH

　　　加水分解
　　　　　　　　　　—ONa + NaCl + H_2O
　　　　　　　ナトリウムフェノキシド

(4)31 アニリンは二クロム酸カリウムで酸化すると，黒
色染料のアニリンブラックになる。
(5)32 $-CH_3$ が $-COOK$ を経て $-COOH$ になるので生
成物は安息香酸。

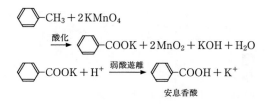

生　物

解答

5年度

1

〔解答〕

問1　②　　問2　①　　問3　④

問4　(1)　⑤　　(2)　④

問5　(1)　①　　(2)　③

〔出題者が求めたポイント〕

出題分野：細胞の構造

問1　リボソームはリボソーム RNA とタンパク質からできており，膜構造は持たない。

問2　生体膜は，親水性の頭部と，疎水性の尾部を持つリン脂質の層中に，膜タンパク質がモザイク状に分布した構造を持つ。膜タンパク質には種類によって様々な働きがあり，その中の一つに特定の物質の輸送を担う輸送タンパク質がある。これによって生体膜は選択的に細胞内外の物質を透過させている。

　　重要な膜タンパク質の一つに Na^+-K^+-ATP アーゼという輸送体がある。この輸送体は ATP のエネルギーを利用して細胞内の Na^+ を細胞外へ，細胞外の K^+ を細胞内へと輸送する。この仕組みをナトリウムポンプという。

問3　細胞膜に存在する受容体タンパク質は，イオンチャネル型・酵素型・G タンパク質共役型がある。いずれも膜上の受容体タンパク質そのものが細胞内へと移動することはない。よって誤り。

問4　ヒトの赤血球は，約 $7.5\mu m$，ヒトの精子は，約 $60\mu m$ である。

問5　赤血球においても，前述したナトリウムポンプの働きがみられる。ただし，ヒトの赤血球にはミトコンドリアが存在しないため，呼吸の仕組みは備わっていない。

(1)　体温と同程度の 37℃ に保たれることから，ナトリウムポンプの仕組みが働き，赤血球内の K^+ 濃度は血液中にあるときと同じ状態に保たれると考えられる。

(2)　前述の通り，赤血球内の K^+ 濃度はナトリウムポンプの働きに大きく依存する。またナトリウムポンプが働くためには，ATP が必要である。したがって，4℃ という低温に保った場合，グルコース存在下でも解糖系の反応が低下し，ATP の合成量が減る。そのためナトリウムポンプの働きが低下し，K^+ の濃度は低くなると考えられる。よって③と考えるのが妥当である。

①　低温によってナトリウムポンプ(タンパク質)は変性しない。温度によるタンパク質の変性(熱変性)がみられるのは，高温にした場合である。よって誤り。

②　チャネルは濃度勾配に従って特定の物質を輸送する膜タンパク質である。したがって，仮にカリウムイオンチャネルの働きが低下したとしても赤血球内の K^+ 濃度が赤血球外よりも高くなるとは考えられない。よって誤り。

④　前述の通り，赤血球にはミトコンドリアが存在しない。したがってミトコンドリアのマトリックスで行われるクエン酸回路の反応もみられない。よって誤り。

2

〔解答〕

問1　⑦　　問2　②　　問3　③

問4　②　⑤　　問5　②　　問6　④

〔出題者が求めたポイント〕

出題分野：代謝

問1　二酸化炭素は無機物であり，炭水化物は有機物である。また，同化はエネルギー吸収反応である。

問2①　アセチル CoA とオキサロ酢酸が結合することでクエン酸となる。よって誤り。

③　グルコース 1 分子が 2 分子のピルビン酸に分解される過程を解糖系という。よって誤り。

④　電子伝達系では，還元型補酵素(NADH)が酸化型(NAD^+)へと戻る。よって誤り。

問3　問題文より，明所においたときは増殖したが，暗所におくと増殖しなかったとあるので，微生物 A は光合成を行う生物であると考えられる。

問4　問題文から，微生物 B の特徴をまとめると以下のように考えられる。

・明所・暗所に関わらず増殖→光合成を行わない。

・条件 2 では増殖したが，条件 1・3 では増殖しなかった→増殖に酸素を必要としないがグルコース及び窒素源が必要な従属栄養生物である。

　　選択肢の微生物の中で従属栄養生物は，酵母菌とアゾトバクターである。アゾトバクターは好気性の窒素固定細菌であるので，除外できる。

　　酵母菌は酸素存在下では呼吸を行うが，酸素非存在下ではアルコール発酵を行うことで増殖ができる。したがって，微生物 B は酵母菌であり，発生した気体はアルコール発酵に伴って生じた二酸化炭素であると考えられる。

問5　窒素源が無い環境で生育できるのは窒素固定ができるからであると考えられる。したがって微生物 C はアゾトバクターであり，『ある反応』とは窒素固定であると考えられる。

問6　問3～問5から微生物 D は硝酸菌であると考えられる。硝酸菌は化学合成細菌であり，亜硝酸を硝酸へと酸化することで ATP を合成し，カルビンベンソン回路において有機物を合成する。したがって増殖には亜硝酸が必要である。亜硝酸は，亜硝酸菌がアンモニアを酸化することで生じる(亜硝酸菌はアンモニアを亜硝酸に酸化することで化学合成をしている細菌である)。

したがって生物Eは亜硝酸菌であると考えられる。

3

〔解答〕

問1　③　　問2　②　　問3　①
問4　①④　　問5　③　　問6　③
問7　①

〔出題者が求めたポイント〕

出題分野：発生

問1　ヒトの場合，排卵までは一次卵母細胞の状態で休止（第一分裂前期で停止）しており，排卵の直前に分裂を再開して二次卵母細胞と第一極体となる。その後再び分裂を休止（第二分裂中期で停止）し，精子の進入が起こると分裂を再開し完了する。

問2　卵黄の分布様式と卵割の様式に関する基本的な問題である。
　このほか，鳥類は端黄卵・盤割，昆虫類は心黄卵・表割も併せて覚えておきたい。

問3　一次卵母細胞の分裂は，減数分裂第一分裂であり，二次卵母細胞の分裂は減数分裂第二分裂である。

問4①　卵割は通常の体細胞分裂とは異なり，しばしばG1期やG2期を欠くことはあるが，S期を欠くことはない。よって誤り。
　④　S期の初期は複製前の状態であると考えられる。よって誤り。

問5　問題文にあるように，物質Xは物質Yによってリン酸化されるため，分解が促されると考えられる。

問6　リード文および問5から，
　・ディシェベルドタンパク質は灰色三日月の領域に移動する。
　・灰色三日月の領域は物質Xの活性が高い。
　・物質Xは物質Yにより分解が促される。
　ということがわかる。したがって③の内容が妥当であると考えられる。

問7　リード文より，物質Xは遺伝子Sの転写を促進するとある。したがって，物質Xの遺伝子が欠損した個体では，遺伝子Sの転写が促進されず，遺伝子Sがコードする調節タンパク質が無い，あるいは，著しく少ない状態であると考えらえる。
　灰色三日月領域の中胚葉域に形成される原口背唇が形成体となり，神経誘導が起こることで頭部が形成される。
　以上のことから，遺伝子Sがコードする調節タンパク質は，原口背唇部になるよう誘導する物質の遺伝子であると考えられる。

4

〔解答〕

問1　③　　問2　④　③　　問3　③
問4　(1)　③　⑦　　(2)　①　　(3)　③

〔出題者が求めたポイント〕

出題分野：恒常性

問1　内分泌腺の多くは内胚葉由来であるが，副腎髄質は外胚葉由来である。
　リード文の最後に『副腎髄質が他の神経細胞と同じように』とあるので，ここが大きなヒントとなっている。見落とさないよう注意したい。

問2　交感神経の代表的な神経伝達物質は，ノルアドレナリンである。また，副腎髄質から分泌される代表的なホルモンはアドレナリンである。

問3　一般的に交感神経は体を活動的に調節する。

問4(1)　副腎皮質から分泌されるホルモンは，鉱質コルチコイドや糖質コルチコイドがある。これらのホルモンはステロイド系のホルモンであることも併せて覚えておきたい。
　(2)　副腎を除去すると，糖質コルチコイドや鉱質コルチコイドが分泌されなくなる。すなわちこれらのホルモンの作用がなくなることになる。
　(3)　脳下垂体を除去すると，副腎皮質刺激ホルモンが分泌されなくなる。すると，副腎皮質の機能も低下すると考えられる。

5

〔解答〕

問1　①　④
問2　④　②　②
問3　④　　問4　③

〔出題者が求めたポイント〕

出題分野：生態系　自然浄化と指標生物

問1　リード文の最後に，水質階級の判定方法が説明されている。この方法に準じて各地点を分析すると，
　地点A：水質階級Ⅰ→5種　水質階級Ⅱ→2種　個体数が最も多い生物は水質階級Ⅰに該当する。よって水質階級Ⅰであると考えられる。
　地点B：水質階級Ⅲ→3種　水質階級Ⅳ→3種　個体数が最も多い生物は水質階級Ⅳに該当する。よって水質階級Ⅳであると考えられる。

問2　BODと水質に関する基本的な問題である。
　汚水に含まれる有機物は，細菌の呼吸によって分解される。この時必要な酸素量をBODという。すなわち，BODの値が大きいと汚染度が高く，BODの値が小さいと汚染度は低くなる。

問3　直径1〜2mm程の浮遊物質は，『水に溶けきらない物質で，濁りの原因となる物質』と考えると，浮遊物質が少ない＝透明度が高いと考えることができる。したがって④の記述が正しいと判断できる。

問4①　海洋への重油流出は，大規模な海洋汚染であるが，赤潮の原因とはならない。よって誤り。
　②　サンゴの白化現象は海水温の上昇が原因であると考えられている。生活排水が海洋に流出すると，富栄養化を引き起こし赤潮の原因となることがある。よって誤り。
　④　カルシウムではなくカドミウムである。よって誤り。

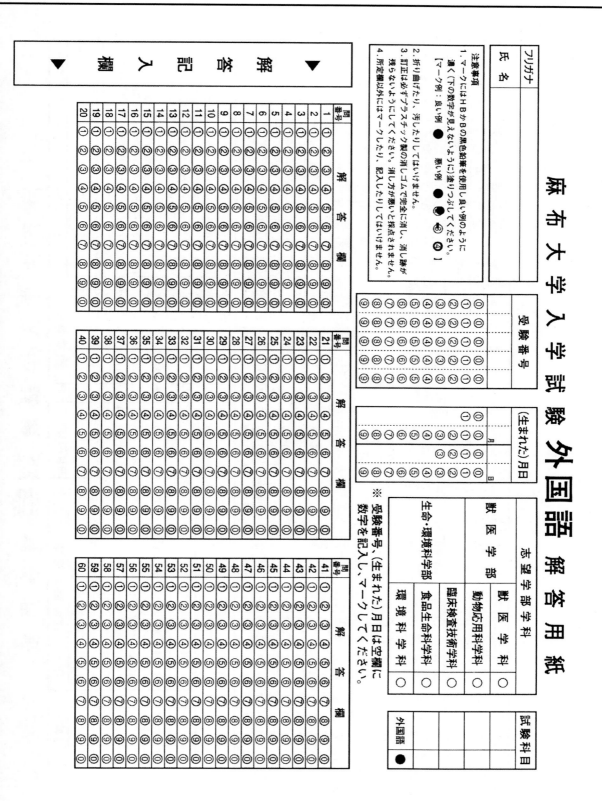

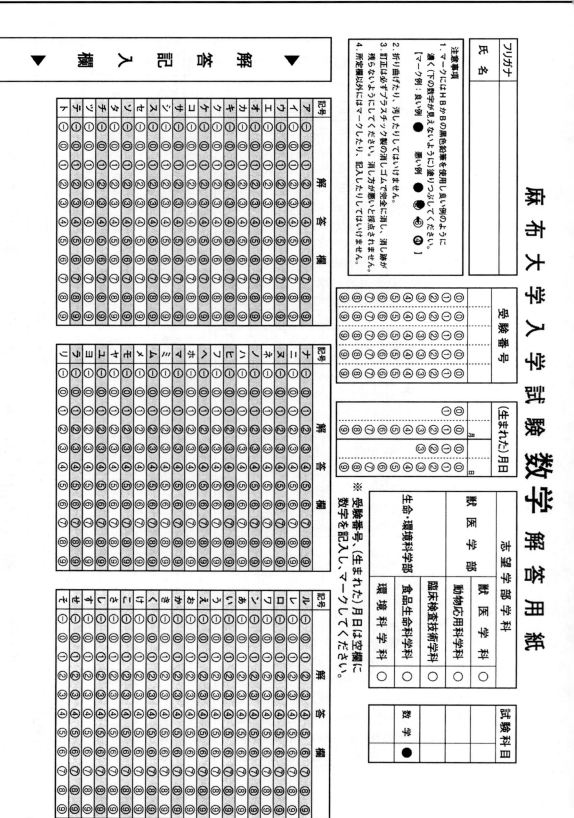

▼　解答記入欄　▼

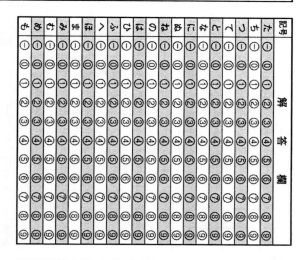

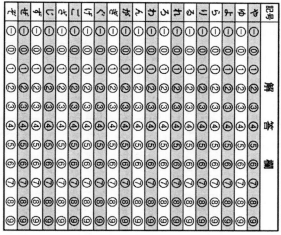

この解答用紙は 124％に拡大すると、ほぼ実物大になります。

麻 布 大 学 入 学 試 験 化 学 解 答 用 紙

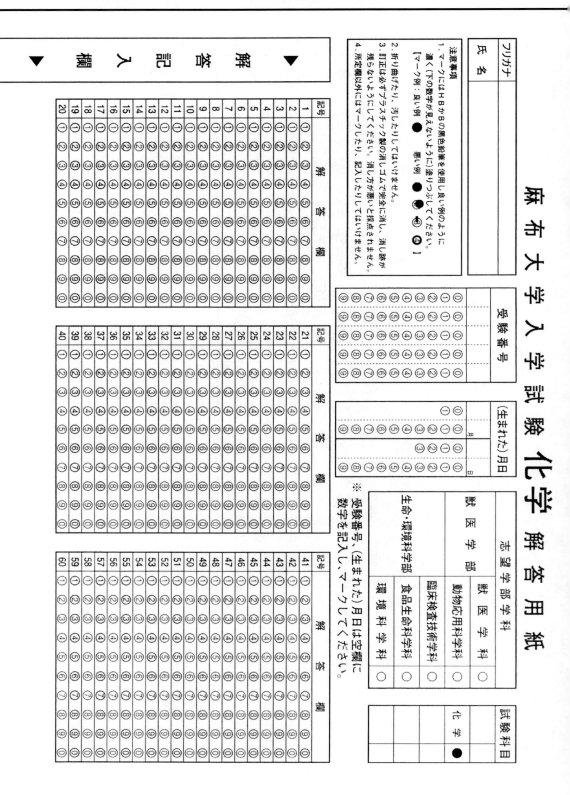

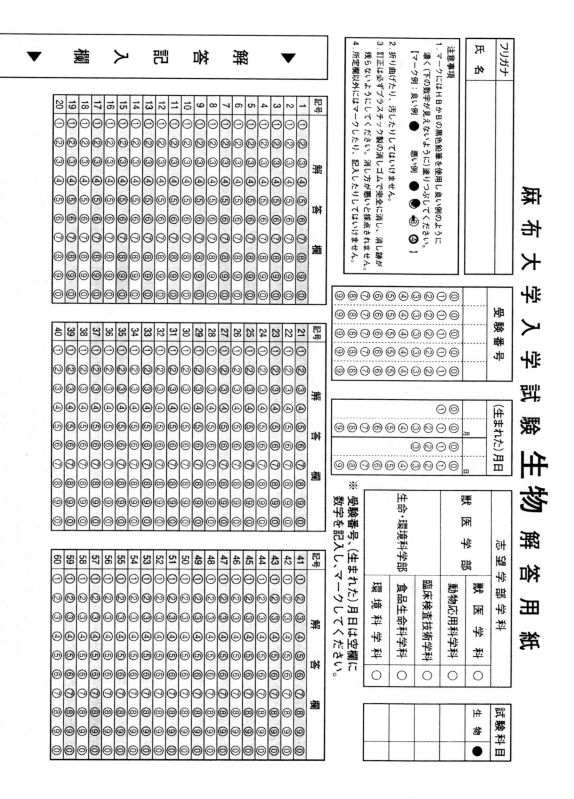

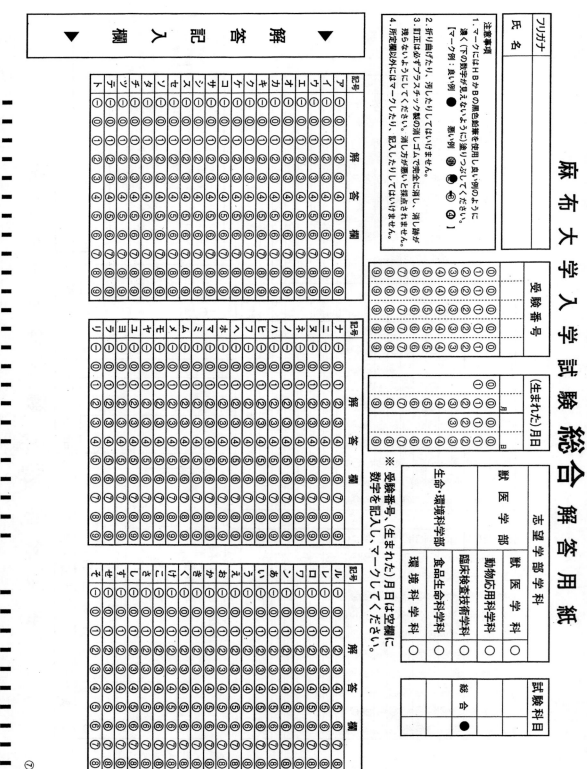

この解答用紙は124％に拡大すると、ほぼ実物大になりま

▼　解　答　記　入　欄　▼

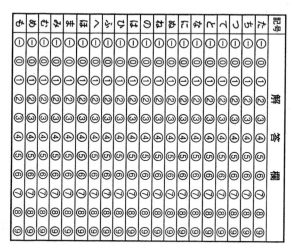

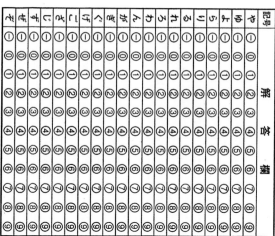

この解答用紙は 124％に拡大すると、ほぼ実物大になります。

令和4年度

問題と解答

英　語

問題
(2科目　120分)

4年度

一般A

1　次の英文を読み下記の設問に答えなさい。

(1)The atmosphere makes it possible for us to live on the Earth. It consists of layers of air that surround our planet. They are wrapped around the Earth rather like orange peel is wrapped around the fruit inside. The air itself is a mixture of gases, (2) nitrogen and oxygen.

The weight of the atmosphere is quite considerable. Every cubic meter of the air around us contains more than one kilogram of air. The weight of all this air above pushing down on us is called atmospheric pressure. It is like having one kilogram pressing on every square centimeter of our bodies.

The different layers of the atmosphere merge into one another, (3) it is difficult to give their exact heights. They vary depending on the time of year, the latitude, and activities of the Sun, (4) sunspots and solar flares. We live in the *troposphere, the lowest layer. It contains 90 percent of the air in the atmosphere. (5) you move up through the troposphere, the temperature drops, and on high mountains there is not enough oxygen to breathe easily. The air in the layer above the troposphere, the *stratosphere, is much thinner, and the temperature rises. The stratosphere (6)[ozone / contains / called / a gas], which is a type of oxygen. It absorbs much of the harmful ultraviolet radiation from the Sun.

Above the stratosphere, (7)the temperature drops rapidly. Higher up, in the *ionosphere, there are layers of particles called ions which carry electrical charges. These layers are very important in bouncing radio signals around our planet. The *exosphere is where the Earth's atmosphere really becomes part of space. In this layer temperatures can be as high as 1000℃.

High up in the atmosphere, between 80 and 600 kilometers above the ground, huge patches of glowing colored lights sometimes appear in the night sky. Scientists call this display the aurora. The pattern of lights can (8)<u>look like</u> rays from a searchlight, twisting flames, *shooting streamers or *shimmering curtains. In the northern hemisphere, the popular name for this display is the 'northern lights'. (9)<u>We are more likely to see an aurora</u> when there are big sunspots on the Sun. Atomic particles from the Sun collide with atoms in our atmosphere, giving off the different colored lights.

（注）*troposphere「対流圏」　*stratosphere「成層圏」　*ionosphere「電離層」
　　　*exosphere「外気圏」　*shooting streamer「流れるように動く吹き流し」
　　　*shimmering curtain「きらきら光るカーテン」

（1）下線部（1）の意味に最も近いものを，下記の①～④の中から一つ選びなさい。
　　① In spite of the atmosphere we are able to live on the Earth.
　　② Owing to the atmosphere it is difficult to live on the Earth.
　　③ Thanks to the atmosphere we can live on the Earth.
　　④ The atmosphere prevents us from living on the Earth.

（2）空欄（　2　）に当てはまる語として最も適当なものを，下記の①～④の中から一つ選びなさい。
　　① immediately　　② mainly　　③ previously　　④ rarely

（3）空欄（　3　）に当てはまる語として最も適当なものを，下記の①～④の中から一つ選びなさい。
　　① because　　② for　　③ or　　④ so

（4）空欄（　4　）に当てはまる語（句）として最も適当なものを，下記の①～④の中から一つ選びなさい。
　　① instead　　② no more　　③ such as　　④ without

（5）空欄（　5　）に当てはまる語として最も適当なものを，下記の①～④の中から一つ選びなさい。
　　① As　　② Though　　③ Unless　　④ Until

（6）（6）の［　　］内の語（句）を並べ替えて意味の通る英文にするとき，並べ替えた語（句）のうち3番目にくるものを，下記の①～④の中から一つ選びなさい。
　　① ozone　　② contains　　③ called　　④ a gas

（7）下線部（7）の意味に最も近いものを，下記の①〜④の中から一つ選びなさい。

　　① it is possible to decrease the temperature

　　② the temperature is soaring

　　③ the rain falls in large drops

　　④ it becomes colder

（8）下線部（8）の意味に最も近いものを，下記の①〜④の中から一つ選びなさい。

　　① resemble　　② radiate　　③ release　　④ emit

（9）下線部（9）の意味に最も近いものを，下記の①〜④の中から一つ選びなさい。

　　① It will be impossible to see something like an aurora

　　② There is a higher possibility that we will be able to see an aurora

　　③ It goes without saying that we will be able to see an aurora

　　④ We cannot possibly expect to see an aurora

（10）本文の内容に**一致する**ものを，下記の①〜④の中から一つ選びなさい。

　　① The atmospheric pressure is equal to having one kilogram pressing on one square meter of our bodies.

　　② Ninety percent of the air in the atmosphere is contained in the stratosphere.

　　③ The ionosphere plays an important role in reflecting radio waves around the Earth.

　　④ The aurora occurs when atmospheric particles are produced in the atmosphere.

2 次の各空欄に入れるのに最も適当なものを，それぞれ下記の①〜④の中から一つ選びなさい。

(11)　A: I'm hungry. What do you feel like (　　), John?

　　　B: I want to give some Mexican food a try. I've never had it before.

　　　① ate　　　② eating　　　③ being eaten　　　④ eat

(12)　A: I ran out of breath when I walked up the stairs.

　　　B: Did you? It's about time you (　　) on a diet.

　　　① to go　　　② going　　　③ having gone　　　④ went

(13)　A: I believe this is the only solution to the problem.

　　　B: Really? I can (　　) up with a better one than that.

　　　① catch　　　② keep　　　③ come　　　④ put

(14)　A: You're here at last! I phoned you but you didn't answer.

　　　B: I'm sorry I'm late. I not only missed the bus, (　　) I also left my smartphone at home.

　　　① and　　　　　　　　② but

　　　③ or　　　　　　　　④ so

(15)　A: What instrument do you play?

　　　B: I (　　) the violin since I was five.

　　　① was playing　　　　　② have been playing

　　　③ will play　　　　　　④ was played

(16)　A: Hello. Is there a room available tonight?

　　　B: What kind of room do you have (　　)?

　　　① in mind　　　② any idea　　　③ on view　　　④ on hand

3　次の各空欄に入れるのに最も適当なものを，それぞれ下記の①～④の中から一つ選び
なさい。

French doctor René Théophile Hyacinthe Laënnec (1781-1826) was a somewhat shy person. When in 1816 a young woman patient complained of chest pain, he was (17) embarrassed to put his ear directly to her chest. Despite the fact (18) doctors from the time of ancient Greece (19) this method to listen to the heartbeat, he simply could not do it. Uncertain as to how to proceed, he remembered (20) children playing with a hollow log, one child tapping on one end, and the second child listening at the other. He then took some paper, rolled it into the shape of a tube, and placed one end against the woman's chest and the other end against his ear. To his surprise, not only (21) her heartbeat, but the sound was clearer than he had ever heard before! Laënnec immediately set about developing a tool like the hollow tube that he could use with all his patients.

(17)　① too　　　② not　　　③ seldom　　　④ as

(18)　① of　　　② where　　　③ which　　　④ that

(19)　① are used　　　② are using　　　③ had used　　　④ will be used

(20)　① observe　　　② observing　　　③ to observe　　　④ being observed

(21)　① he was able to hear　　　　② he might be hearing

　　　③ will he hear　　　　④ could he hear

数 学

問題
(2科目　120分)

一般A

4年度

1

(1)　$n < 3\sqrt{7} < n+1$ をみたす整数 n の値は ア である。この n に対して，

　　　$\alpha = n+1-3\sqrt{7}$ とおくとき，$\alpha + \dfrac{1}{\alpha} =$ イウ である。

(2)　座標平面において $y = ax^2 + bx - 5$ によって表される放物線が 2 点 $(1, 4)$, $(4, -5)$

　　　を通るとき，$a =$ エオ，$b =$ カキ であり，この放物線の頂点の座標は

　　　$\left(\boxed{ク}, \boxed{ケ}\right)$ である。

(3)　1 つのさいころを繰り返し投げて，出た目の合計が 7 以上となったところでさいころ

　　　投げを終了することとする。2 回目を投げて終了する確率は $\dfrac{コ}{サシ}$ である。ま

　　　た，3 回目を投げて終了する確率は $\dfrac{スセ}{ソタチ}$ である。

(4)　6048 の正の約数は ツテ 個ある。また，$\sqrt{\dfrac{6048}{m}}$ が自然数となるような最小の

　　　自然数 m の値は トナ である。

2

　　三角形 ABC は辺 AC の長さが 6 であり，∠A の二等分線と辺 BC の交点を D とすると，線分 AD，CD の長さはそれぞれ 5，3 である。

(1)　∠ACD の大きさを θ とおくと，$\cos\theta = \dfrac{\boxed{ニ}}{\boxed{ヌ}}$，$\sin\theta = \dfrac{\boxed{ネ}\sqrt{\boxed{ノハ}}}{\boxed{ヒ}}$ であり，

三角形 ACD の面積は $\boxed{フ}\sqrt{\boxed{ヘホ}}$ である。また，A，C，D の 3 点から等距離にある点を O とするとき，AO の長さは $\dfrac{\boxed{マミ}\sqrt{\boxed{ムメ}}}{\boxed{モヤ}}$ である。

(2)　BD の長さを x とおくと，角の二等分線の性質より AB の長さは $\boxed{ユ}x$ と表されるので，余弦定理を用いて $x = \dfrac{\boxed{ヨラ}}{\boxed{リ}}$ と求めることができる。

3

実数 x に対して，$t = 2^x + 2^{-x}$ とおく。

(1)　$x = 3$ のとき $t = \dfrac{\boxed{ルレ}}{\boxed{ロ}}$，$x = \dfrac{3}{2}$ のとき $t = \dfrac{\boxed{ワ}\sqrt{\boxed{ン}}}{\boxed{あ}}$，$t = \dfrac{17}{4}$ のとき

　　 $x = \boxed{いう}$，$\boxed{え}$ であり，$t = 5$ のとき $4^x + 4^{-x} = \boxed{おか}$，$8^x + 8^{-x} = \boxed{きくけ}$
　　である。

(2)　$y = 4^{x+1} + 7 \cdot 2^{x+1} + 14 \cdot 2^{-x} + 2^{-2x+2} + 18$ とする。$2^x > 0$ より t のとり得る値の
　　範囲は $t \geqq \boxed{こ}$ であり，y は t を用いて $y = \boxed{さ}\,t^2 + \boxed{しす}\,t + \boxed{せそ}$ と表さ
　　れるから，y の最小値は $\boxed{たち}$ である。

4

O を原点とする座標平面において $y = 2x^2 - 6x - 8$ のグラフを C とする。

(1)　C 上の x 座標が t である点における C の接線の方程式は

$y = \left(\boxed{つ}t - \boxed{て}\right)x - \boxed{と}t^2 - \boxed{な}$ であり，点 $(8, 0)$ を通る C の２本の接線の

うち，傾きが小さいものを l，傾きが大きいものを m とすると，l は

$y = \boxed{に}x - \boxed{ぬね}$，$m$ は $y = \boxed{のは}x - \boxed{ひふへ}$ である。

(2)　C と x 軸によって囲まれる部分の面積は $\dfrac{\boxed{ほまみ}}{\boxed{む}}$ である。また，(1) で求めた

接線 l と C，および y 軸によって囲まれる部分の面積は $\dfrac{\boxed{めも}}{\boxed{や}}$ である。

化　学

問題
（2科目　120分）

4年度

一般A

1 物質の構成と構造に関する，次の問1～問5に答えよ。

問1　少量のガラス片が混入した塩化ナトリウムの結晶から純粋な塩化ナトリウムの結晶を分離するには，次のア～ウの操作をどのような順で行えばよいか。最も適当なものを〔解答群〕から1つ選べ。　1

ア　蒸発皿に入れて，穏やかに加熱する。

イ　ろ過して，ろ紙を通過したろ液を取り出す。

ウ　十分量の水に加えて，よくかき混ぜる。

1 の〔解答群〕

①　ア → イ → ウ　　②　ア → ウ → イ　　③　イ → ア → ウ

④　イ → ウ → ア　　⑤　ウ → ア → イ　　⑥　ウ → イ → ア

問2　塩素原子では，K殻に2個，L殻に8個，M殻に7個の電子が収容され，この電子配置は $K^2 L^8 M^7$ と表すことができる。次の原子とその安定な電子配置の組合せが**適当ではないもの**を〔解答群〕から1つ選べ。　2

2 の〔解答群〕

①	Ne	$K^2 L^8$
②	B	$K^2 L^3$
③	Si	$K^2 L^8 M^4$
④	Ca	$K^2 L^8 M^{10}$
⑤	N	$K^2 L^5$
⑥	Mg	$K^2 L^8 M^2$

問3　固体状態においてイオン結合を**含まない物質**を〔解答群〕から1つ選べ。　3

　　3　の〔解答群〕

　　　①　塩化銀 AgCl　　　　　　　　②　酸化銅(Ⅱ) CuO

　　　③　水酸化亜鉛 $Zn(OH)_2$　　　④　炭酸ナトリウム Na_2CO_3

　　　⑤　二酸化ケイ素 SiO_2　　　　⑥　硫酸アンモニウム $(NH_4)_2SO_4$

問4　1分子中に含まれる共有電子対と非共有電子対の数が等しい分子として最も適当なものを〔解答群〕から1つ選べ。　4

　　4　の〔解答群〕

　　　①　CO_2　　②　F_2　　③　H_2　　④　HF　　⑤　N_2　　⑥　NH_3

問5　常温・常圧の状態で，電気伝導性が最も大きい金属として最も適当なものを〔解答群〕から1つ選べ。　5

　　5　の〔解答群〕

　　　①　アルミニウム　　　②　カリウム　　　③　金　　　④　銀

　　　⑤　鉄　　　　　　　　⑥　銅

2　化学の基本計算と基本法則に関する，次の問1〜問4に答えよ。

問1　溶液の濃度に関する，次の (1)〜(3) に答えよ。ただし，グルコース $C_6H_{12}O_6$ のモル質量は 180 g/mol，無水硫酸銅(Ⅱ) $CuSO_4$ のモル質量は 160 g/mol，硫酸銅(Ⅱ)五水和物 $CuSO_4 \cdot 5H_2O$ のモル質量は 250 g/mol，硝酸 HNO_3 のモル質量は 63.0 g/mol とする。

(1) 0.500 mol/L のグルコース $C_6H_{12}O_6$ 水溶液 400 mL に溶解しているグルコースの質量〔g〕として，最も近いものを〔解答群〕から1つ選べ。　6

　　6　の〔解答群〕

　　　①　20.0 g　　②　32.0 g　　③　36.0 g　　④　40.0 g　　⑤　45.0 g

(2) 硫酸銅(Ⅱ)五水和物の固体結晶を水に溶解して質量パーセント濃度が 8.00 ％の硫酸銅(Ⅱ)水溶液 400 g を調製した。このとき使用した水の質量〔g〕として最も近いものを〔解答群〕から1つ選べ。　7

　　7　の〔解答群〕

　　　①　341 g　　②　350 g　　③　359 g　　④　368 g　　⑤　377 g

(3) 質量パーセント濃度が 63.0 ％ の濃硝酸（密度 1.50 g/cm³）のモル濃度〔mol/L〕として，最も近いものを〔解答群〕から 1 つ選べ。　8

8 の〔解答群〕

① 9.00 mol/L　　② 10.0 mol/L　　③ 12.0 mol/L

④ 15.0 mol/L　　⑤ 22.5 mol/L

問 2　理想気体の性質と気体の溶解度に関する，次の (1)〜(3) に答えよ。

(1) 一定温度で $2.00×10^5$ Pa の圧力を示す一定量の気体をその体積が 500 mL だけ小さくなるまで圧縮すると，気体の圧力が $2.50×10^5$ Pa に上昇した。圧縮前の気体が占めていた体積〔L〕として，最も近いものを〔解答群〕から 1 つ選べ。　9

9 の〔解答群〕

① 0.625 L　　② 1.25 L　　③ 2.00 L　　④ 2.50 L　　⑤ 3.00 L

(2) 内容積が変化しない密閉容器にある気体を 1.50 mol 入れて温度を 127.0 ℃ に保ったところ，$1.20×10^5$ Pa の圧力を示した。この容器にさらに同じ気体を 0.500 mol 入れて温度を 27.0 ℃ に下げて，その温度に保った。このときに気体が示す圧力〔Pa〕として，最も近いものを〔解答群〕から 1 つ選べ。　10

10 の〔解答群〕

① $4.00×10^4$ Pa　　② $8.00×10^4$ Pa　　③ $9.00×10^4$ Pa

④ $1.20×10^5$ Pa　　⑤ $1.60×10^5$ Pa

(3) 0 ℃ の水 200 mL に $2.02×10^5$ Pa の空気（窒素：酸素＝4：1 の体積比）が接している。この水に溶解している酸素の質量〔mg〕として，最も近いものを〔解答群〕から 1 つ選べ。ただし，0 ℃，$1.01×10^5$ Pa で，1.00 L の水に酸素は 70.0 mg 溶けるものとし，水に溶ける酸素の質量はヘンリーの法則に従うものとする。　11

11 の〔解答群〕

① 5.60 mg　　② 14.0 mg　　③ 28.0 mg

④ 70.0 mg　　⑤ 140 mg

問 3　化学変化と量的関係に関する，次の (1)〜(3) に答えよ。ただし，標準状態（0℃，1.013×10^5 Pa）における気体のモル体積を 22.4 L/mol，原子量は O：16.0 とする。

　　80.0 g の酸素の無声放電により，その 30.0％ が反応してオゾンに変化し，未反応の酸素と生じたオゾンの 2 種類を含む混合気体となった。酸素の無声放電によりオゾンが生じる化学反応式は次のように示すことができる。

$$3O_2 \longrightarrow 2O_3$$

(1) 反応後に得られる混合気体の質量〔g〕として最も適当なものを〔解答群〕から 1 つ選べ。　12

12 の〔解答群〕

① 53.3 g　　② 56.0 g　　③ 66.7 g　　④ 72.0 g　　⑤ 80.0 g

(2) 反応後に得られる混合気体が標準状態（0℃，1.013×10^5 Pa）において占める体積〔L〕として最も適当なものを〔解答群〕から 1 つ選べ。　13

13 の〔解答群〕

① 37.3 L　　② 39.2 L　　③ 42.0 L　　④ 50.4 L　　⑤ 56.0 L

(3) 反応後に得られる混合気体に含まれるオゾンの体積パーセント〔％〕として最も適当なものを〔解答群〕から 1 つ選べ。　14

14 の〔解答群〕

① 12.0 %　　② 16.7 %　　③ 22.2 %　　④ 30.0 %　　⑤ 45.8 %

問 4　次の記述 a〜d のうち，下線部の分子，イオン，または原子の物質量〔mol〕が等しい記述の組合せとして最も適当なものを〔解答群〕から 1 つ選べ。ただし，原子量は，H：1.00，C：12.0，N：14.0，O：16.0，Al：27.0，S：32.0，標準状態（0℃，1.013×10^5 Pa）における気体のモル体積は 22.4 L/mol，アボガドロ定数は $N_A=6.00\times10^{23}$ /mol とする。

15

　a　0.50 mol の酸化アルミニウムに含まれる<u>アルミニウムイオン</u>

　b　標準状態（0℃，1.013×10^5 Pa）で 5.60 L を占めるエタンに含まれる<u>炭素原子</u>

　c　6.80 g の<u>アンモニア分子</u>

　d　1.20×10^{24} 個の酸素原子を含む<u>硫酸イオン</u>

15 の〔解答群〕

① a と b　② a と c　③ a と d　④ b と c　⑤ b と d　⑥ c と d

3　物質の状態と変化に関する，次の問1〜問4に答えよ。

問1　次の酸化還元滴定の実験操作に関する，下の (1)〜(3) に答えよ。

(ア)ある濃度の過酸化水素水 5.00 mL を正確にコニカルビーカーにはかり取り，これに十分量の (イ)希硫酸を加えて酸性にした。0.050 mol/L の過マンガン酸カリウム水溶液を 25.0 mL 加えると溶液中に溶解する過酸化水素が過不足なく反応した。ただし，過酸化水素と過マンガン酸イオンは，硫酸酸性の水溶液中では以下のイオン反応式に従って反応する。

$$5H_2O_2 + 2MnO_4^- + 6H^+ \longrightarrow 5O_2 + 2Mn^{2+} + 8H_2O$$

(1) 下線部 (ア) で使用する実験器具の名称として最も適当ものを〔解答群〕から1つ選べ。
16

16　の〔解答群〕

① 滴下漏斗　　　　② ビュレット　　　　③ ホールピペット

④ メスシリンダー　　⑤ メスフラスコ

(2) 下線部 (イ) で加えた希硫酸に関する次の記述 a〜c について，それらの正誤の組合せとして最も適当なものを〔解答群〕から1つ選べ。　17

a　希硫酸を加えずに過酸化水素水に過マンガン酸カリウム水溶液を加えると，水に溶けにくい酸化マンガン(IV) MnO_2 の固体が反応液中に析出する。

b　希硫酸に変えて希塩酸を加えて酸性にすると，塩化物イオンと過マンガン酸イオンとが反応するため，過酸化水素水の濃度を正確に決定できなくなる。

c　希硫酸に変えて希硝酸を加えて酸性にしても，実験操作にまったく影響はない。

17　の〔解答群〕

	a	b	c
①	正	正	正
②	正	正	誤
③	正	誤	正
④	正	誤	誤
⑤	誤	正	正
⑥	誤	正	誤
⑦	誤	誤	正
⑧	誤	誤	誤

(3) 滴定された過酸化水素水のモル濃度〔mol/L〕として最も近いものを〔解答群〕から
1つ選べ。　18

18　の〔解答群〕

① 0.125 mol/L　　② 0.400 mol/L　　③ 0.625 mol/L

④ 0.750 mol/L　　⑤ 0.800 mol/L

問2　四酸化二窒素 N_2O_4 から二酸化窒素 NO_2 が生成する反応は吸熱反応であり，次の熱化
学方程式で表される。

$$N_2O_4(気) = 2NO_2(気) - 57.2\ kJ$$

次の図1は，四酸化二窒素 N_2O_4 を反応容器に入れて，T_1〔K〕に保って反応させたとき
の反応時間と二酸化窒素 NO_2 の生成量との関係を表すグラフである。この反応に関す
る，下の (1) と (2) に答えよ。

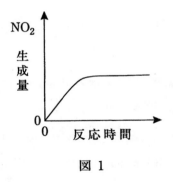

図 1

(1) 他の反応条件は変化させずに，温度だけを T_1〔K〕より高温である T_2〔K〕に保って，
四酸化二窒素を反応容器に入れて反応させた。このときの反応時間と NO_2 の生成量と
の関係を表すグラフとして最も適当なものを〔解答群〕から1つ選べ。　19

(2) 他の反応条件は変化させずに，活性化エネルギーを低下させる触媒とともに四酸化二窒素
を反応容器に入れて反応させた。このときの反応時間と NO_2 の生成量との関係を表す
グラフとして最も適当なものを〔解答群〕から1つ選べ。　20

19 , 20 の〔解答群〕

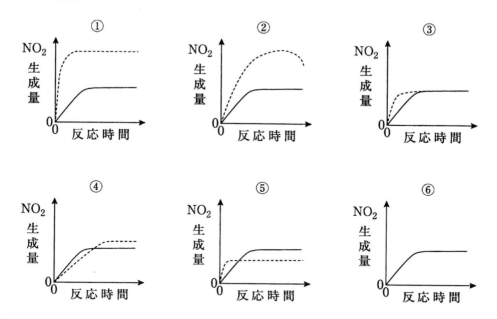

ただし，グラフ中の実線は T_1〔K〕のときの変化，点線は T_2〔K〕のときの変化を表している。また，T_1〔K〕のときの変化と T_2〔K〕のときの変化とが同じグラフで表されると考える場合には⑥を選べ。

問3　次の水溶液 a～c について，それらの pH の値が大きい順に並んでいる不等式として最も適当なものを〔解答群〕から 1 つ選べ。水溶液の温度は，すべて同じ温度に保たれている。 21

a　0.10 mol/L のアンモニア水溶液

b　0.20 mol/L の塩化アンモニウム水溶液

c　0.10 mol/L のアンモニア水溶液と 0.20 mol/L の塩化アンモニウム水溶液とを同体積ずつ混合した水溶液

21 の〔解答群〕

① a＞b＞c　　② a＞c＞b　　③ b＞a＞c

④ b＞c＞a　　⑤ c＞a＞b　　⑥ c＞b＞a

問4　次の図2は，塩化ナトリウムの結晶構造である。この結晶構造に関する下の記述 a～c
について，それらの正誤の組合せとして最も適当なものを〔解答群〕から1つ選べ。

22

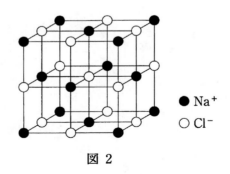

図 2

a　Na^+ は面心立方格子を形成している。

b　Cl^- は体心立方格子を形成している。

c　配位数（あるイオンを取り囲む反対符号のイオンの数）は6である。

22 の〔解答群〕

	a	b	c
①	正	正	正
②	正	正	誤
③	正	誤	正
④	正	誤	誤
⑤	誤	正	正
⑥	誤	正	誤
⑦	誤	誤	正
⑧	誤	誤	誤

4　無機物質および有機化合物の性質と反応に関する，次の問 1 と問 2 に答えよ。

問 1　次の (1)〜(5) の記述に最も適する非金属元素を〔解答群〕からそれぞれ 1 つずつ選べ。

(1)　その単体は常温・常圧で淡青色，特異臭のある気体である。　23

(2)　安定な単原子イオンが銅(Ⅱ)イオンと結合した化合物は黒色，亜鉛イオンと結合した化合物は白色，カドミウム(Ⅱ)イオンと結合した化合物は黄色の固体になる。　24

(3)　その単体はすべての物質の中で最も沸点が低いので，リニアモーターカーの超伝導体の冷却剤としても使われる。　25

(4)　その単体は水に溶けにくいが，この元素とカリウムとの化合物の水溶液には溶けて，褐色の溶液になる。　26

(5)　地殻中に 2 番目に多く存在する元素であるが，その単体は天然に産出しないので，工業的には産出する酸化物を電気炉中で還元して製造している。　27

23 〜 27 の〔解答群〕（重複選択不可）

① Ar　　② F　　③ He　　④ I
⑤ O　　⑥ P　　⑦ S　　⑧ Si

問 2　次の記述中の化合物 A〜E に最も適する有機化合物の化学式を〔解答群〕からそれぞれ 1 つずつ選べ。

　　炭化カルシウム CaC_2 を水に加えると，化合物 A が気体として発生し，水溶液には無機化合物 X が生成する。A に硫酸水銀(Ⅱ) $HgSO_4$ を触媒として水を付加させると，不安定な不飽和アルコールを経て，その構造異性体である化合物 B が生成する。生成した B を還元すると化合物 C が，酸化すると化合物 D が生成する。無機化合物 X の水溶液に D を加えると，溶液中に無機化合物 Y が生じ，Y の固体結晶を乾留（空気を断って熱分解）すると化合物 E が生成する。B，C，E はヨードホルム反応を示し，B は銀鏡反応も示す。

　　　　A 28 ， B 29 ， C 30 ， D 31 ， E 32

28 〜 32 の〔解答群〕（重複選択不可）

① $HCOOH$　　② CH_3CHO　　③ CH_3COOH　　④ $CH \equiv CH$
⑤ C_2H_5OH　　⑥ $CH_2 = CH_2$　　⑦ CH_3COCH_3　　⑧ $HCHO$

生　物

問題

（2科目　120分）

一般Ａ

1　細胞に関する文章を読み，下記の問いに答えよ。

　すべての生物は細胞からなる。細胞の最外層は　ア　二重層とタンパク質からなる細胞膜で，タンパク質は固定されておらず自由に動くことができる。真核生物の場合，(a)細胞内に存在する細胞小器官を構成している生体膜も，細胞膜と同じような構造をしている。(b)植物細胞や菌類では，細胞膜の外側にさらに細胞壁があり，細胞の成長途中につくられる。

　細胞膜に存在するタンパク質は，(c)免疫にはたらくもの，(d)チャネルやポンプなど細胞内外の物質輸送にはたらくもの，ホルモンや神経伝達物質の受容体としてはたらくものなど，さまざまな種類がある。

問1　文章中の　ア　に当てはまる語句として正しいものを，①～⑤より1つ選んで番号を答えよ。　1

　　①　ステロイド　　　②　脂肪　　　　③　リン脂質

　　④　コラーゲン　　　⑤　インテグリン

問2　下線部（a）について，細胞小器官など細胞内の構造体のうち，生体膜からなるものを，①～⑤より2つ選んで番号を答えよ。　2

　　①　中心体　　　②　リソソーム　　　③　ゴルジ体

　　④　微小管　　　⑤　中間径フィラメント

問3　下線部（b）に関して，細胞壁についての記述として正しいものを，①～④より1つ選んで番号を答えよ。　3

　　①　植物細胞の細胞壁は多糖類が主成分である。

　　②　細胞壁は半透性の性質をもつ。

　　③　植物細胞の細胞壁は酢酸カーミンによって赤色に染色される。

　　④　原核生物に細胞壁をもつ種はない。

問 4　下線部（c）に関して，免疫にはたらく膜タンパク質についての記述として**誤っている**ものを，①～④より 1 つ選んで番号を答えよ。　4

　　①　T 細胞は T 細胞受容体で抗原提示を受ける。

　　②　B 細胞にある B 細胞受容体は，免疫グロブリンの 1 つである。

　　③　ヒトの MHC のことはとくに HLA とよぶ。

　　④　赤血球の細胞表面にはトル様受容体がある。

問 5　下線部（d）に関連して，ヒトの赤血球を用いた次の実験1～実験3をもとに，以下の問いに答えよ。

　　＜実験1＞　血液を採取してすぐに赤血球を取り出し，エネルギー源を含まない生理的塩類溶液に入れ，4℃で数日間放置した。赤血球内の K^+ 濃度を測定すると，採取直後よりも低下していた。

　　＜実験2＞　温度を 4℃ から 37℃ に上げてから 12 時間は赤血球内の K^+ 濃度は上昇したが，24 時間後には 4℃ のときと同じ濃度に戻った。

　　＜実験3＞　24 時間後に物質 X を添加すると赤血球内の K^+ 濃度が上昇した。

　　実験1～実験3の結果について，図1に示す。

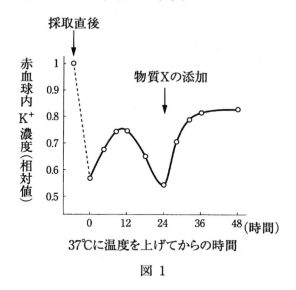

図 1

（1）実験1において，赤血球内の K^+ 濃度が低下したときに起きている現象として正しいものを，①～④より 1 つ選んで番号を答えよ。　5

　　①　Na^+ が細胞外から細胞内へとナトリウムポンプを通って移動している。

　　②　K^+ が細胞内から細胞外へとナトリウムポンプを通って移動している。

　　③　電子伝達系がはたらいて ATP が合成されている。

　　④　赤血球内の酵素活性が低下している。

(2) 実験 2 において，赤血球内の K^+ 濃度が 12 時間後まで上昇した理由として正しいものを，①〜④より 1 つ選んで番号を答えよ。 ⬜6

① クエン酸回路の反応が進まなくなったから。

② 解糖系の反応が進むようになったから。

③ カリウムチャネルがはたらかなくなったから。

④ ナトリウムチャネルがはたらかなくなったから。

(3) 実験 3 において，物質 X として正しいものを，①〜⑤より 1 つ選んで番号を答えよ。 ⬜7

① Na^+ ② ADP   ③ ピルビン酸

④ クエン酸   ⑤ グルコース

⬜2 代謝に関する文章を読み，下記の問いに答えよ。

生物が生きていくためには，エネルギーが必要である。植物は ⬜ア エネルギーを吸収して ATP などの ⬜イ エネルギーに変換し，⬜イ エネルギーを消費して CO_2 と H_2O から有機物を合成している。これを炭酸同化という。さらに，O_2 を用いて有機物を分解してエネルギーを取り出し，再び ATP を合成している。これを呼吸という。呼吸で合成した ATP を分解して得た ⬜イ エネルギーは，さまざまな生命活動に利用される。有機物の分解により取り出したエネルギーの一部は ⬜ウ エネルギーとなり，生態系外へと出ていく。

植物の行う炭酸同化は光合成で，図 1 にその反応経路を示す。

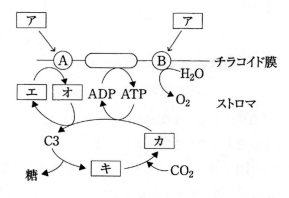

図 1

問1　文章中の ア ～ ウ に入る語句の組合せとして正しいものを，①～⑥より1つ選んで番号を答えよ。 8

	ア	イ	ウ
①	光	化学	熱
②	光	熱	化学
③	化学	熱	光
④	化学	光	熱
⑤	熱	光	化学
⑥	熱	化学	光

問2　図1中の エ ， オ に入る物質名の組合せとして正しいものを，①～⑥より1つ選んで番号を答えよ。 9

	エ	オ
①	NAD^+	NADH
②	NADH	NAD^+
③	$NADP^+$	NADPH
④	NADPH	$NADP^+$
⑤	FAD	$FADH_2$
⑥	$FADH_2$	FAD

問3　図1中の カ ， キ に当てはまる物質名の組合せとして正しいものを，①～④より1つ選んで番号を答えよ。 10

	カ	キ
①	グリセルアルデヒドリン酸（GAP）	リブロースビスリン酸（RuBP）
②	ホスホグリセリン酸（PGA）	グリセルアルデヒドリン酸（GAP）
③	リブロースビスリン酸（RuBP）	ホスホグリセリン酸（PGA）
④	ホスホグリセリン酸（PGA）	リブロースビスリン酸（RuBP）

問4　光合成の反応についての記述として正しいものを，①〜④より1つ選んで番号を答えよ。なお，A，B，　カ　，　キ　については，図1に示したものと同じである。　11

①　Aから放出された電子は，電子伝達系を経てBへと渡される。

②　H_2O の分解によって生じた e^- はBへと渡される。

③　　キ　から　カ　が合成されるときにも，ATPを消費する。

④　　カ　からC3化合物が合成される反応は，ルビスコによって触媒される。

問5　光合成には複数の光合成色素が関与している。ホウレンソウの葉に含まれる光合成色素を薄層クロマトグラフィーによって分画した。その結果，図2に示すように a〜e の斑が得られた。表1は図2の結果が得られた展開液，温度などの条件が等しい場合の，いくつかの光合成色素のRf値である。以下の問いに答えよ。

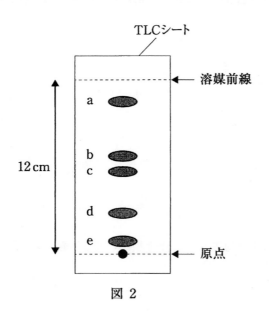

図 2

表 1

色素	Rf 値
ネオキサンチン	0.1〜0.2
ビオラキサンチン	0.2〜0.3
ルテイン	0.35〜0.4
クロロフィルb	0.4〜0.45
クロロフィルa	0.45〜0.55
カロテン	0.85〜0.9

(1) 薄層クロマトグラフィーの実験操作についての記述として正しいものを，①〜④より1つ選んで番号を答えよ。　12

①　ホウレンソウの葉から色素の抽出液をつくるときには，ジエチルエーテルやエタノールなどの有機溶媒を用いる。

②　展開液としては水とアセトンの混合液を用いる。

③　原点に抽出液をつけるときは，何度も繰り返すことなく1回だけつける。

④　展開液はTLCシートの原点が浸るくらいの量にする。

(2) 斑 a は原点から 10.2 cm の距離まで移動した。斑 a の光合成色素として適切なものを，①〜⑥より 1 つ選んで番号を答えよ。　13

① ネオキサンチン　　② ビオラキサンチン　　③ ルテイン

④ クロロフィル a　　⑤ クロロフィル b　　⑥ カロテン

(3) 斑 b は原点から 6 cm の距離まで移動した。斑 b の色として適切なものを，①〜④より 1 つ選んで番号を答えよ。　14

① 赤色　　② 黄色　　③ 青緑色　　④ 褐色

3　遺伝子の発現に関する文章を読み，下記の問いに答えよ。

遺伝情報は DNA に保存されている。DNA はヌクレオチドが多数連結した物質で，2 本のヌクレオチド鎖からなるらせん構造をとっている。DNA の塩基はアデニン (A)，グアニン (G)，シトシン (C)，チミン (T) の 4 種類である。細胞分裂に先立って DNA は(a)複製され，2 つの娘細胞に分配される。

遺伝子の発現の第一段階は(b)転写で，DNA の塩基配列を RNA に写しとる。RNA の塩基配列は 3 つで 1 つのアミノ酸を指定しており，この 3 つ組塩基を(c)コドンという。第二段階は翻訳で，コドンに対応したアミノ酸を連結していくことで，塩基配列からタンパク質のアミノ酸配列へと置き換えられる。

こうした遺伝子の発現の流れはすべての生物に共通であるが，(d)原核生物と真核生物では異なる点もある。

問 1　下線部 (a) の複製についての記述として正しいものを，①〜④より 1 つ選んで番号を答えよ。　15

① 複製は G_2 期に行われる。

② DNA ポリメラーゼは 5′ 末端に新しいヌクレオチドを結合させることで，DNA を伸長していく。

③ DNA ヘリカーゼによってプライマーが合成される。

④ 2 本鎖がほどける方向と同じ方向に伸長していくヌクレオチド鎖をリーディング鎖という。

問 2　下線部（b）の転写についての記述として**誤っているもの**を，①〜④より 1 つ選んで番号を答えよ。　16

　　①　転写開始点のトリプレットが指定するアミノ酸は必ずメチオニンである。

　　②　真核生物では基本転写因子も必要である。

　　③　真核生物では転写終了直後の mRNA より，細胞質中の mRNA の方が塩基数は少ない。

　　④　RNA ポリメラーゼがプロモーターに結合することで，転写が開始される。

問 3　下線部（c）について，アミノ酸を指定しているコドンは何種類あるか。正しいものを，①〜④より 1 つ選んで番号を答えよ。　17

　　①　20 種類　　　②　60 種類　　　③　61 種類　　　④　64 種類

問 4　下線部（d）について，図 1 は原核生物である大腸菌における転写・翻訳の様子を模式的に示したものである。以下の問いに答えよ。

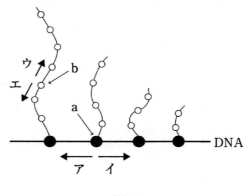

図 1

(1) 図 1 において，a の●，b の○は何を示しているか。組合せとして正しいものを，①〜④より 1 つ選んで番号を答えよ。　18

	a	b
①	リボソーム	RNA ポリメラーゼ
②	RNA ポリメラーゼ	リボソーム
③	DNA リガーゼ	RNA ポリメラーゼ
④	リボソーム	DNA リガーゼ

(2) a の移動方向（アかイか）と，b の移動方向（ウかエか）の組合せとして正しいものを，①〜④より 1 つ選んで番号を答えよ。 | 19 |

    ① ア，ウ   ② ア，エ   ③ イ，ウ   ④ イ，エ

(3) 図 1 のような様子は真核生物では見られない。その理由として最も適切なものを，①〜③より 1 つ選んで番号を答えよ。 | 20 |

  ① 真核生物の DNA は線状だから。

  ② 真核生物の DNA はヒストンに巻き付いているから。

  ③ 真核生物の DNA は核内にあるから。

問5 　図 2 に大腸菌の遺伝子 x の非鋳型鎖（センス鎖）における 21 番目から 24 番目のアミノ酸に対応している塩基配列を示した。この塩基配列に突然変異が生じた場合について，正しいものを①〜③より 1 つ選んで番号を答えよ。ただし，コドンの 1 番目が U，2 番目が C のときは 3 番目の塩基が何であっても同じアミノ酸を指定するものとする。 | 21 |

              1   5   10   塩基の番号

        5'—TCTCTACCTATC—3'

図 2

  ① 左から 2 番目の C と 3 番目の T の間に T が挿入された場合，21 番目と 22 番目のアミノ酸の種類は同じである。

  ② 左から 3 番目の T が欠失した場合，21 番目と 24 番目のアミノ酸の種類は異なる。

  ③ 左から 7 番目の C が T に置換した場合，23 番目のアミノ酸は 21 番目のアミノ酸とは異なる種類である。

4　　ヒトの組織に関する文章を読み，下記の問いに答えよ。

　　いくつかの細胞が集まって組織を形成しており，組織は大きく4つに分けられる。(a)上皮組織は，消化管などの内表面や体表面を覆っている組織で，細胞どうしが密着している。一方，(b)結合組織は細胞どうしが密着しておらず，細胞の間には細胞間物質とよばれる物質がある。(c)神経組織はニューロンからなり，細胞間の興奮の伝達に関与している。(d)筋組織は細長い筋繊維（筋細胞）からなり，収縮性をもち，運動に関与している。筋繊維内には多数の筋原繊維があり，　ア　から　ア　までをサルコメアという。サルコメアでは2つのアクチンフィラメントと1つのミオシンフィラメントが交互に規則正しく配列し積み重なっている。こうした組織が集まって器官をつくり，器官が集まって個体が完成する。

問1　下線部（a）について，上皮組織に属する細胞の説明として誤っているものを，①〜④より1つ選んで番号を答えよ。　22

　　①　気管の上皮細胞には繊毛がある。

　　②　小腸の上皮細胞は細胞どうしが密着結合によってぴったりとくっついている。

　　③　ヒトの皮膚の表面には角質層がある。

　　④　上皮組織の細胞はすべて外胚葉に由来する。

問2　下線部（b）について，結合組織に属する血液と骨の説明として正しいものを，①〜④より1つ選んで番号を答えよ。　23

　　①　血液中で最も多い細胞は白血球である。

　　②　血しょう中に含まれるタンパク質の多くは肝臓で合成される。

　　③　血液中のCa^{2+}濃度は，グルカゴンが骨に作用することで上昇する。

　　④　脊椎骨は内胚葉に由来する。

問3　下線部（c）に関して，以下の問いに答えよ。

（1）副交感神経の末端から放出される神経伝達物質として正しいものを，①〜⑥より1つ選んで番号を答えよ。　24

　　①　アドレナリン　　　　　②　ノルアドレナリン　　　③　グルタミン酸

　　④　GABA（γアミノ酪酸）　⑤　アセチルコリン　　　　⑥　セロトニン

(2) 興奮の伝導と伝達についての記述として正しいものを，①〜④より1つ選んで番号を答えよ。 25

① 同じ温度であれば，伝導速度は，軸索が太いものより細いものの方が大きい。

② 局所電流（活動電流）は，細胞外では興奮部から静止部へと流れる。

③ 神経伝達物質の放出には Ca^{2+} が必要である。

④ 神経伝達物質の受容体は細胞質中に存在する。

問4 下線部 (d) に関して，カエルの骨格筋を取り出し，左右を固定して電気刺激を与え最大の張力を発生させた。このときのサルコメアの長さと張力の関係は図1のようであった。以下の問いに答えよ。

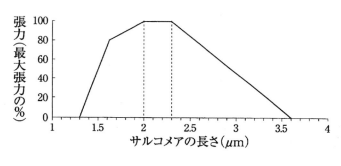

図 1

(1) 文章中の ア に入る語句として正しいものを，①〜⑤より1つ選んで番号を答えよ。 26

① Z膜　　② 基底膜　　③ H帯　　④ 終板　　⑤ T管

(2) 図1の結果より，アクチンフィラメント1本の長さが$1\,\mu m$とすると，ミオシンフィラメントの長さは何μmか。正しいものを①〜⑤より1つ選んで番号を答えよ。 27

① $1.3\,\mu m$　　② $1.6\,\mu m$　　③ $2.0\,\mu m$　　④ $2.3\,\mu m$

⑤ $3.6\,\mu m$

(3) 張力が50％のとき，暗帯の長さは何μmか。正しいものを①〜⑥より1つ選んで番号を答えよ。 28

① $0.3\,\mu m$　　② $0.6\,\mu m$　　③ $1.6\,\mu m$　　④ $2.0\,\mu m$

⑤ $2.3\,\mu m$　　⑥ $2.9\,\mu m$

5　　生態系に関する文章を読み，下記の問いに答えよ。

　生物の多様性には，□ア□多様性，□イ□多様性，生態系多様性と 3 つの階層がある。人間は生態系から食物や水のほか，建築資材や医薬品などの原料を得て生活している。地球環境は長い年数でみると大きく変化しているが，19 世紀以降は人間の活動によって環境が急激に変化しており，その変化に対応できない生物が絶滅の危機に瀕している。たとえば，現在，種名がつけられている生物はおよそ□ウ□種あり，その半分ほどを占める□エ□の 40 ％は減少しており，数十年で絶滅の可能性があるという研究結果もある。

問 1　文章中の□ア□，□イ□に入る語句の組合せとして正しいものを，①〜⑤より 1 つ選んで番号を答えよ。□29□

　　　　　　　ア　　　　　　　　イ
　①　種　　　　　　　　　個体群
　②　遺伝子　　　　　　　バイオーム
　③　遺伝子　　　　　　　種
　④　個体群　　　　　　　極相
　⑤　バイオーム　　　　　極相

問 2　文章中の□ウ□に入る数値として正しいものを，①〜⑤より 1 つ選んで番号を答えよ。□30□

　　①　10 万　　　②　100 万　　　③　200 万　　　④　1000 万　　　⑤　2000 万

問 3　文章中の□エ□に入る語句として正しいものを，①〜⑤より 1 つ選んで番号を答えよ。□31□

　　①　昆虫類　　　②　魚類　　　③　哺乳類　　　④　ハ虫類　　　⑤　貝類

問 4　下線部に関して，人工的な生物種の移動によって，生態系が大きく変化することがある。節足動物である種 A は外来生物で，池や河川などの淡水域で急激に個体数が増加する場合があり，問題となっている。種 A について次の実験 1〜実験 3 を行った。以下の問いに答えよ。

<実験1>　種Aは在来種のヤゴ（トンボの幼虫）やアカムシ（ユスリカの幼虫）などの動物のほか，水草など植物も摂食する雑食性である。水草は食べるため以外にも切断することが確認された。

<実験2>　同じ水槽を6つ用意し，3つには同量の水草を入れ（■■■），3つには水草を入れなかった（☐）。さらに種Aの食物となるヤゴとアカムシを入れ，種Aの個体数比を1：2：4と変えてしばらく放置した。その後，種Aの成長率（体重の増加率）を調べると図1のようであった。なお，種Aの個体数が多いほど，水草は多く切断され，ヤゴとアカムシは減少していた。

<実験3>　実験2と同じ大きさの水槽に，同数の種Aとヤゴとアカムシを入れ，人工の水草（種Aに切断されない）の密度を変えてしばらく放置した。その後，種Aの成長率を調べると図2のようであった。このとき，人工の水草の密度が高いほど，ヤゴとアカムシの生存率は高かった。なお，「対照」は人工の水草も食物もない場合である。

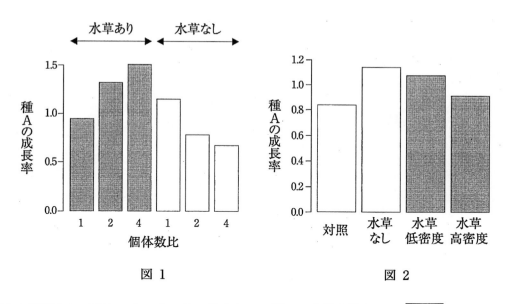

図1　　　　　　　　　　図2

(1) 図1の説明として正しいものを，①〜④より1つ選んで番号を答えよ。　32

　①　水草があるときは，個体群密度が高い方が成長率は低い。

　②　水草がないときは，個体群密度が低い方が成長率は高い。

　③　個体群密度が等しければ，水草がある方が成長率は高い。

　④　個体群密度が等しければ，水草がない方が成長率は高い。

(2) 図1のような結果が得られた理由として最も適切なものを，①～③より1つ選んで番号を答えよ。 ☐33

　① 水草がないときは，個体群密度が高くなるほど種Aの間で食物をめぐる競争が激しくなったため，成長率は低くなった。

　② 同じ個体群密度でも，水草があるときはヤゴやアカムシ以外に水草も食物にできるため，成長率は高くなった。

　③ 種Aの成長率は個体群密度によってのみ決まり，水草の有無は関係ないため。

(3) 図1と図2をふまえて，種Aの急激な増加を抑制し，在来種や環境を守る方法として正しいものを，①～④より1つ選んで番号を答えよ。 ☐34

　① 水草をすべて除去する。

　② ヤゴやアカムシなど種Aの食物となる動物を除去する。

　③ もともと生息している水草のなかで，種Aに切断されにくい水草を植える。

　④ 種Aの天敵となる動物を他の池や河川から運んできて導入する。

英 語

問題
(2科目　120分)

一般Ｂ

4年度

1　次の英文を読み下記の設問に答えなさい。

Microorganisms are also known as microbes. Over 95 percent of microbes are harmless, and many of them are （　1　） useful or even very good for us. The remaining 5 percent can cause illnesses such as colds, flu, and stomachaches. We often call microbes that harm us germs or bugs, but their scientific name is pathogens. (2)Microbes can enter our bodies in different ways, such as from the air, surfaces, water, food, and animals.

Many living things are made up of millions of cells, （　3　） bacteria consist of only one cell. They are unicellular. Cells are the smallest units of living matter, often called the building blocks of all living things. Some bacteria exist as single cells all the time; （　4　） bacteria cluster together in pairs, chains, or other groupings. Bacteria were （　5　） the first forms of life on Earth billions of years ago. They (6)were involved in creating the atmosphere that we breathe today.

There are thousands of different types of bacteria, but most of them are shaped like balls, rods, or spirals. Some bacteria also have parts called *flagella that look like little tails. They use flagella to push themselves through liquids. Some bacteria move around in water, in the air, or on passing animals. Some release a thin layer of *slime to *slither over, the way *slugs do. In addition, there are bacteria that always stay in roughly the same spot.

(7)Bacteria come in different shapes, but each cell has basically the same structure. Most have a thick outer covering called the cell wall that gives the cell its shape, like the *scaffolding around a building. Just inside the cell wall is the cell membrane. (8)This works like a gate to control what substances go in and out of the cell. Many bacteria also have *pili along their surface. Pili are like little hairs that (9)［bacteria / cling / help / to］ surfaces. *Cytoplasm is the liquid that fills the cell.

(注) *flagella「鞭毛」　*slime「粘液」　*slither「くねくねと滑り進む」
*slug「ナメクジ」　*scaffolding「足場」　*pili「線毛」
*cytoplasm「細胞質」

（1）空欄（　1　）に当てはまる語として最も適当なものを，下記の①〜④の中から一つ選びなさい。

① actually　　② carelessly　　③ differently　　④ evenly

（2）下線部（2）の意味に最も近いものを，下記の①〜④の中から一つ選びなさい。

① It is unlikely that microbes will enter our bodies

② It is possible for microbes to enter our bodies

③ Microbes rarely invade our bodies

④ Our bodies prevent microbes from entering

（3）空欄（　3　）に当てはまる語として最も適当なものを，下記の①〜④の中から一つ選びなさい。

① but　　② so　　③ namely　　④ if

（4）空欄（　4　）に当てはまる語として最も適当なものを，下記の①〜④の中から一つ選びなさい。

① each　　② any　　③ every　　④ other

（5）空欄（　5　）に当てはまる語として最も適当なものを，下記の①〜④の中から一つ選びなさい。

① under　　② between　　③ during　　④ among

（6）下線部（6）の意味に最も近いものを，下記の①〜④の中から一つ選びなさい。

① contributed to　　　② had nothing to do with

③ were dependent on　　④ were indifferent to

（7）下線部（7）の意味に最も近いものを，下記の①〜④の中から一つ選びなさい。

① Bacteria are shaped into a strange form

② The shape of bacteria is different from that of microbes

③ There are various shapes of bacteria

④ Bacteria enter different organisms

（8）　下線部（8）の意味に最も近いものを，下記の①～④の中から一つ選びなさい。

①　This uses energy to make a gate

②　This has a similar function to a gate

③　This prefers the structure of a gate

④　This can change into a gate when required

（9）　(9) の〔　　　〕内の単語を並べ替えて意味の通る英文にするとき，並べ替えた単語のうち3番目にくるものを，下記の①～④の中から一つ選びなさい。

①　bacteria　　②　cling　　③　help　　④　to

（10）　本文の内容に**一致する**ものを，下記の①～④の中から一つ選びなさい。

①　Most microbes can cause various diseases.

②　Harmful microbes are called pathogens.

③　All bacteria have flagella, which they use to move around in water.

④　All bacteria have both cell walls and cell membranes.

2　次の各空欄に入れるのに最も適当なものを，それぞれ下記の①～④の中から一つ選びなさい。

(11)　A: What would you recommend?

B: (　　) beef stroganoff? It's the chef's special.

①　How come　　②　How about　　③　What for　　④　Whether to

(12)　A: How many brothers and sisters do you have, Tim?

B: I have two brothers. I wish I (　　) sisters, too.

①　had　　②　was　　③　am having　　④　were

(13)　A: Do you like *natto*?

B: No. I can't (　　) that smell and stickiness.

①　walk　　②　run　　③　sit　　④　stand

(14)　A: Our daughter is going to take the entrance exams for five private schools.

B: Entrance exams for elementary school? Is (　　) necessary to spend a lot of money on education at such an early age?

①　she　　②　this　　③　it　　④　there

(15)　A: What's the best way to get to Haneda Airport from here?

B: I suggest (　　) the monorail from Hamamatsucho.

①　taking　　②　takes　　③　for you took　　④　you are taken

(16)　A: Do you mind if I open the window?

B: Certainly (　　). It's better to let in fresh air.

①　minding　　②　mindful　　③　so　　④　not

3 　次の各空欄に入れるのに最も適当なものを，それぞれ下記の①～④の中から一つ選びなさい。

A mirror is a polished surface that reflects light. Most mirrors are （ 17 ） glass with a shiny layer of metal behind it. We use mirrors in our homes and cars, and mirrors are also found in many scientific instruments （ 18 ） microscopes. Much bigger mirrors are used in telescopes and in solar power stations.

（ 19 ） you put an object (say, a mug) in front of a flat mirror, you see its image in the mirror. The image is reversed, but it is the same size as the mug. When you see your face in the mirror, it is （ 20 ） reversed, so you see a slightly different face to how other people see you.

Not all mirrors are flat. *Convex mirrors are curved outwards. They make things （ 21 ） smaller but give you a wider view. They are often used as driving mirrors in cars and security mirrors in shops. *Concave mirrors curve inwards. They are sometimes used as make-up or shaving mirrors, because they magnify things which are close.

　　（注） *convex mirror「凸面鏡」　　*concave mirror「凹面鏡」

(17) ① designed for ② produced by ③ built on ④ made of

(18) ① as for ② as such ③ such as ④ so far

(19) ① By ② If ③ So ④ Until

(20) ① also ② ever ③ either ④ quite

(21) ① looked ② looking ③ look ④ to look

数　学

問題

（2科目　120分）

一般B

4年度

1

(1) i を虚数単位とする。$3x^3 - 8x^2 + 28x - 3$ を $x^2 - 2x + 4$ で割った余りは $\boxed{アイ}x + \boxed{ウ}$ なので，$x = 1 + \sqrt{3}\,i$ のとき $3x^3 - 8x^2 + 23x - 3$ の値は $\boxed{エオ} + \boxed{カキ}\sqrt{3}\,i$ である。

(2) x, y を自然数とする。$xy = 24$ をみたす組 (x, y) は $\boxed{ク}$ 組ある。 また，$xy = 2x + 4y$ をみたす組 (x, y) の中で x が最大となるのは， $(x, y) = \left(\boxed{ケコ}, \boxed{サ}\right)$ である。

(3) $x > 0$ とする。$y = 2(\log_2 x)^2 + 5\log_2 x^2 + 16$ について，y の最小値は $\dfrac{\boxed{シ}}{\boxed{ス}}$ であり，

このときの x の値は $\dfrac{\sqrt{\boxed{セ}}}{\boxed{ソ}}$ である。

(4) $0 < \theta < \dfrac{\pi}{2}$ とする。$\tan\theta = 2\sqrt{6}$ のとき，$\cos\theta = \dfrac{\boxed{タ}}{\boxed{チ}}$，$\sin 2\theta = \dfrac{\boxed{ツ}\sqrt{\boxed{テ}}}{\boxed{トナ}}$ である。

2

1，2，3，4，5，6，7 の数字が 1 つずつ書かれた 7 枚のカードがある。

（1）　これらのカードをすべて左から右に 1 列に並べるとき，並べ方は全部で $\boxed{\text{ニヌネノ}}$ 通りある。このうち，奇数が書かれたカードが奇数番目にある並べ方は $\boxed{\text{ハヒフ}}$ 通り，偶数が書かれたカードが奇数番目にある並べ方は $\boxed{\text{ヘホマ}}$ 通りある。

（2）　これらのカードを左から右に 1 列に並べるとき，偶数が書かれたカードが隣り合わない確率は $\dfrac{\boxed{\text{ミ}}}{\boxed{\text{ム}}}$ であり，偶数が書かれたカードが隣り合わないという条件のもとで偶数が書かれたカードが偶数番目に並ぶ確率は $\dfrac{\boxed{\text{メ}}}{\boxed{\text{モヤ}}}$ である。

（3）　7 枚のカードから 3 枚を取り出すとき，取り出したカードに書かれた数字の合計が取り出されなかったカードに書かれた数字の合計より大きくなる確率は $\dfrac{\boxed{\text{ユ}}}{\boxed{\text{ヨ}}}$ である。

3

O を原点とする座標平面において，方程式 $x^2 + y^2 - 16x - 12y + 75 = 0$ の表す円を C とし，C の中心を A とする。

(1)　A の座標は $\left(\boxed{\text{ラ}}, \boxed{\text{リ}} \right)$，円 C の半径は $\boxed{\text{ル}}$ である。

(2)　k を実数の定数とする。直線 L を $3x - 4y = k$ とするとき，点 A と直線 L の距離は $\dfrac{|k|}{\boxed{\text{レ}}}$ と表され，直線 L が円 C と接するときの k の値は $\pm \boxed{\text{ロワ}}$ である。また，点 A を通り，L と直交する直線を L' とすると，L' は $y = \dfrac{\boxed{\text{ンあ}}}{\boxed{\text{い}}} x + \dfrac{\boxed{\text{うえ}}}{\boxed{\text{お}}}$ と表され，L' と C の交点の座標は $\left(\boxed{\text{か}}, \boxed{\text{きく}} \right)$，$\left(\boxed{\text{けこ}}, \boxed{\text{さ}} \right)$ である。

4

実数 x の関数を $f(x) = x^3 - 9x^2 + 24x$ とする。

(1) $f(x)$ は $x = \boxed{\text{し}}$ のとき極大値 $\boxed{\text{すせ}}$ をとり，$x = \boxed{\text{そ}}$ のとき極小値 $\boxed{\text{たち}}$ をとる。

(2) O を原点とする座標平面において，曲線 $y = f(x)$ の O における接線の方程式は $y = \boxed{\text{つて}}\,x$ であり，O を通り O を接点としない $y = f(x)$ の接線の方程式は $y = \dfrac{\boxed{\text{とな}}}{\boxed{\text{に}}}\,x$ である。

(3) $t > 0$ とする。$f(x)$ の $0 \le x \le t$ における最大値が極大値と等しくなるとき，定数 t のとり得る値の範囲は $\boxed{\text{ぬ}} \le t \le \boxed{\text{ね}}$ である。

化 学

問題
(2科目　120分)

一般B

4年度

---

1 物質の構成と構造に関する，次の問1～問5に答えよ。

問1　空気から純粋な窒素，酸素などの成分を分離するときに用いられている操作として最も適当なものを〔解答群〕から1つ選べ。　**1**

1 の〔解答群〕

① 再結晶　　② 昇華法　　　　　　　③ 抽出

④ 分留　　⑤ ペーパークロマトグラフィー　⑥ ろ過

問2　同じ電子配置をもつイオンの組合せとして最も適当なものを〔解答群〕から1つ選べ。
2

2 の〔解答群〕

① Al^{3+}, F^-　　② Al^{3+}, S^{2-}　　③ Br^-, Cl^-

④ Cl^-, Mg^{2+}　⑤ F^-, Li^+　　⑥ Na^+, Li^+

問3　イオンに関する次の記述 a〜c について，それらの正誤の組合せとして最も適当なものを〔解答群〕から1つ選べ。　3

a　原子の最外電子殻から1個の電子を取り去って1価の陽イオンにするときに放出されるエネルギーを（第一）イオン化エネルギーという。

b　原子が最外電子殻に1個の電子を受け取って1価の陰イオンになるときに必要なエネルギーを電気陰性度という。

c　元素の周期表で，同周期元素の原子を比較すると，電子親和力の値が最も大きい原子は17族元素の原子である。

3 の〔解答群〕

	a	b	c
①	正	正	正
②	正	正	誤
③	正	誤	正
④	正	誤	誤
⑤	誤	正	正
⑥	誤	正	誤
⑦	誤	誤	正
⑧	誤	誤	誤

問4　常温・常圧の状態で，展性・延性が最も大きい金属として最も適当なものを〔解答群〕から1つ選べ。　4

4 の〔解答群〕
① アルミニウム　② カリウム　③ 金　④ 銀
⑤ 鉄　⑥ 銅

問5　常温・常圧の状態で，共有結合の結晶（共有結合結晶）をつくる物質として最も適当なものを〔解答群〕から1つ選べ。　5

5 の〔解答群〕
① 亜鉛　② 塩化カリウム　③ 銀
④ ケイ素　⑤ 二酸化炭素　⑥ 硫酸アンモニウム

2　　化学の基本計算に関する，次の問 1〜問 4 に答えよ。

問 1　溶液の濃度に関する，次の (1)〜(3) に答えよ。ただし，水酸化ナトリウム NaOH の
　　　モル質量は 40.0 g/mol，標準状態（0 ℃，$1.013×10^5$ Pa）における気体のモル体積を
　　　22.4 L/mol とする。

　(1) 質量パーセント濃度が 8.00 ％ の水酸化ナトリウム水溶液 250 g に溶解しているナトリウム
　　　イオンの物質量〔mol〕として最も近いものを〔解答群〕から 1 つ選べ。　6

　　　6　の〔解答群〕

　　　　① 0.200 mol　　② 0.250 mol　　③ 0.500 mol

　　　　④ 0.800 mol　　⑤ 1.00 mol

　(2) 0.100 mol/L のアンモニア水 250 mL に，標準状態（0 ℃，$1.013×10^5$ Pa）で 336 mL
　　　を占めるアンモニア（気体）を通じて完全に溶解し，さらに水を加えて全体積が 400 mL
　　　の水溶液を調製した。このアンモニア水のモル濃度〔mol/L〕として最も近いものを〔解
　　　答群〕から 1 つ選べ。　7

　　　7　の〔解答群〕

　　　　① 0.100 mol/L　　② 0.125 mol/L　　③ 0.150 mol/L

　　　　④ 0.175 mol/L　　⑤ 0.200 mol/L

　(3) 質量パーセント濃度が 20.0 ％ の水酸化ナトリウム水溶液（密度 1.20 g/cm³）に水を加
　　　え，0.120 mol/L の水酸化ナトリウム水溶液 150 mL を調製するとき，必要な水酸化
　　　ナトリウム水溶液の体積〔mL〕として最も近いものを〔解答群〕から 1 つ選べ。　8

　　　8　の〔解答群〕

　　　　① 2.50 mL　　② 3.00 mL　　③ 3.60 mL　　④ 4.50 mL　　⑤ 6.00 mL

問 2　物質 A と物質 B の 2 種類の物質からなり，その質量比が A：B＝9：1 の組成である固体混合物 100 g がある。この混合物から再結晶によって，純粋な物質 A のみを回収する実験操作を行った。この実験操作に関する，下の文中の空欄 | 9 | ～ | 11 | に当てはまる数値として最も近いものをそれぞれの〔解答群〕から 1 つずつ選べ。ただし，図 1 は，固体 A，B の溶解度曲線であり，溶解度〔g/100 g 水〕は水 100 g に溶ける溶質の最大質量（g 単位）の数値である。また，A，B はいずれも無水塩として水溶液中から析出し，A，B は混合水溶液の溶質になっても，互いの溶解度に影響しないものとする。

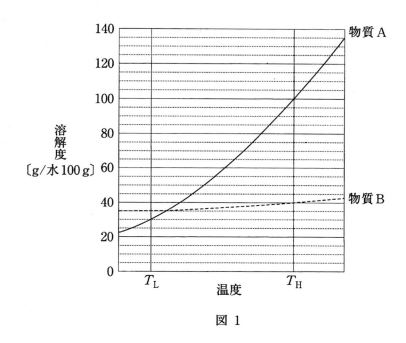

図 1

　　固体混合物 100 g を温度 T_H の水に完全に溶解するためには | 9 | g 以上の水が必要である。| 9 | g の水に固体混合物 100 g を溶解した水溶液の温度を T_H から T_L に冷却すると，純粋な物質 A の固体結晶が | 10 | g 析出した。さらに温度を T_L に保ち，析出した固体結晶 | 10 | g をろ過した。このときに得られたろ液中には，物質 A と物質 B が質量比で A：B＝ | 11 | ：1 の割合で溶解していた。

| 9 | の〔解答群〕

　　① 86　　　② 90　　　③ 100　　　④ 125　　　⑤ 180

| 10 | の〔解答群〕

　　① 55　　　② 63　　　③ 70　　　④ 78　　　⑤ 84

| 11 | の〔解答群〕

　　① 1.0　　　② 2.0　　　③ 2.7　　　④ 3.5　　　⑤ 4.2

問3　化学変化と量的関係に関する，次の (1)～(3) に答えよ。ただし，標準状態 （0℃，1.013×10^5 Pa) における気体のモル体積を 22.4 L/mol，原子量を O：16.0，Fe：56.0 とする。

　　鉄は工業的には，赤鉄鉱（主成分は Fe_2O_3）などの鉄鉱石をコークス（主成分は C），石灰石（主成分は $CaCO_3$）とともに溶鉱炉に入れ，溶鉱炉の下部から熱風を吹き込んで製造される。溶鉱炉内の赤鉄鉱はコークスから生成した一酸化炭素によって還元されて単体の鉄となる。このとき進行する化学変化は，以下の化学反応式で表すことができる。式中の $a \sim d$ は化学反応式の係数である。ただし，$a \sim d$ の中には，通常は省略される1も含まれている。また，溶鉱炉中において Fe_2O_3 は CO 以外の物質とは反応しないものとする。

$$a\ Fe_2O_3 + b\ CO \longrightarrow c\ Fe + d\ CO_2$$

(1) 化学反応式中の係数 $a \sim d$ の組合せとして最も適当なものを〔解答群〕から1つ選べ。　12

　12　の〔解答群〕

	a	b	c	d
①	1	2	1	2
②	1	2	2	2
③	1	3	2	3
④	2	1	2	1
⑤	2	3	4	3

(2) 純度100 % の鉄を 500 kg 製造するときに必要な一酸化炭素の体積〔L〕として最も適当なものを〔解答群〕から1つ選べ。ただし，解答する気体の体積は標準状態 （0℃，1.013×10^5 Pa) のときに占める体積とする。　13

　13　の〔解答群〕

① 　1.00×10^5 L　　② 　2.00×10^5 L　　③ 　3.00×10^5 L

④ 　4.00×10^5 L　　⑤ 　5.00×10^5 L

(3) 純度 100 ％ の鉄を 500 kg 製造するときに必要な赤鉄鉱の質量〔kg〕として最も適当な
ものを〔解答群〕から 1 つ選べ。ただし，用いる赤鉄鉱中に含まれる Fe_2O_3 の含有率
（質量パーセント）は 84.0 ％ であり，この赤鉄鉱に含まれる Fe_2O_3 以外の不純物には
鉄原子が含まれていないものとする。 　14　

　14　 の〔解答群〕

① 640 kg 　　② 714 kg 　　③ 800 kg 　　④ 850 kg 　　⑤ 975 kg

問4　次の記述 a～c について，下線部のイオン，原子，または分子の物質量〔mol〕が大きい
順に並んでいる不等式として最も適当なものを〔解答群〕から 1 つ選べ。ただし，原子量
は，H：1.00，C：12.0，O：16.0，標準状態（0 ℃，1.013×10^5 Pa）における気体のモル
体積を 22.4 L/mol，アボガドロ定数を $N_A = 6.00 \times 10^{23}$ /mol とする。 　15　

　a　3.00 g のヘプタン C_7H_{16} に含まれる<u>水素原子</u>

　b　3.00×10^{23} 個の酸素原子を含む<u>酢酸イオン</u>

　c　標準状態（0 ℃，1.013×10^5 Pa）で 6.72 L を占める二酸化炭素に含まれる<u>酸素原子</u>

　15　 の〔解答群〕

① a＞b＞c 　　② a＞c＞b 　　③ b＞a＞c

④ b＞c＞a 　　⑤ c＞a＞b 　　⑥ c＞b＞a

3　物質の状態と変化に関する，次の問 1～問 4 に答えよ。

問1　次の中和滴定の実験操作 1～4 に関する，下の (1)～(3) に答えよ。

操作1　ガラス器具 X に 0.100 mol/L の水酸化ナトリウム水溶液を入れ，滴定前にコッ
クを開け下端から少量の水酸化ナトリウム水溶液を流出させた。

操作2　濃度不明の酢酸 CH_3COOH 水溶液 10.0 mL を正確にコニカルビーカーにはかり
取り，これに 1～2 滴のフェノールフタレイン溶液を加えた。

操作3　ガラス器具 X に入れた水溶液の液面が，器具の目盛り 0 と一致するように水溶
液の量を調整した後，コニカルビーカーに入れた酢酸水溶液に水酸化ナトリウム
水溶液を少量ずつ滴下して振り混ぜた。

操作4　反応液がかすかに赤くなり，振り混ぜてもその色が消えなくなったところで
コックを閉じ，ガラス器具 X 内の液面の目盛りを読み取った。

　次の図1は，滴定後のガラス器具 X の液面を示したものである。このガラス器具 X の目盛りの最小値は 0.1 mL である。

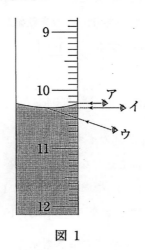

図 1

(1) ガラス器具 X の名称として最も適当ものを〔解答群〕から1つ選べ。　16

16 の〔解答群〕

① 滴下漏斗　　　② ビュレット　　　③ ホールピペット

④ メスシリンダー　　　⑤ メスフラスコ

(2) ガラス器具 X の使用方法に関する次の記述 a～c について，それらの正誤の組合せとして最も適当なものを〔解答群〕から1つ選べ。　17

a　操作1で内壁が乾いていて，かつ清浄なときには，そのまま水酸化ナトリウム水溶液を入れてもよい。

b　操作1で内壁が水で濡れているときには，使用する水酸化ナトリウム水溶液で内部を数回洗った後に同じ水溶液を入れる。

c　操作4で液面の目盛りを読むときには図1のイの方向から読む。

17 の〔解答群〕

	a	b	c
①	正	正	正
②	正	正	誤
③	正	誤	正
④	正	誤	誤
⑤	誤	正	正
⑥	誤	正	誤
⑦	誤	誤	正
⑧	誤	誤	誤

(3) 滴定された酢酸水溶液のモル濃度〔mol/L〕として最も近いものを〔解答群〕から 1 つ選べ。 18

18 の〔解答群〕

① 0.081 mol/L　② 0.087 mol/L　③ 0.097 mol/L

④ 0.102 mol/L　⑤ 0.103 mol/L

問 2　二酸化硫黄 SO_2 が酸化剤としてはたらいている化学反応式として最も適当なものを〔解答群〕から 1 つ選べ。 19

19 の〔解答群〕

① $SO_2 + CaO \longrightarrow CaSO_3$

② $SO_2 + Cl_2 + 2H_2O \longrightarrow H_2SO_4 + 2HCl$

③ $SO_2 + H_2O \longrightarrow H_2SO_3$

④ $SO_2 + 2H_2S \longrightarrow 3S + 2H_2O$

⑤ $SO_2 + 2NaOH \longrightarrow Na_2SO_3 + H_2O$

問 3　次の図 2 は，純溶媒 A および溶媒 A に少量の不揮発性の非電解質を完全に溶解した溶液 B をそれぞれ単位時間あたりの吸熱量が一定になるように冷却したときの冷却時間と温度の関係を表したグラフである。このグラフに関する次の (1) と (2) に答えよ。

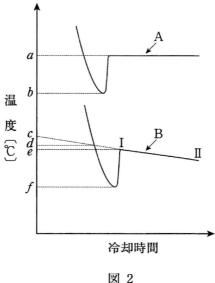

図 2

(1) 一般に，溶液の凝固点は純溶媒の凝固点より低くなる。この現象を凝固点降下といい，純溶媒の凝固点と溶液の凝固点の差を凝固点降下度という。純溶媒と溶液の温度〔℃〕を図2中の $a \sim f$ で表すとき，溶液Bの凝固点降下度〔K〕として最も適当なものを〔解答群〕から1つ選べ。　20

20 の〔解答群〕

① $a-c$ 　　② $a-d$ 　　③ $a-e$ 　　④ $a-f$

⑤ $b-c$ 　　⑥ $b-d$ 　　⑦ $b-e$ 　　⑧ $b-f$

(2) 図2のグラフに関する次の記述 a〜c について，それらの正誤の組合せとして最も適当なものを〔解答群〕から1つ選べ。　21

　a　純溶媒Aが，温度 a〔℃〕で一定温度になっているときには，すべての液体が凝固しており，固体状態のAのみが存在する。

　b　溶液Bを冷却したときに，グラフ上のⅠ〜Ⅱの区間で温度が低下しているのは，溶液濃度が上昇して凝固点降下が進行するためである。

　c　希薄な（0.1 mol/kg 未満）溶液Bの凝固点降下度〔K〕は，溶液の質量モル濃度〔mol/kg〕に比例する。

21 の〔解答群〕

	a	b	c
①	正	正	正
②	正	正	誤
③	正	誤	正
④	正	誤	誤
⑤	誤	正	正
⑥	誤	正	誤
⑦	誤	誤	正
⑧	誤	誤	誤

問4　次の図3は，塩化セシウム CsCl の結晶構造の単位格子を表している。この単位格子は立方体であり，その一辺の長さは 0.402 nm である。結晶中の Cs^+ のイオン半径を 0.181 nm とするとき，Cl^- のイオン半径〔nm〕として最も適当なものを〔解答群〕から1つ選べ。ただし，イオンはすべて歪みのない球であり，最も近い位置に存在するイオンどうしは互いに接しているものとする。また，必要であれば，$\sqrt{2}=1.41$，$\sqrt{3}=1.73$，$\sqrt{5}=2.24$ を用いて計算せよ。　22

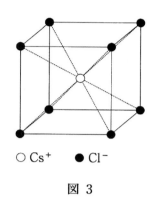

○ Cs^+　● Cl^-

図 3

22 の〔解答群〕

① 0.102 nm 　② 0.135 nm 　③ 0.167 nm 　④ 0.186 nm

⑤ 0.204 nm 　⑥ 0.221 nm 　⑦ 0.277 nm 　⑧ 0.333 nm

4 無機物質および有機化合物の性質と反応に関する，次の問1と問2に答えよ。

問1　次の (1)〜(5) の記述に最も適する無機物質を〔解答群〕からそれぞれ1つずつ選べ。

(1) その水溶液はガラスの主成分である二酸化ケイ素を溶かすため，ポリエチレン容器に保存される。　23

(2) 水に溶けにくい白色の固体であるが，希塩酸，アンモニア水，水酸化ナトリウム水溶液のいずれにも溶解して無色の水溶液になる。　24

(3) 酸化剤・還元剤の両方のはたらきをし，さらに水に溶けるとその水溶液が酸性を示すので，酸性雨の原因物質でもある。　25

(4) 工業的にはアンモニアソーダ法で製造され，十水和物の固体結晶は乾いた空気中に放置すると風解する性質をもつ。　26

(5) 水に溶けにくく，酸とも反応しにくい安定な物質であり，X 線を吸収する性質があるので，レントゲン撮影の造影剤としても使われる。　27

23 ～ 27 の〔解答群〕（重複選択不可）

① Al(OH)$_3$　　② BaSO$_4$　　③ HF　　④ H$_2$O$_2$

⑤ NH$_3$　　⑥ Na$_2$CO$_3$　　⑦ SO$_2$　　⑧ Zn(OH)$_2$

問2　次の (1)～(5) の記述に最も適する芳香族化合物の化学式を〔解答群〕からそれぞれ 1 つずつ選べ。

(1) 環状構造を構成する炭素原子に結合する H 原子の 1 つを Br 原子に置換した化合物が 2 種類考えられる。　28

(2) 固体結晶に二酸化炭素を加熱・加圧しながら作用させると，サリチル酸のナトリウム塩が生じる。　29

(3) 触媒を用いてプロペン（プロピレン）とベンゼンを反応させたときに生じる化合物であり，フェノールの工業的製造法の中間体である。　30

(4) ある芳香族化合物を混酸と反応させたときに生じる弱酸性の化合物であり，さらに混酸との反応が進むとピクリン酸が生じる。　31

(5) 炭酸水素ナトリウム水溶液に気体を発生しながら溶解し，塩化鉄(Ⅲ)水溶液を加えると赤紫色に呈色する。　32

28 ～ 32 の〔解答群〕（重複選択不可）

① ベンゼン環 O-CO-CH$_3$ / COOH

② ベンゼン環 OH / NO$_2$

③ ベンゼン環 OH / COOCH$_3$

④ ベンゼン環 OH / COOH

⑤ ベンゼン環 NO$_2$

⑥ ベンゼン環 CH(CH$_3$)$_2$

⑦ ベンゼン環 ONa

⑧ ナフタレン

生　物

問題
（2科目　120分）

一般B

4年度

1　細胞に関する文章を読み，下記の問いに答えよ。

　生物を構成する単位は細胞で，(a)細胞の構成成分としては水が最も多くの割合を占め，他に(b)炭水化物，タンパク質，脂質，無機物などが含まれている。

　地球上には動物，植物，細菌類などさまざまな生物が生息している。(c)表1は，脊椎動物のA種，被子植物のB種，細菌類のC種における細胞の構造体ア～オを比較したものである。表中の＋は構造体が確認される場合，－は構造体が確認されない場合を意味している。

　ゾウリムシは単細胞の真核生物で，淡水中に生息している。ゾウリムシには構造体ウ，エはなく，大きさの異なるアが2つある。また，動物の細胞には見られない細胞口や(d)収縮胞などの構造がある。

表 1

種	構造体						
	ア	イ	中心体	ウ	エ	ゴルジ体	オ
i	＋	＋	－	＋	＋	＋	＋
ii	＋	＋	＋	－	－	＋	＋
iii	－	－	－	＋	－	－	＋

問1　下線部（a）について，動物細胞の構成成分として水の次に多い物質とその割合（重量比%）の組合せとして正しいものを，①～⑥より1つ選んで番号を答えよ。　□1

①　炭水化物：10%　　②　炭水化物：20%　　③　タンパク質：15%

④　タンパク質：30%　　⑤　脂質：5%　　⑥　脂質：25%

問2　下線部（b）について，炭水化物・タンパク質・脂質に共通する構成元素として正しいものを，①～⑤より1つ選んで番号を答えよ。　□2

①　C・O・N　　②　C・H・O　　③　C・H・O・S

④　C・H・O・P　　⑤　C・H・O・N・S・P

問3　下線部（c）に関して，表1のア〜オは【　】内に示した構造体のいずれかに当てはまる。以下の問いに答えよ。

【核，細胞壁，リボソーム，ミトコンドリア，葉緑体】

(1) 構造体オとして正しいものを，①〜⑤より1つ選んで番号を答えよ。　3

　　① 核　　② 細胞壁　　③ 葉緑体　　④ リボソーム　　⑤ ミトコンドリア

(2) 構造体ア〜オのうち，二重膜構造をもつものの組合せとして正しいものを，①〜④より1つ選んで番号を答えよ。　4

　　① ア，イ，ウ　　② ア，イ，エ　　③ イ，ウ，エ
　　④ イ，エ，オ

(3) 表1のi〜iiiとA種〜C種の組合せとして正しいものを，①〜⑥より1つ選んで番号を答えよ。　5

	i	ii	iii
①	A種	B種	C種
②	A種	C種	B種
③	B種	A種	C種
④	B種	C種	A種
⑤	C種	A種	B種
⑥	C種	B種	A種

問4　下線部（d）について，ゾウリムシを蒸留水，さまざまな濃度の食塩水に入れ，収縮胞の収縮周期を測定した。以下の問いに答えよ。

(1) ゾウリムシの収縮胞のはたらきは，ヒトのどの器官に該当するか。正しいものを，①〜⑦より1つ選んで番号を答えよ。　6

　　① 心臓　　② 肺　　③ 小腸　　④ 骨格筋　　⑤ 肝臓
　　⑥ 脳　　⑦ 腎臓

(2) 食塩水の濃度と収縮胞の収縮周期の関係を示したグラフとして正しいものを，①〜④より 1 つ選んで番号を答えよ。　7

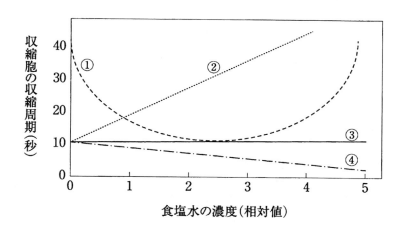

2　代謝に関する文章を読み，下記の問いに答えよ。

　生物の体内で起こるさまざまな化学反応を代謝という。代謝は (a)同化と異化に分けられ，代謝におけるエネルギーのやりとりには (b)ATP が用いられる。

　ヒトは空気を吸い込んで肺で酸素を取り込み，二酸化炭素を排出している。これは，細胞内で起こる異化の主要な反応である (c)呼吸で，酸素を消費して呼吸基質を二酸化炭素と水に完全に分解しているからである。(d)呼吸基質にはグルコースだけでなく，タンパク質や脂肪も用いられる。

問1　下線部 (a) の同化についての記述として正しいものを，①〜④より 1 つ選んで番号を答えよ。　8

　①　植物の光合成では，チラコイド膜内で炭水化物が合成される。

　②　シアノバクテリアの光合成では，バクテリオクロロフィルが光を吸収する。

　③　植物の窒素同化では，エネルギーを用いずにアミノ酸が合成される。

　④　化学合成細菌は，無機物の酸化により得たエネルギーで ATP を合成する。

問2　下線部 (b) について，次の a〜c の現象のうち，直接 ATP を利用するものを過不足なく選んだものを，①〜④より1つ選んで番号を答えよ。　9

　　　a：細胞質流動（原形質流動）

　　　b：精子のべん毛運動

　　　c：カタラーゼによる過酸化水素の分解

　　　①　a, b　　　　②　a, c　　　　③　b, c　　　　④　a, b, c

問3　下線部 (c) について，ミトコンドリアでは電子伝達系を電子が流れるときに，H^+ をマトリックスから膜間腔に輸送する。H^+ は濃度勾配に従って膜間腔からマトリックスへと ATP 合成酵素を通って移動し，そのときに ATP が合成される。電子伝達系について調べるため，ミトコンドリアを細胞から取り出し，次の実験1〜実験2を行った。以下の問いに答えよ。

　　＜実験1＞　密閉容器を用い，リン酸の入った緩衝液（pH の変化を抑える溶液）にミトコンドリアを加えて懸濁液を作った。ミトコンドリアを加えてから2分後に十分量のコハク酸を添加したところ，酸素濃度は低下した。

　　＜実験2＞　5分後に ADP を添加したところ，10分後までは酸素濃度が大きく低下した。10分後からは酸素濃度は変化しなかった。

　　　以上の結果を図1に示した。

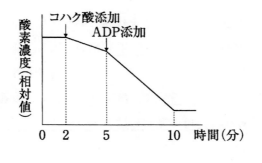

図　1

(1) コハク酸はクエン酸回路の中間代謝物である。実験1の結果が得られた理由として正しいものを，①〜③より1つ選んで番号を答えよ。　10

　　①　還元型補酵素が合成され電子伝達系がはたらくようになったから。

　　②　コハク酸と酸素が結合したから。

　　③　クエン酸回路で酸化型補酵素が合成されたから。

(2) 実験 2 の結果からわかることとして正しいものを，①〜③より 1 つ選んで番号を答えよ。
　　 11

　　① ATP 合成と電子伝達系の進行は関連していない。

　　② ATP 合成が進むと電子伝達系も進みやすくなる。

　　③ ATP 合成が進まないと電子伝達系は進みやすくなる。

(3) 10 分後の懸濁液にはコハク酸とリン酸が存在していたが，それ以降，酸素濃度は低下
　　しなかった。ここに，ある物質を添加すると酸素濃度は低下する。ある物質として正し
　　いものを，①〜④より 1 つ選んで番号を答えよ。　 12

　　① グルコース　　② クエン酸　　③ コハク酸　　④ ADP

問 4　下線部 (d) について，以下の問いに答えよ。

(1) 哺乳類において，タンパク質が呼吸基質として用いられた場合に生じる物質として**誤っ**
　　ているものを，①〜④より 1 つ選んで番号を答えよ。　 13

　　① 二酸化炭素　　② 水　　③ アンモニア　　④ 尿酸

(2) 脂肪が呼吸基質として用いられた場合の呼吸商として最も近いものを，①〜⑤より 1 つ
　　選んで番号を答えよ。　 14

　　① 0.6　　② 0.7　　③ 0.8　　④ 0.9　　⑤ 1.0

3 　遺伝と発生に関する文章を読み，下記の問いに答えよ。

　ショウジョウバエは (a)ゲノムの塩基配列がわかっている生物の 1 つで，遺伝子や発生のモデル生物として研究されている。

　ショウジョウバエの卵割は表面だけで起こるので表割とよばれる。これは，細胞質分裂を妨げる ア が卵の中央に局在しているためである。受精卵はまず (b)核分裂だけを行い，その後核は表面へと移動する。これらの核は卵の細胞質に存在した イ の影響を受けており，前方と後方の核では発現する遺伝子に違いが生じる。つまり，ショウジョウバエにおいて前後軸は受精前に決まっており，後方を決める イ は ウ mRNA である。さらに，複数の体節に分かれていくが，それには (c)分節遺伝子が順番通りにはたらくことが重要である。

問1　下線部 (a) に関して，ゲノムについての記述として正しいものを，①～④より 1 つ選んで番号を答えよ。　15

　　① 　ヒトのゲノムには 30 億個の遺伝子が存在する。

　　② 　ヒトのゲノム中には遺伝子ではない領域も含まれる。

　　③ 　ヒトの受精卵には 23 セット分のゲノムが含まれている。

　　④ 　ヒトの同性間では，ゲノムの塩基配列はすべて等しい。

問2　文章中の ア ～ ウ に入る語句の組合せとして正しいものを，①～⑥より 1 つ選んで番号を答えよ。　16

	ア	イ	ウ
①	中心体	母性因子	ナノス
②	中心体	形成体	ビコイド
③	卵膜	母性因子	ビコイド
④	卵膜	形成体	ナノス
⑤	卵黄	母性因子	ナノス
⑥	卵黄	形成体	ビコイド

問3　下線部 (b) に関して，動物の体細胞 (2n) における細胞分裂についての記述として正しいものを，①～④より 1 つ選んで番号を答えよ。　17

　　① 　前期には染色体が凝縮して太くなり，紡錘体が完成する。

　　② 　中期には染色体が縦裂して両極へ移動する。

　　③ 　後期には中心体が複製されて両極へ移動する。

　　④ 　終期には染色体は細い糸状になり，核膜や核小体が出現する。

問4　下線部（c）について，分節遺伝子 A，B，C が胚の発生にどのように関わりあっている
かを調べるため，実験を行った。以下の問いに答えよ。

　　＜実験1＞　同じ発生時期の胚において，遺伝子 A，B，C が発現している領域を調べた。
　　　　　　　その結果，図1の上のようであった。

　　＜実験2＞　実験1と同じ時期の胚である図1の（ⅰ）〜（ⅳ）の個体について，遺伝子 A
　　　　　　　の発現を調べたところ，図1の下のようであった。

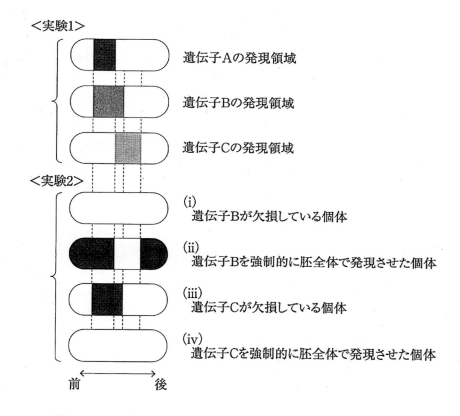

　　＜実験1＞では，各個体でのそれぞれの遺伝子の発現領域を色で示し，
　　＜実験2＞では，各個体での遺伝子 A の発現領域を黒色で示し，白い
　　部分は遺伝子 A の発現が見られなかったことを示している。

図 1

(1) 分節遺伝子のはたらく順として正しいものを，①〜⑥より1つ選んで番号を答えよ。
　　　18

　　① ギャップ → ペアルール → セグメントポラリティ

　　② ギャップ → セグメントポラリティ → ペアルール

　　③ ペアルール → セグメントポラリティ → ギャップ

　　④ ペアルール → ギャップ → セグメントポラリティ

　　⑤ セグメントポラリティ → ペアルール → ギャップ

　　⑥ セグメントポラリティ → ギャップ → ペアルール

(2) 分節遺伝子がコードするタンパク質のはたらきとして正しいものを，①〜④より1つ選んで番号を答えよ。　　19

　　① 別の遺伝子の転写調節領域に結合して，転写の調節を行う。

　　② 別の遺伝子のプロモーター領域に結合して，翻訳の促進を行う。

　　③ 別の遺伝子のオペレーター領域に結合して，転写の抑制を行う。

　　④ 別の遺伝子により合成されたmRNAに結合し，翻訳の促進を行う。

(3) 実験1，2より，遺伝子Aと遺伝子Bの関係として正しいものを，①〜④より1つ選んで番号を答えよ。　　20

　　① 遺伝子Aは遺伝子Bの発現を促進する。

　　② 遺伝子Aは遺伝子Bの発現を抑制する。

　　③ 遺伝子Bは遺伝子Aの発現を促進する。

　　④ 遺伝子Bは遺伝子Aの発現を抑制する。

(4) 実験1，2より，遺伝子Aと遺伝子Cの関係として正しいものを，①〜④より1つ選んで番号を答えよ。　　21

　　① 遺伝子Aは遺伝子Cの発現を促進する。

　　② 遺伝子Aは遺伝子Cの発現を抑制する。

　　③ 遺伝子Cは遺伝子Aの発現を促進する。

　　④ 遺伝子Cは遺伝子Aの発現を抑制する。

4 神経系に関する文章を読み，下記の問いに答えよ。

　神経系はニューロンとそれを取り巻く ア 細胞からなり，興奮して情報を伝える役割は
ニューロンが担っている。静止状態のニューロンの軸索では，膜電位は外側に対して内側
が イ となっている。これを静止電位という。静止状態の部位に ウ が流れてくる
と，(a)チャネルが開きイオンが移動することで膜電位が逆転する。そして，やや遅れて(b)チャ
ネルが開きイオンが移動することで膜電位は再び元に戻る。この一連の電位変化を活動電位と
いう。

　ヒトの神経系は，中枢神経系と末梢神経系に分けられる。(c)中枢神経系は脳と脊髄からな
り，脳はさらに大脳・中脳・小脳・間脳・延髄に分けられる。(d)間脳の視床下部は，恒常性の
維持における最高中枢としてはたらいている。

問1　文章中の ア ～ ウ に入る語句の組合せとして正しいものを，①〜⑥より1つ選
　　んで番号を答えよ。 22

	ア	イ	ウ
①	ランビエ	正	局所電流（活動電流）
②	ランビエ	負	局所電流
③	ランビエ	正	跳躍電流
④	グリア	負	跳躍電流
⑤	グリア	正	跳躍電流
⑥	グリア	負	局所電流

問2　下線部 (a)，(b) について，以下の問いに答えよ。

(1) (a) と (b) それぞれにおけるイオンの移動として正しいものを，①〜④より1つ選んで
　　番号を答えよ。 23

　　①　(a) は Na^+ が細胞外へ，(b) は K^+ が細胞内へ移動する。

　　②　(a) は Na^+ が細胞内へ，(b) は K^+ が細胞外へ移動する。

　　③　(a) は K^+ が細胞外へ，(b) は Na^+ が細胞内へ移動する。

　　④　(a) は K^+ が細胞内へ，(b) は Na^+ が細胞外へ移動する。

(2) (a) と (b) それぞれのチャネルは，一度反応した後はしばらく不活性な状態となるため，
　　新たな活動電位を発生しない。この時期を何というか。正しいものを，①〜④より1つ
　　選んで番号を答えよ。 24

　　①　不応期　　　②　弛緩期　　　③　潜伏期　　　④　臨界期

問3　下線部 (c) に関して，中枢神経系についての記述として正しいものを，①〜④より2つ選んで番号を答えよ。　25

    ① 大脳の皮質は灰白質であるが，脊髄の皮質は白質である。

    ② 大脳の髄質は灰白質であるが，脊髄の髄質は白質である。

    ③ 大脳・中脳・脊髄は反射の中枢としてはたらく。

    ④ 脊髄の背根は感覚神経が，腹根は運動神経が通る。

問4　下線部 (d) に関して，尿量は体内の浸透圧によって変化する。表1は健康なヒトの血しょう・原尿・尿成分の比較である。以下の問いに答えよ。

表 1

	血しょう (%)	原尿 (%)	尿 (%)
タンパク質	7〜9	0	0
グルコース	0.1	0.1	0
尿素	0.03	0.03	2
Na^+	0.3	0.3	0.35
クレアチニン	0.001	0.001	0.075

(1) タンパク質が尿中に含まれていない理由として正しいものを，①〜④より1つ選んで番号を答えよ。　26

    ① ボーマンのうから細尿管へと移動しないから。

    ② 糸球体からボーマンのうへと移動しないから。

    ③ 細尿管ですべて再吸収されるから。

    ④ 集合管ですべて再吸収されるから。

(2) 表1中の物質のなかで最も濃縮率が高いものを，①〜⑤より1つ選んで番号を答えよ。　27

    ① タンパク質　　② グルコース　　③ 尿素　　④ Na^+

    ⑤ クレアチニン

(3) 1日に1.5Lの尿が生成され，原尿が180L生成された。このときの尿素の再吸収量 (g) はいくらか。正しいものを，①〜⑥より1つ選んで番号を答えよ。なお，原尿，尿ともに1g/mLとする。　28

    ① 54 g　　② 30 g　　③ 24 g　　④ 5.4 g　　⑤ 3.0 g　　⑥ 2.4 g

5　生態系に関する文章を読み，下記の問いに答えよ。

　　陸上でどのような植生となるかは，主に降水量と平均気温によって決まる。火山の噴火後などの裸地には土壌がなく，最初に進入するのは ア など厳しい環境で生育できる植物である。その後，土壌の形成が進むにつれて，草原，森林と (a)遷移 が進行する。遷移が進行すると (b)日本では森林が成立する が，世界的にみると平均気温が十分でも降水量が少ない地域であれば イ や ウ となり，木本は少ないかほぼ見られない。植生によってそこに生育できる動物の種も決まるため， (c)温暖化により植生が変化する と，動物も含めて生態系には大きな影響が出る。

問1　文章中の ア にあてはまる植物とその特徴の組合せとして正しいものを，①〜④より1つ選んで番号を答えよ。 29

	植物	特徴
①	コケ植物	胞子で増える
②	コケ植物	クロロフィルをもたない
③	シダ植物	種子で増える
④	シダ植物	重複受精を行う

問2　下線部 (a) に関して，遷移についての記述として**誤っているもの**を，①〜④より1つ選んで番号を答えよ。 30

① 二次遷移は一次遷移より進行のスピードが速い。

② 二次遷移とは，土壌のあるところから進行する遷移である。

③ 湿性遷移とは，陸地から川や池に変化する遷移である。

④ 乾性遷移とは，水辺ではなく陸地から始まる遷移である。

問3　下線部 (b) に関して，日本の関東から九州にかけての平野部に成立する森林において，遷移が十分に進んだ状態の優占種として正しいものを，①〜⑥より1つ選んで番号を答えよ。 31

① スダジイ　　② トウヒ　　③ ブナ　　④ トドマツ

⑤ アコウ　　⑥ カエデ

問4 　文章中の イ ・ ウ にあてはまる語句の組合せとして正しいものを，①〜⑤より
1つ選んで番号を答えよ。 32

	イ	ウ
①	サバンナ	ステップ
②	サバンナ	マングローブ
③	ツンドラ	ステップ
④	ツンドラ	マングローブ
⑤	ステップ	マングローブ

問5 　下線部 (c) に関して，図1は日本における緯度と標高に伴うバイオームの分布を示した
ものである。海抜が100 m上昇すると0.6℃気温が低下することを考慮して，以下の問
いに答えよ。

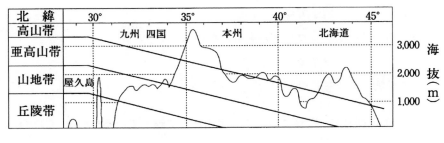

図 1

(1) 平均気温が3℃上昇すると，バイオームの境となる海抜は何m変化するか。正しいも
のを，①〜④より1つ選んで番号を答えよ。 33

① 100 m下がる 　　② 100 m上がる 　　③ 500 m下がる

④ 500 m上がる

(2) 緯度が1度上がると，バイオームの境となる海抜はおおよそ何m下がるか。正しいも
のを，①〜⑤より1つ選んで番号を答えよ。 34

① 10 m 　　② 170 m 　　③ 250 m 　　④ 500 m 　　⑤ 1000 m

英 語

問題
(2科目　120分)

一般C

4年度

1　次の英文を読み下記の設問に答えなさい。

Why is it that some people live to be over a hundred, while most of us die much sooner? Well, if your parents and grandparents lived a long time, you have a good chance of living a long time, too. (1)How long you live also depends on where you live. A person who lives in a city in a developed country will probably live longer than a person who lives in an area without access to clean water and healthy food.

(2)We have no control over our past relatives, and most people have little control over where they live. So what can you do to (3) more years to your life? You can make healthy choices. That means eating healthy foods and getting enough exercise.

Being overweight may make your life shorter because you (4)have a higher chance to have health problems. So, you can start by changing what you eat. Eat less red meat. (5), eat chicken or fish. Fish is really good for helping you live a longer life. You should also eat lots of vegetables and make sure you are getting all (6)[you / the vitamins / need / of]. And, of course, do not eat too much junk food.

You also need to get enough exercise. There are different types of exercise. Some exercise is good for the heart. If you (7)get out of breath when you exercise, it is good for your heart. Other types of exercise are good for making you stronger. Lifting weights is a good example. You should try to exercise for about thirty minutes every day.

(8)Along with taking care of your body, you also have to take care of your mind. Do not work too hard. Try to (9) and do something fun each day. If you follow these simple rules, you have a good chance of living a long time.

Reading for Speed and Fluency 3

（1） 下線部（1）の意味に最も近いものを，下記の①～④の中から一つ選びなさい。

① The place you live also has a lot to do with your lifestyle

② You should also decide where to live according to your age

③ It is also better not to live in the same place for many years

④ Your living environment also affects the length of your life

（2） 下線部（2）の意味に最も近いものを，下記の①～④の中から一つ選びなさい。

① We cannot be aware of what has already happened

② We are not allowed to forget past events

③ We cannot choose what family we are born into

④ It is impossible for us to meet our ancestors

（3） 空欄（ 3 ）に当てはまる単語として最も適当なものを，下記の①～④の中から一つ選びなさい。

① lose ② spend ③ add ④ count

（4） 下線部（4）の意味に最も近いものを，下記の①～④の中から一つ選びなさい。

① are more likely to have ② are slower to have

③ are more aware of having ④ are more distant from having

（5） 空欄（ 5 ）に当てはまる単語として最も適当なものを，下記の①～④の中から一つ選びなさい。

① Still ② Yet ③ Despite ④ Instead

（6） (6)の［　　］内の語（句）を並べ替えて意味の通る英文にするとき，並べ替えた語（句）のうち3番目にくるものを，下記の①～④の中から一つ選びなさい。

① you ② the vitamins ③ need ④ of

（7） 下線部（7）の意味として最も適当なものを，下記の①～④の中から一つ選びなさい。

① 息を切らす ② 息をひそめる

③ 呼吸を整える ④ 深呼吸をする

（8） 下線部（8）の意味に最も近いものを，下記の①～④の中から一つ選びなさい。

① In terms of ② In addition to

③ By means of ④ Except for

（9）空欄（　9　）に当てはまる単語として最も適当なものを，下記の①〜④の中から
一つ選びなさい。

① suffer　　　② relax　　　③ quit　　　④ exert

（10）本文の内容に**一致しない**ものを，下記の①〜④の中から一つ選びなさい。

①　Some people live much longer than others.

②　You should be careful not to eat too much red meat.

③　Exercising for half an hour a day is not enough to keep healthy.

④　It is not good for your health to work too hard.

2 　次の各空欄に入れるのに最も適当なものを，それぞれ下記の①〜④の中から一つ選び
なさい。

(11) A: That eight-year-old girl solved this math problem in five minutes.

B: Wow! That's (　　).

① early 　　② astonish 　　③ surprising 　　④ amazed

(12) A: (　　) come you went to work on Sunday?

B: There was an urgent meeting about how to spend the budget.

① Where 　　② What 　　③ Why 　　④ How

(13) A: You look (　　). What's up?

B: Nothing in particular. I just love this time of the year.

① happy 　　② happily 　　③ happiness 　　④ like happy

(14) A: Do you practice the guitar every day?

B: Yes, I practice every day no matter (　　).

① how I am busy 　　② how busy I am

③ busy how I am 　　④ I am how busy

(15) A: Well, then, goodbye. Take care of yourself.

B: Thank you very much for inviting me today. I'm looking forward (　　) you
again.

① see 　　② seeing 　　③ to see 　　④ to seeing

(16) A: What will you do tomorrow if it (　　)?

B: Maybe I'll watch movies at home most of the day.

① rains 　　② rainy 　　③ will rain 　　④ going to be rain

3　次の各空欄に入れるのに最も適当なものを，それぞれ下記の①〜④の中から一つ選びなさい。

Most *ecosystems are （　17　）— their different parts work together well. When people change one part of an ecosystem, they can damage other parts of it. Sometimes they damage the whole ecosystem. It is important to protect our ecosystems.

People change ecosystems in different ways. They cut down trees for wood, and they clear *grassland to build streets and homes. （　18　） plants to use for homes and food, animals in an ecosystem move away or die. People also *pollute ecosystems and this is dangerous for the plants and animals that live there.

When people catch animals for food, they change ecosystems, too. When fishermen take too many fish from the ocean, they damage ocean food chains. If new animals are brought into an ecosystem, they can （　19　） animals that already live there. For example, when farmers put *herds of cows or goats on grassland, these animals eat the grass and wild grassland animals starve.

Global warming is （　20　） temperatures on Earth are very slowly becoming warmer. Many scientists say that this is because gases like *carbon dioxide from factories, cars, and machines are changing Earth's atmosphere. When temperatures change, this can change ecosystems. （　21　）, when ocean temperatures get too warm, *corals slowly die.

(注)　*ecosystem「生態系」　　*grassland「草原，放牧地」　　*pollute「〜を汚染する」
　　　*herd「群れ」　　*carbon dioxide「二酸化炭素」　　*coral「サンゴ」

Caring for Our Planet

(17)　①　disturbed　②　incomplete　③　balanced　④　artificial

(18)　①　Without　②　Thanks to　③　In spite of　④　Unlike

(19)　①　accept　②　find　③　support　④　kill

(20)　①　what　②　before　③　occur　④　the way

(21)　①　However　②　For example　③　Moreover　④　On the other hand

数　学

問題
（2科目　120分）

一般C

4年度

$\boxed{1}$

(1)　$x = \sqrt{7 + \sqrt{48}}$ とする。x を2重根号を外して表すと $x = \boxed{ア} + \sqrt{\boxed{イ}}$ となる。また $x + \dfrac{1}{x} = \boxed{ウ}$, $x^3 + \dfrac{1}{x^3} = \boxed{エオ}$ となる。

(2)　事象 A が起きる確率は $\dfrac{2}{3}$, 事象 B が起きる確率は $\dfrac{3}{4}$ であり事象 A, B のうち少なくとも一方が起きる確率は $\dfrac{5}{6}$ であるという。

　このとき, 事象 A, B の両方が起きる確率は $\dfrac{\boxed{カ}}{\boxed{キク}}$ である。また, 事象 A が起きたとき事象 B が起きない確率は $\dfrac{\boxed{ケ}}{\boxed{コ}}$ である。

(3) AD∥BC で，AB $=8$，BC $=9$，CD $=7$，DA $=4$ である台形 ABCD において

$$\cos \angle ABC = \cfrac{\boxed{サ}}{\boxed{シ}}$$

であり，台形 ABCD の面積は $\boxed{スセ}\sqrt{\boxed{ソ}}$ である。

　また

$$BD = \boxed{タ}\sqrt{\boxed{チ}}$$

であり

$$\cos \angle BCD = \cfrac{\boxed{ツ}}{\boxed{テ}}$$

である。

(4) x は $-4 \leqq x \leqq -1$ のすべての実数値をとるとする。
$t = x^2 + 6x + 10$ とするとき

$$t = \left(x + \boxed{ト}\right)^2 + \boxed{ナ}$$

と変形することができるから，t のとり得る値の範囲は

$$\boxed{ニ} \leqq t \leqq \boxed{ヌ}$$

である。

　さらに，k を $k \geqq 3$ である定数とし

$$y = (x^2 + 6x + 10)^2 - 2k(x^2 + 6x + 10) + 18$$

とすると，y は $x = \boxed{ネノ}$ のとき最大値をとり，この最大値が9であれば $k = \boxed{ハ}$ である。

2

$0 \leqq x < 2\pi$ とする。 a, b を実数の定数とし

$$f(x) = a \sin x + b \cos x + 1$$

とする。

(1) $a = b = 1$ のとき

$$f(x) = \sqrt{\boxed{ヒ}} \sin\left(x + \frac{\boxed{フ}}{\boxed{ヘ}}\pi\right) + \boxed{ホ} \quad \left(\text{ただし,} \boxed{フ} < \boxed{ヘ}\right)$$

と表すことができるから，$f(x)$ のとり得る値の範囲は

$$\boxed{マ} - \sqrt{\boxed{ミ}} \leqq f(x) \leqq \boxed{マ} + \sqrt{\boxed{ミ}}$$

である。

(2) $a = 3, b = 4$ のとき

$$f(x) = \boxed{ム} \sin(x + \alpha) + \boxed{メ} \quad \left(\text{ただし,} \cos\alpha = \frac{\boxed{モ}}{\boxed{ヤ}}, \sin\alpha = \frac{\boxed{ユ}}{\boxed{ヨ}}\right)$$

と表すことができるから，$f(x)$ のとり得る値の範囲は

$$\boxed{ラリ} \leqq f(x) \leqq \boxed{ル}$$

である。

(3) $b = 1$ のとき，方程式 $f(x) = 5$ を満たす x の値が存在するための定数 a のとり得る値の範囲は

$$a \leqq -\sqrt{\boxed{レロ}}, \quad \sqrt{\boxed{レロ}} \leqq a$$

である。

3 x, y は自然数とするとき

（1）　$13x - 17y = 1$　……①

が成り立つとき，①を満たす自然数 x, y に対して，$x + y$ の最小値は $\boxed{\text{ワ}}$，小さい方から数えて3番目の値は $\boxed{\text{ンあ}}$ である。

また

$13x - 17y = 3$　……②

が成り立つとき，②を満たす自然数 x, y に対して，$x + y$ の最小値は $\boxed{\text{いう}}$，小さい方から数えて3番目の値は $\boxed{\text{えお}}$ である。

（2）　x, y は①を満たす自然数（ただし，$x + y \neq 7$）とし

$$P = \frac{(x - y + 7)^2}{x + y - 7}$$

とするとき，P の最小値は $\dfrac{\boxed{\text{かき}}}{\boxed{\text{くけ}}}$ となる。

4　　a を実数の定数とする。3 次曲線

　　　　$y = x(x - 1)(x - 3)$　……①

と直線

　　　　$y = ax$　……②

について

(1)　①，②が接するとき a の値は小さい順に 　こさ ，　し　 となるが，接点の座標は

　　$a =$ 　こさ　 のとき（　す ，　せそ ），　$a =$ 　し　 のとき（　た ，　ち ）となる。

　　　また，①，②が異なる 3 点で交わるとき，a のとり得る値の範囲は

　　　　　　　つて 　$< a <$　と ，　　な 　$< a$

　　である。

(2)　①，②が異なる 3 点で交わるとき，これら 3 点を x 座標の小さい順に A, B, C と

　　すると，点 B が線分 AC の中点になるときの a の値は $\dfrac{にぬ}{ね}$ である。

化　学

問題
（2科目　120分）

一般C

4年度

1　物質の構成と構造に関する，次の問1〜問5に答えよ。

問1　下の図は，海水から純水を分離するための蒸留装置である。この蒸留の実験操作として**適当ではないもの**を〔解答群〕から1つ選べ。　1

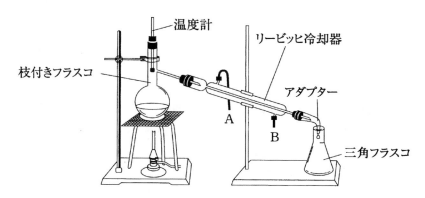

1 の〔解答群〕

① 海水が突発的に沸騰することを防ぐため沸騰石を入れる。

② 海水を入れる量は枝付きフラスコの半分以下にする。

③ 温度計の球部はフラスコの枝の付け根の付近にする。

④ リービッヒ冷却器に流す冷却水はAからBの向きに流す。

⑤ 三角フラスコとアダプターの間は密栓をしない。

問2　原子またはイオン中に含まれる粒子の数が互いに**等しくないもの**の組合せを〔解答群〕から1つ選べ。　2

2 の〔解答群〕

① ^{35}Cl と ^{37}Cl の陽子数　　　② ^{14}C と ^{16}O の中性子数

③ ^{40}Ar と ^{40}Ca の質量数　　　④ K^+ と S^{2-} の電子数

⑤ He と Ne の最外殻電子数　　　⑥ H と F の原子価

問 3　化学式が，分子式でなく組成式で表され，陽イオンと陰イオンの個数の比が 1：2 となる化合物を〔解答群〕から 1 つ選べ。　$\boxed{3}$

　$\boxed{3}$　の〔解答群〕

　　① 二酸化炭素　　　　② 酸化ナトリウム　　　③ 塩化カルシウム

　　④ 硫酸アンモニウム　⑤ 硝酸カリウム　　　　⑥ 炭酸マグネシウム

問 4　電気伝導性を示さない物質として最も適当なものを〔解答群〕から 1 つ選べ。　$\boxed{4}$

　$\boxed{4}$　の〔解答群〕

　　① アルミニウム　　② 黒鉛　　③ 融解した塩化ナトリウム

　　④ カルシウム　　　⑤ 白金　　⑥ 二酸化ケイ素

問 5　分子の形と極性に関する次の記述 a～c について，それらの正誤の組合せとして最も適当なものを〔解答群〕から 1 つ選べ。　$\boxed{5}$

　　a　水 H_2O 分子は直線形であるが，結合に極性があり，極性分子である。

　　b　アンモニア NH_3 分子は三角すい形であり，結合に極性があり，極性分子である。

　　c　メタン CH_4 分子は正四面体形であり，結合に極性がなく，無極性分子である。

　$\boxed{5}$　の〔解答群〕

	a	b	c
①	正	正	正
②	正	正	誤
③	正	誤	正
④	正	誤	誤
⑤	誤	正	正
⑥	誤	正	誤
⑦	誤	誤	正
⑧	誤	誤	誤

$\boxed{2}$　化学の基本計算に関する，次の問 1～問 4 に答えよ。

問 1　溶液の濃度に関する，次の (1)～(3) に答えよ。ただし，水酸化ナトリウム NaOH のモル質量は 40.0 g/mol，硫酸銅(Ⅱ) $CuSO_4$ のモル質量は 160 g/mol，水 H_2O のモル質量は 18.0 g/mol，硫酸 H_2SO_4 のモル質量は 98.0 g/mol とする。

(1) 0.100 mol/L の水酸化ナトリウム水溶液 250 mL に固体の水酸化ナトリウム 3.00 g を入れ溶解し，水で希釈して全量が 500 mL の水溶液を調製した。この水酸化ナトリウム水溶液のモル濃度〔mol/L〕として最も近いものを〔解答群〕から1つ選べ。 | 6 |

| 6 | の〔解答群〕

① 0.0500 mol/L ② 0.100 mol/L ③ 0.125 mol/L

④ 0.200 mol/L ⑤ 0.250 mol/L

(2) 5.00 g の硫酸銅(II)五水和物 $CuSO_4 \cdot 5H_2O$ を水に完全に溶解させて，質量パーセント濃度 8.00 ％の硫酸銅(II)水溶液を調製した。加えた水の質量〔g〕として最も近いものを〔解答群〕から1つ選べ。 | 7 |

| 7 | の〔解答群〕

① 35.0 g ② 36.8 g ③ 38.2 g ④ 40.0 g ⑤ 62.5 g

(3) 0.200 mol/L の硫酸 300 mL を調製するときに必要な質量パーセント濃度が 24.5 ％の硫酸（密度 1.20 g/cm^3）の体積〔mL〕として最も近いものを〔解答群〕から1つ選べ。 | 8 |

| 8 | の〔解答群〕

① 12.0 mL ② 20.0 mL ③ 24.0 mL ④ 28.8 mL ⑤ 40.0 mL

問2　固体の溶解に関する，次の空欄 | 9 | と | 10 | に当てはまる数値として最も近いものをそれぞれの〔解答群〕から1つずつ選べ。ただし，溶解度〔g/100 g 水〕は水 100 g に溶ける溶質の最大質量（g 単位）の数値である。

　　物質 X（無水塩）の水に対する溶解度は，70 ℃のときに 48.0〔g/100 g 水〕，10 ℃のときに 32.0〔g/100 g 水〕である。70 ℃において，質量パーセント濃度が 25.0 ％の物質 X の水溶液 200 g には，さらに最大 | 9 | g の物質 X を溶かすことができる。また，この質量パーセント濃度が 25.0 ％の物質 X の水溶液 200 g を 10 ℃に冷却すると，| 10 | g の物質 X（無水塩）が析出する。

| 9 | の〔解答群〕

① 11.0 ② 22.0 ③ 23.0 ④ 46.0 ⑤ 71.0

| 10 | の〔解答群〕

① 0 ② 1.00 ③ 2.00 ④ 14.0 ⑤ 18.0

問3 化学変化と量的関係に関する文中の空欄 $\boxed{11}$ ～ $\boxed{13}$ に当てはまる数値として最も近いものをそれぞれの〔解答群〕から1つずつ選べ。ただし，原子量は，Al：27.0，標準状態（0℃，$1.013×10^5$ Pa）における水素のモル体積を 22.4 L/mol とする。

　アルミニウムに希硫酸を加えて反応させると，水素を発生してアルミニウムが溶ける。このとき進行する化学変化は，次の化学反応式で表すことができる。a～c は化学反応式の係数であり，式中の係数 c の値は $\boxed{11}$ である。

$$a \text{ Al} + b \text{ H}_2\text{SO}_4 \longrightarrow \text{Al}_2(\text{SO}_4)_3 + c \text{ H}_2$$

　0.540 g のアルミニウムに 0.500 mol/L の硫酸 100 mL を加えて，反応が完全に進行したときに発生する水素の体積は，標準状態で $\boxed{12}$ L であり，1.08 g のアルミニウムに 0.500 mol/L の硫酸 100 mL を加えて，反応が完全に進行したときに発生する水素の体積は，標準状態で $\boxed{13}$ L である。

$\boxed{11}$ の〔解答群〕

① 1　　② 2　　③ 3　　④ 4　　⑤ 6

$\boxed{12}$ の〔解答群〕

① 0.448　　② 0.672　　③ 1.12　　④ 1.34　　⑤ 2.24

$\boxed{13}$ の〔解答群〕

① 0.448　　② 0.672　　③ 1.12　　④ 1.34　　⑤ 2.24

問4 次の記述 a～c について，下線部の原子，分子またはイオンの物質量が大きい順に並んでいる不等式として最も適当なものを〔解答群〕から1つ選べ。ただし，原子量は，Mg：24.0，Cl：35.5，標準状態（0℃，$1.013×10^5$ Pa）における気体のモル体積を 22.4 L/mol，アボガドロ定数を $N_A = 6.00×10^{23}$ /mol とする。 $\boxed{14}$

　a　$2.40×10^{23}$ 個の水素原子を含む<u>アンモニア分子</u>

　b　7.60 g の塩化マグネシウムに含まれる<u>塩化物イオン</u>

　c　標準状態で 1.40 L を占めるメタンに含まれる<u>水素原子</u>

$\boxed{14}$ の〔解答群〕

① a＞b＞c　　② a＞c＞b　　③ b＞a＞c

④ b＞c＞a　　⑤ c＞a＞b　　⑥ c＞b＞a

3　物質の変化に関する，次の問1～問4に答えよ。

問1　酸・塩基・塩に関する，次の (1)，(2) に答えよ。

(1) 0.020 mol/L の硫酸 50 mL と 0.020 mol/L の水酸化ナトリウム水溶液 50 mL を混合した溶液の 25 ℃における pH の値として，最も近いものを〔解答群〕から1つ選べ。ただし，すべての水溶液の密度は 1.0 g/cm^3 とする。　15

15 の〔解答群〕

①　2　　②　3　　③　4　　④　7　　⑤　12　　⑥　13

(2) 酢酸ナトリウムに関する，次の文中の空欄 (ア)，(イ) にあてはまる語句の組合せとして，最も適当なものを〔解答群〕から1つ選べ。　16

酢酸ナトリウム CH$_3$COONa は，水溶液中でほとんど完全に電離して，酢酸イオン CH$_3$COO$^-$ を生じる。酢酸イオン CH$_3$COO$^-$ は電離度の小さな弱酸の陰イオンなので，生じた酢酸イオン CH$_3$COO$^-$ の一部は水と反応して酢酸 CH$_3$COOH になり，このとき，水酸化物イオン OH$^-$ を生じるので塩基性を示す。

$$CH_3COO^- + H_2O \rightleftharpoons CH_3COOH + OH^-$$

この反応において，水 H$_2$O はブレンステッド・ローリーの定義による (ア) のはたらきをしている。

酢酸ナトリウム同様，正塩に分類されその水溶液が塩基性を示す塩には，他に (イ) などがある。

16 の〔解答群〕

	(ア)	(イ)
①	酸	NaHCO$_3$
②	酸	Na$_2$CO$_3$
③	酸	NH$_4$Cl
④	塩基	NaHCO$_3$
⑤	塩基	Na$_2$CO$_3$
⑥	塩基	NH$_4$Cl

問 2　アンモニア NH_3 は，工業的には，窒素 N_2 と水素 H_2 から合成される。

$$N_2（気）＋ 3H_2（気）＝ 2NH_3（気）＋ 92\,kJ$$

　　ある圧力，ある温度で反応させた場合の，アンモニアの生成量（mol）と反応開始からの時間の関係は，グラフ中に実線の曲線で表されている。

　　次の (1)，(2) のように条件を変えたときの生成量と時間の関係を点線の曲線で表すとそれぞれどのようになるか。最も適当なものを〔解答群〕からそれぞれ 1 つずつ選べ。

(1) 温度を一定に保って，圧力を高くする。　| 17 |

(2) 圧力・温度はそのままで，触媒を用いる。　| 18 |

| 17 |，| 18 | の〔解答群〕（重複選択不可）

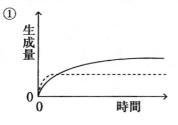
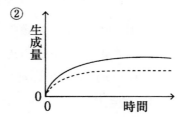
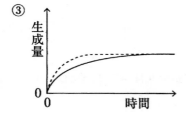
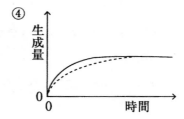
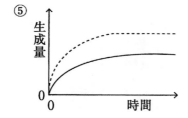
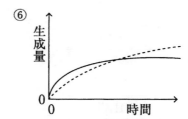

問3　酸化還元反応を利用した滴定実験に関する，次の (1)〜(3) に答えよ。

　　0.200 mol/L のシュウ酸 (COOH)$_2$ 水溶液 30.0 mL をホールピペットを用いて正確に
コニカルビーカーにはかり取り，少量の希硫酸を加えた。これをビュレットに入れた濃
度不明の二クロム酸カリウム K$_2$Cr$_2$O$_7$ 水溶液で滴定すると，終点までに 20.0 mL の滴下
が必要であった。

(1) 0.200 mol/L のシュウ酸 (COOH)$_2$ 水溶液 250 mL をつくるのに必要なシュウ酸二水和物
(COOH)$_2$・2H$_2$O の結晶の質量として最も適当なものを〔解答群〕から1つ選べ。ただ
し，シュウ酸 (COOH)$_2$ のモル質量は 90 g/mol，水 H$_2$O のモル質量は 18.0 g/mol とす
る。　19

19 の〔解答群〕

①　4.50 g　　　②　6.30 g　　　③　9.00 g　　　④　12.6 g

⑤　18.0 g　　　⑥　25.2 g

(2) 滴定実験から決定される二クロム酸カリウム K$_2$Cr$_2$O$_7$ 水溶液のモル濃度〔mol/L〕とし
て，最も近いものを下の〔解答群〕から1つ選べ。必要であれば，硫酸酸性溶液中の
二クロム酸イオンとシュウ酸が，酸化還元反応するときの次のイオン反応式を参考に
せよ。　20

$$\text{Cr}_2\text{O}_7{}^{2-} + 14\text{H}^+ + 6\text{e}^- \longrightarrow 2\text{Cr}^{3+} + 7\text{H}_2\text{O}$$

$$(\text{COOH})_2 \longrightarrow 2\text{CO}_2 + 2\text{H}^+ + 2\text{e}^-$$

20 の〔解答群〕

①　0.0500 mol/L　　　②　0.100 mol/L　　　③　0.200 mol/L

④　0.300 mol/L　　　⑤　0.600 mol/L　　　⑥　0.900 mol/L

(3) この滴定実験に関する次の a〜c について，正誤の組合せとして最も適当なものを
〔解答群〕から1つ選べ。　21

    a　二クロム酸カリウムのクロム原子の酸化数は，+6から+3に減少しているので，こ
      の反応において二クロム酸カリウムは還元剤である。

    b　この反応において，硫酸は酸化剤ではなく酸としてはたらいている。

    c　ホールピペット，コニカルビーカー，ビュレットのうち，水に濡れたまま用いてよ
      いのは，コニカルビーカーだけである。

21 の〔解答群〕

	a	b	c
①	正	正	正
②	正	正	誤
③	正	誤	正
④	正	誤	誤
⑤	誤	正	正
⑥	誤	正	誤
⑦	誤	誤	正
⑧	誤	誤	誤

問4　次の熱化学方程式を用いて，メタン CH_4 の生成熱を計算すると Q kJ/mol となる。
Q の値として最も適当なものを〔解答群〕から1つ選べ。　22

$$C(黒鉛) + O_2(気) = CO_2(気) + 394\,kJ$$

$$H_2(気) + \frac{1}{2}O_2(気) = H_2O(液) + 286\,kJ$$

$$CH_4(気) + 2O_2(気) = CO_2(気) + 2H_2O(液) + 891\,kJ$$

22 の〔解答群〕

    ① −1857　　② −211　　③ −75　　④ 75　　⑤ 211　　⑥ 1857

4　無機物質および有機化合物の性質と反応に関する，次の問 1～問 3 に答えよ。

問 1　次の (1)～(5) の記述に最も適する気体を〔解答群〕から 1 つずつ選べ。

(1) 銅に希硝酸を反応させると発生する。水に溶けにくい無色の気体で，空気中ですみやかに酸化され赤褐色になる。　23

(2) 無色，腐卵臭のある有毒な気体で，酢酸鉛水溶液に通じると黒色沈殿を生じる。　24

(3) 刺激臭をもつ黄緑色の有毒な気体で，この気体の水溶液を臭化カリウム水溶液に加えると，臭素が遊離する。　25

(4) 無色，刺激臭をもつ有毒な気体で，還元作用があるため紙や繊維などの漂白剤に用いられる。通常は還元剤としてはたらくが，硫化水素のような強い還元剤に対しては酸化剤としてはたらき，硫化水素の水溶液に吹き込むと白濁する。　26

(5) ホタル石に濃硫酸を加えて加熱すると発生する。この気体の水溶液は，ガラスの主成分である二酸化ケイ素を溶かすため，ポリエチレンのびんに保存される。　27

23 ～ 27 の〔解答群〕（重複選択不可）

① NO　　② NO_2　　③ F_2　　④ HF
⑤ Cl_2　　⑥ HCl　　⑦ H_2S　　⑧ SO_2

問 2　次の (1)～(3) の記述に最も適する脂肪族化合物を〔解答群〕から 1 つずつ選べ。

(1) 水溶液は酸性を示し，フェーリング液を加えて加熱すると，赤色沈殿を生じる。　28

(2) ヨードホルム反応は示すが，銀鏡反応は示さない。　29

(3) 臭素水に通じると赤褐色の溶液が無色になる。　30

28 ～ 30 の〔解答群〕（重複選択不可）

① エチレン　　　② エタノール　　③ ホルムアルデヒド
④ アセトアルデヒド　⑤ ギ酸　　　　⑥ 酢酸

問 3　次の (1)，(2) の記述に最も適する芳香族化合物を〔解答群〕から 1 つずつ選べ。

(1) 塩酸にも，水酸化ナトリウム水溶液にもほとんど溶けない。　31

(2) 炭酸水素ナトリウム水溶液に溶け，また，塩化鉄(Ⅲ)水溶液を加えると，赤紫色に呈色
する。　32

31 ，32 の〔解答群〕(重複選択不可)

①　OH

②　NO₂

③　NH₂

④　C–OH
　　　　　　　O

⑤　OH
　　　　　　　C–OH
　　　　　　　O

⑥　OH
　　　　　　　C–O–CH₃
　　　　　　　O

生　物

問題
（2科目　120分）

一般Ｃ

4年度

1　　細胞の構造に関する文章を読み，下記の問いに答えよ。

　a真核細胞においては，b細胞小器官とよばれる構造が観察され，それらは細胞が様々な機能を実現するうえでの一助となっている。例えば，　ア　では翻訳されたタンパク質の取りこみとゴルジ体への輸送が行われる。　イ　は物質の貯蔵や分解だけでなく，植物細胞の成長にも役立っている。

　細胞内外の環境は，リン脂質を主成分とする細胞膜によってしきられている。c細胞膜に付着している膜タンパク質は，物質の輸送や情報の受容，細胞同士の接着など，様々な働きを担っている。植物細胞においては，細胞膜の外側にセルロースを主成分とする細胞壁が観察される。細胞膜と細胞壁とでは，物質の透過性が異なるため，植物細胞を高張液に浸すと，d原形質分離が観察される。

問1　文章中の　ア　，　イ　に入る語句として正しいものを，①〜⑧より1つずつ選んで番号を答えよ。ア：　1　　イ：　2

①　液胞　　　　　　②　粗面小胞体　　　③　アミロプラスト
④　リソソーム　　　⑤　収縮胞　　　　　⑥　中心体
⑦　ミトコンドリア　⑧　リボソーム

問2　下線部aに関して，細胞は原核細胞と真核細胞とに大別される。この2つの細胞の相違点について述べた文として正しいものを，次の①〜④より1つ選んで番号を答えよ。
　3

①　真核細胞ではリボソームがみられるが，原核細胞ではみられない。
②　どちらの細胞も，染色体は核膜によって包まれている。
③　一般的に，真核細胞は原核細胞に比べると10倍以上大きい。
④　遺伝物質は，真核細胞ではDNAであるが，原核細胞ではRNAである。

問3　下線部bに関して，細胞小器官のうち，ミトコンドリアと葉緑体は，原核生物が共生したことによって生じたとされる（細胞内共生説）。この説について述べた文として正しいものを，次の①〜④より1つ選んで番号で答えよ。　4

①　まずシアノバクテリアを起源とするミトコンドリアが成立し，次に好気性細菌を起源とする葉緑体が成立した。

②　まずシアノバクテリアを起源とする葉緑体が成立し，次に好気性細菌を起源とするミトコンドリアが成立した。

③　まず好気性細菌を起源とするミトコンドリアが成立し，次にシアノバクテリアを起源とする葉緑体が成立した。

④　まず好気性細菌を起源とする葉緑体が成立し，次にシアノバクテリアを起源とするミトコンドリアが成立した。

問4　下線部cに関して，膜タンパク質の働きについて述べた文として正しいものを，次の①〜④より1つ選んで番号で答えよ。　5

①　アクアポリンは水の能動輸送に関わるチャネルである。

②　ナトリウムポンプは，ナトリウムイオンを細胞外から細胞内へ能動輸送する。

③　細胞接着に関わるカドヘリンは，カリウムイオン存在下で働くことが名前の由来となった。

④　受容体タンパク質は，ホルモンなどのシグナル分子を選択的に受容する。

問5　下線部 d に関して，次のような実験を行った。

＜実験＞　ユキノシタの葉の裏面表皮をはぎとり，そのはがした表皮片を20％のスクロース溶液に浸した。10分後に表皮片を顕微鏡で観察すると，原形質分離が起きているのが確認できた。

(1) 原形質分離が起きる理由を述べた文として正しいものを，次の①〜④より1つ選んで番号で答えよ。　6

　　①　全透性の細胞膜は水分子もスクロース分子も透過するが，半透性の細胞壁はスクロース分子のみを透過するから。

　　②　全透性の細胞膜は水分子もスクロース分子も透過するが，半透性の細胞壁は水分子のみを透過するから。

　　③　半透性の細胞膜は水分子のみを透過するが，全透性の細胞壁は水分子もスクロース分子も透過するから。

　　④　半透性の細胞膜はスクロース分子のみを透過するが，全透性の細胞壁は水分子もスクロース分子も透過するから。

(2) 原形質分離を起こした細胞の体積は，元の細胞の80％であった。このとき，元の細胞と等張なスクロース溶液の濃度として正しいものを，次の①〜④より1つ選んで番号で答えよ。　7

　　①　4％　　　②　9％　　　③　16％　　　④　25％

2　植物の窒素同化に関する文章を読み，下記の問いに答えよ。

　低分子の窒素化合物を外部から吸収し，ₐ生体に必要な有機窒素化合物を合成することを窒素同化という。植物の窒素同化は，ᵦ根から土壌中の硝酸イオンやアンモニウムイオンを吸収するところからスタートする。これらのイオンに含まれる窒素は，葉において ア と共に イ の合成に利用される。このようにして生じた イ の ウ は，α-ケトグルタル酸に受け渡されて ア が合成される。その後，アミノ基転移酵素の働きにより，様々なアミノ酸がつくられる。

問1　下線部aに関して，グリコーゲン，タンパク質，ATP の 3 つの物質が窒素を含むかどうかについて述べた文として正しいものを，次の①〜④より 1 つ選んで番号を答えよ。　8

　①　グリコーゲンとタンパク質は窒素を含む。
　②　タンパク質と ATP は窒素を含む。
　③　ATP とグリコーゲンは窒素を含む。
　④　いずれの物質も窒素を含む。

問2　下線部bに関して，以下の問いに答えよ。

(1) 土壌中の硝酸イオンやアンモニウムイオンの動態には，硝化細菌が関与している。硝化細菌の働きについて述べた文として正しいものを，次の①〜④より 1 つ選んで番号で答えよ。　9

　①　亜硝酸菌がアンモニウムイオンを亜硝酸イオンにし，それを硝酸菌が硝酸イオンにする。
　②　亜硝酸菌が硝酸イオンを亜硝酸イオンにし，それを硝酸菌がアンモニウムイオンにする。
　③　硝酸菌がアンモニウムイオンを亜硝酸イオンにし，それを亜硝酸菌が硝酸イオンにする。
　④　硝酸菌が硝酸イオンを亜硝酸イオンにし，それを亜硝酸菌がアンモニウムイオンにする。

(2) 細菌には，空気中の窒素からアンモニウムイオンなどに変換する窒素固定を行うものがいる。窒素固定能をもつ細菌として**適切ではないもの**を，次の①～④より1つ選んで番号で答えよ。 10

① 根粒菌　　② アゾトバクター　　③ アメーバ　　④ クロストリジウム

問3　文章中の ア ， イ に入る語句として正しいものを，①～⑥より1つずつ選んで番号を答えよ。ア： 11 　　イ： 12

① メチオニン　　　② グルタミン酸　　③ ロイシン

④ アスパラギン酸　⑤ イソロイシン　　⑥ グルタミン

問4　文章中の ウ にふさわしい官能基の名称と化学式として正しい組み合わせを，次の①～④より1つ選んで番号を答えよ。 13

	（名称）	（化学式）
①	カルボキシ基	$-NH_2$
②	カルボキシ基	$-COOH$
③	アミノ基	$-NH_2$
④	アミノ基	$-COOH$

問5　ある植物について，土壌からの窒素の吸収量を測定したところ，2.8 mgの窒素を土壌から吸収していた。また，この植物では，窒素同化によって17.8 mgのアミノ酸がつくられていた。仮にこの植物は1種類のアミノ酸しか合成できなかったとすると，そのアミノ酸として適切なものを，次の①～④より1つ選んで番号を答えよ。なお，原子量は H=1，C=12，N=14，O=16 とする。 14

① アラニン　$C_3H_7NO_2$

② グリシン　$C_2H_5NO_2$

③ セリン　$C_3H_7NO_3$

④ バリン　$C_5H_{11}NO_2$

3   遺伝子の発現に関する文章を読み，下記の問いに答えよ。

　　　ある生物の自らの体を形成・維持するのに必要な最小限の遺伝情報のことを　ア　という。a 真核生物の　ア　は，原核生物のものと比べると異なる点がいくつかあることが知られている。また，　ア　を構成する遺伝子は，b 発生段階と共に発現するものが変化することも知られている。

　　　真核生物は，様々な形で遺伝子発現の調節を行っている。例えば，c 転写の開始に際しては，DNA のクロマチンの構造が変化する必要がある。また，アクチベーターや　イ　と呼ばれる調節タンパク質は転写そのものを調節する。さらに，d 選択的スプライシングという，1 種類の mRNA 前駆体から 2 種類以上の mRNA がつくられるしくみもある。

問1　文章中の　ア　，　イ　に入る語句として正しいものを，①～⑧より1つずつ選んで番号を答えよ。ア：　15　　　イ：　16

　　　①　クローン　　　　②　遺伝子　　　　③　形質

　　　④　ゲノム　　　　　⑤　サイレンサー　　⑥　プロモーター

　　　⑦　リプレッサー　　⑧　エンハンサー

問2　下線部 a に関して，以下の問いに答えよ。

(1) ヒトと大腸菌の　ア　を比べたとき，「塩基対の数」が多いもの，「遺伝子として働かない部分の割合」が多いものは，それぞれどちらか。正しい組み合わせを，次の①～④より1つ選んで番号で答えよ。　17

　　　　（塩基対の数）　（遺伝子として働かない部分の割合）

　　　①　　ヒト　　　　　　　　　ヒト

　　　②　　ヒト　　　　　　　　　大腸菌

　　　③　　大腸菌　　　　　　　　ヒト

　　　④　　大腸菌　　　　　　　　大腸菌

(2) ある生物について，その DNA の長さが 500 万塩基対であり，遺伝子数が 3500 であることが分かった。この生物の DNA がすべて転写・翻訳されるものだとすると，この生物の 1 つの遺伝子からできるタンパク質は，平均して何個のアミノ酸からできていると考えられるか。最も近いものを，次の①～④より1つ選んで番号で答えよ。　18

　　　①　100　　　②　500　　　③　1500　　　④　4500

問3　下線部 b に関して，このことはだ腺染色体のパフを観察することで確認できる。パフ
　　　で合成されている物質と，パフの位置について正しい組み合わせを，次の①～④より 1 つ
　　　選んで番号で答えよ。　19

　　　　　　　（合成されている物質）　　　（パフの位置）
　　①　　　　　mRNA　　　　　　発生の過程で変化しない
　　②　　　　　mRNA　　　　　　発生の過程で変化する
　　③　　　　　DNA　　　　　　　発生の過程で変化しない
　　④　　　　　DNA　　　　　　　発生の過程で変化する

問4　下線部 c に関して，クロマチンという構造はヌクレオソームという基本構造からなる。
　　　ヌクレオソームの説明と，RNA ポリメラーゼが DNA に結合するときのクロマチンの変
　　　化について正しい組み合わせを，次の①～④より 1 つ選んで番号で答えよ。　20

　　　　　　　　（説明）　　　　　　　　　　　（変化）
　　①　ヒストンに DNA が巻きついた構造体　　　緩む
　　②　ヒストンに DNA が巻きついた構造体　　　凝縮する
　　③　DNA を構成する基本単位　　　　　　　　緩む
　　④　DNA を構成する基本単位　　　　　　　　凝縮する

問5　下線部 d に関して，下図は mRNA 前駆体の模式図である。この mRNA 前駆体からは，
　　　最大で何種類の mRNA がつくられるか。正しいものを，次の①～④より 1 つ選んで番号
　　　で答えよ。　21

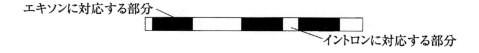

エキソンに対応する部分　　　　　　　　　　　　　　　　　イントロンに対応する部分

　　①　7 種類　　　②　8 種類　　　③　15 種類　　　④　16 種類

4　　ヒトの血液に関する文章を読み，下記の問いに答えよ。

　ヒトは _a血液を循環させることで体内の各組織に _b酸素や栄養分を運搬・供給している。もしも _c血管が破れてしまった場合には，速やかに止血の仕組みが働く。まず，_d血球のひとつである血小板が集合して血管の傷口を塞ぐ。その後，血液中などに存在する様々な血液凝固に関わる物質が活性化し，血液を固める。このとき，血しょう中に含まれる _eイオンが重要な働きをすることが知られている。

問1　下線部 a に関して，ヒトの血液以外の体液として正しいものを，次の①〜④より1つ選んで番号を答えよ。 22

① 組織液とリンパ液
② 組織液とリンガー液
③ リンパ液と等張液
④ リンガー液と等張液

問2　下線部 b に関して，以下の問いに答えよ。

(1) 赤血球に含まれている，酸素の運搬にかかわるタンパク質として正しいものを，次の①〜④より1つ選んで番号を答えよ。 23

① フィトクロム
② クロロフィル
③ ヘモシアニン
④ ヘモグロビン

(2) (1)のタンパク質に含まれている金属として正しいものを，次の①〜④より1つ選んで番号を答えよ。 24

① マグネシウム　　② 亜鉛　　③ 鉄　　④ 銅

問3　下線部 c に関して，血管の特徴について述べた文として正しいものを，次の①〜④より1つ選んで番号を答えよ。 25

① 動脈は，厚い横紋筋に覆われている。
② 静脈には，逆流を防ぐための弁がある。
③ 毛細血管は，薄い平滑筋からなる。
④ 内皮細胞は，毛細血管にしかみられない。

問4　下線部 d に関して，以下の問いに答えよ。

(1) 血液 1 mm^3 に含まれる数を，多い順に並べたものとして正しいものを，次の①～④より 1 つ選んで番号で答えよ。　26

　　① 赤血球，白血球，血小板

　　② 赤血球，血小板，白血球

　　③ 血小板，白血球，赤血球

　　④ 血小板，赤血球，白血球

(2) 平均的な直径を，大きい順に並べたものとして正しいものを，次の①～④より 1 つ選んで番号で答えよ。　27

　　① 白血球，赤血球，血小板

　　② 赤血球，白血球，血小板

　　③ 赤血球，血小板，白血球

　　④ 白血球，血小板，赤血球

問5　下線部 e に関して，血液凝固において重要な働きをするイオンとして正しいものを，次の①～④より 1 つ選んで番号で答えよ。　28

　　① アンモニウムイオン

　　② 水素イオン

　　③ カルシウムイオン

　　④ リチウムイオン

5　　生物種の共存に関する文章を読み，下記の問いに答えよ。

栄養段階や生活場所など，ある生物種が生態系で占める位置のことを　ア　といい，一般に，
ア　が重複する生物種間では a資源を巡る競争が起き，同じ場所に共存できないとされる。
すなわち，b多数の生物種が同じ場所に共存している場合，それらの生物種は互いに　ア　が
重ならないようにしていると考えられる。また，c食う–食われるの関係を通して生物種が共
存できるようなしくみも知られている。その例として，　イ　という生態系全体に大きな影
響を与えるような栄養段階上位の捕食者が知られている。

問1　　文章中の　ア　，　イ　に入る語句として正しいものを，①〜⑧より1つずつ選んで
　　　番号を答えよ。ア：　29　　　　イ：　30

　　①　適応度　　　②　順位　　　　　③　ヘルパー

　　④　ニッチ　　　⑤　キーストーン種　⑥　生態的同位種

　　⑦　生産者　　　⑧　縄張り

問2　　下線部aに関して，競争以外にも様々な種間関係が存在する。

（1）種間関係について述べた文として正しいものを，次の①〜④より1つ選んで番号を答
　　　えよ。　31

　　①　生活場所を同じくする2種のうち，一方が利益を得るが他方は利益を得ることも損
　　　　害を受けることもない関係を寄生という。

　　②　2種が独立して生活し，互いにほぼ影響を与え合わない関係を中立という。

　　③　生活場所を同じくする2種がともに利益を得る関係を社会性という。

　　④　一方の種が他方の種のからだの一部または全体を利用して生活する関係を，片利共
　　　　生という。

(2) 下図 I 〜 III は 3 種の生物（A，B，C）の種間関係を表した模式図である。各図における A と C の関係の組み合わせとして正しいものを，次の①〜⑧より 1 つ選んで番号で答えよ。ただし，＋は A が C に利益を与えていることを，－は A が C に損害を与えていることを表す。　32

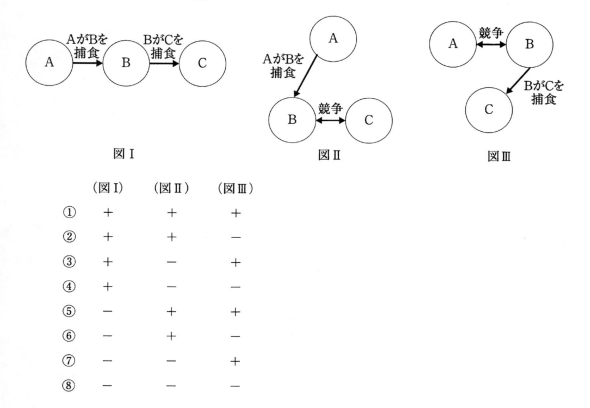

図 I　　　　　　　　　　図 II　　　　　　　　図 III

	（図 I）	（図 II）	（図 III）
①	＋	＋	＋
②	＋	＋	－
③	＋	－	＋
④	＋	－	－
⑤	－	＋	＋
⑥	－	＋	－
⑦	－	－	＋
⑧	－	－	－

問3　下線部 b に関して，このようなしくみで実現している共存の例について述べた文として正しいものを，次の①〜④より 1 つ選んで番号で答えよ。　33

① 2 種の川魚が，一方は川岸近くに，他方は川の中央部にすむことで共存している。これをすみわけという。

② ある 2 種の鳥は別々の島に生息している場合はくちばしの大きさがほぼ同じであるのに，同じ島に共存している場合はくちばしの大きさが変化して互いに異なるようになる。これをすみわけという。

③ 同じ植物を食べる 2 種の草食動物が，一方は昼間に食べ，他方は夜に食べることで共存している。これをくいわけという。

④ 同じ群れの 2 個体で，上位の個体が先にえさを食べ，下位の個体は後でえさを食べることで争いを避けている。これをくいわけという。

問4　下線部 c に関して，下図は食う−食われる関係にある 2 種の生物 (D, E) の個体数の変動を表したグラフである。このとき捕食者はどちらか，また個体数の絶対値が大きい方はどちらか。組み合わせとして正しいものを，次の①〜④より 1 つ選んで番号で答えよ。

　34

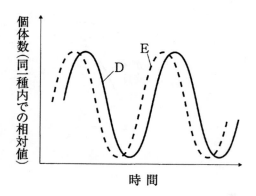

	（捕食者）	（個体数の絶対値が大きい方）
①	D	D
②	D	E
③	E	D
④	E	E

問5　問題文で述べられたこと以外にも，多数の生物種が共存できるしくみが様々な研究から報告されている。そのようなしくみについて述べた文として正しいものを，次の①〜④より 1 つ選んで番号で答えよ。　35

①　種の多様性が中程度の場所では，種の多様性が高い場所や低い場所に比べて，多くの種の共存がみられる。

②　面積が中程度の島では，面積が大きい島や小さい島に比べて，多くの種の共存がみられる。

③　撹乱の規模が中程度の場所では，撹乱の規模が大きい場所や小さい場所に比べて，多くの種の共存がみられる。

④　生産者の純生産量が中程度の場所では，純生産量が大きい場所や小さい場所に比べて，多くの種の共存がみられる。

総合問題

問題
（120分）

一般D

4年度

1　下の表は水素の同位体を比較したものである。以下の問いに答えなさい。

原子	^1H	^2H	^3H
呼称	プロチウム	ジュウテリウム	トリチウム
中性子の数	0	1	2
質量数	1	2	3

問1　同位体について述べた以下の文章から最も適切なものを選びなさい。　ア

① 同位体とは同じ元素の原子で，陽子の数が異なる原子どうしのことである。

② 同位体には原子核が不安定で，放射線を放出し自然に別の原子核に変わるものがある。

③ 同位体では中性子の数が増加すると，それに応じて原子番号が増加する。

④ プロチウム，ジュウテリウム，トリチウムの中で，自然界ではトリチウムの存在比率が最も高い。

問2　以下に入る適当な用語を下の選択肢から選びなさい。

表に示されたトリチウム（^3H）は放射性同位体であり，壊変して^3Heを生成する。トリチウムの質量数3が変化せずに，原子番号が1増加した^3Heになったことから，トリチウムの　イ　が　ウ　に変化したと言える。　イ　が　ウ　に変化したときに放出される電子は　エ　と呼ばれる。なおα線とは正電荷をもった粒子，β線とは負電荷をもった粒子，γ線とは電荷をもたない電磁波である。

【選択肢】

① 陽子　　② 中性子　　③ 電子　　④ α線　　⑤ β線　　⑥ γ線

問3　半減期とはある放射性同位体が壊変して，その数（原子数）が $\frac{1}{2}$ に減るのに要する時間であり，トリチウムの半減期は 12.3 年である。（図1）。

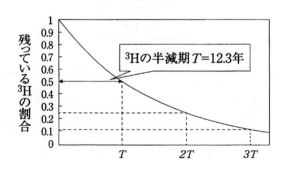

図1　^{3}H の壊変に伴う減少

トリチウムが 10 kg あるとすると，このトリチウムが 10 g 以下になるのにかかる年数を t とおいて，t がいくつになるかを，以下の様に求めた。

$$\left(\frac{1}{2}\right)^{\frac{t}{12.3}} \leqq \frac{10}{10000}$$

$$\left(\frac{1}{2}\right)^{\frac{t}{12.3}} \leqq \frac{1}{1000}$$

$$\frac{t}{12.3}\log_{10}\frac{1}{2} \leqq \log_{10}\frac{1}{1000}$$

$$-\frac{t}{12.3}\log_{10}2 \leqq -3$$

$$\frac{t}{12.3}\log_{10}2 \geqq 3$$

$$t \geqq \frac{3 \times 12.3}{\log_{10}2}$$

$\log_{10}2 = 0.301$ として計算を進めると，トリチウム 10 kg が 10 g 以下になるには，$\boxed{\text{オカキ}}$ 年以上かかることが分かった。

問4　ここで，ある放射性同位体が壊変して，その数が $\frac{1}{3}$ に減るのに要する時間を，"$\frac{1}{3}$ 減期" と定義すると，トリチウムの $\frac{1}{3}$ 減期は $\boxed{\text{クケ}}.\boxed{\text{コ}}$ 年である。ただし $\frac{\log_{10}3}{\log_{10}2} = 1.59$ とする。

問5　半減期と $\frac{1}{3}$ 減期が分かると，トリチウム量が最初の量のちょうど $\frac{1}{36}$ となるのに要する時間を半減期と $\frac{1}{3}$ 減期の和を用いることで簡単に求めることができ，和から求めた時間は サシ . ス 年である。ただし $\frac{1}{3}$ 減期は，問4で求めた小数第1位までの数値で計算をすること。

2　図2は生態系における窒素の循環を模式的に示したものである。以下の問いに答えなさい。

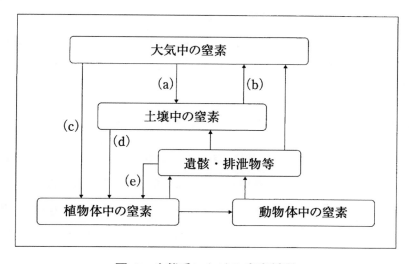

図2　生態系における窒素循環

問6　(a)〜(e) の窒素の動きについて，適切なものを選びなさい。 セ

①　(a) は亜硝酸菌や硝酸菌のはたらき，空気放電などがある。

②　(b) は窒素固定菌のはたらきにより起こる。

③　(c) にはアゾトバクターなどのはたらきがある。

④　(d) には根粒菌などのはたらきがある。

⑤　(e) は脱窒素細菌のはたらきにより起こる。

⑥　(c)，(d)，(e) のはたらきによって植物体内に窒素が取り込まれることを窒素同化という。

問7　次にあげる大気または土壌中の窒素の化合物のうち，窒素原子の酸化数が最も大きいものはどれか。適切なものを選びなさい。 ソ

①　N_2　　　②　NH_3　　　③　NH_4^+　　　④　NO_2^-　　　⑤　NO_3^-

問8　窒素肥料の原料として，アンモニア NH_3 は窒素 N_2 と水素 H_2 を用いて生成される。次の化学反応式のように表される。

$$N_2 + 3H_2 \longrightarrow 2NH_3$$

密閉容器に窒素と水素を 3.0 mol ずつ入れて反応させると，1.0 mol のアンモニアを得ることができた。このとき，反応後に残った窒素は何 mol か。適切なものを選びなさい。 タ

① 0.5　　② 1.0　　③ 1.5　　④ 1.7　　⑤ 2.0　　⑥ 2.5

問9　地球上の窒素は ^{14}N と ^{15}N の2種類からなり，相対質量はそれぞれ 14，15 である。一方，酸素は ^{16}O，^{17}O と ^{18}O の3種類からなり，相対質量はそれぞれ 16，17 と 18 である。これらのことから，二酸化窒素 NO_2 分子には構成する原子（同位体）の種類の違いにより異なるものが存在する。それらの分子が取りうる質量は何種類考えられるか。適切なものを選びなさい。 チ

① 2　　② 3　　③ 4　　④ 5　　⑤ 6　　⑥ 8

問10　大気中の窒素は，人間の活動，特に化石燃料の燃焼に伴って発生する窒素酸化物（NOx）が含まれており，健康被害や酸性雨の原因になるなど，大きな環境問題となっている。図3は，神奈川県のある2つの都市（A市とB市）のある地点で測定した大気中の窒素酸化物（NOx）の月別平均濃度を示したものである。以下の図から読み取れるものはどれか。適切なものを選びなさい。 ツ

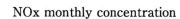

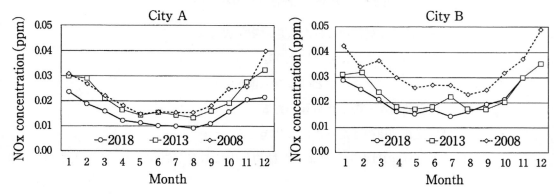

図3　A市とB市で測定した大気中の窒素酸化物（NOx）の月別平均濃度

（出典：国立環境研究所ホームページ　大気環境月間値・年間値データベースより作図）

① In both cities, winter is the lowest season for the NOx concentration every year.

② In city B, the annual concentration of NOx in 2018 is less than that in 2008.

③ In both cities, the annual concentration of NOx has not decreased since 2008.

④ In both cities, the concentration of NOx is lowest every January.

⑤ When the data from both cities is combined, the highest concentration of NOx is observed in December 2008 in city A.

3 犬と猫の飼育頭数および15歳未満の人口動態に関する文章と図表を読み，以下の問いに答えなさい。

Dogs and cats are popular companion animals being kept as a family member in Japan, and expansion of pet industry has been reported. On the other hand, the problem of declining birthrate of children gets serious year by year. The total number of dogs and cats had exceeded that of children in 2003.

The graph illustrates how the number of dogs kept, cats kept, and children under 15 years old in Japan has changed from 2010 to 2020. The black solid bars and diagonal stripe bars depict data of dogs and cats, respectively. The line graph with circles depicts data of children.

The table shows the actual number of dogs, cats, and children each year.

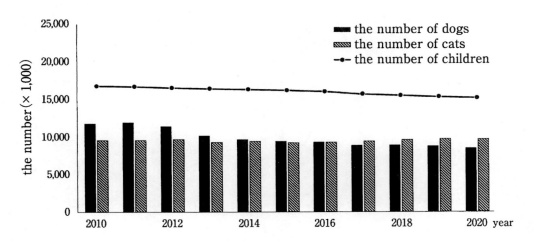

Year	2010	2011	2012	2013	2014	2015	2016	2017	2018	2019	2020
the number of dogs (×1,000)	11,861	11,936	11,534	10,265	9,713	9,438	9,356	8,920	8,903	8,797	8,489
the number of cats (×1,000)	9,612	9,606	9,748	9,372	9,492	9,277	9,309	9,526	9,649	9,778	9,644
the number of children (×1,000)	16,798	16,770	16,640	16,490	16,330	16,200	16,050	15,710	15,530	15,320	15,120

図 4 犬と猫の飼育頭数および 15 歳未満の人口動態

（出典：一般社団法人ペットフード協会ホームページ，総務省ホームページ）

問 11　How has the number of children changed? Please choose the appropriate option.
　　　テ

　　① The number of children has been decreasing for 10 years.

　　② The number of children in 2010 was twice as large as that in 2020.

　　③ The number of children has declined to 75 % in the last 5 years.

　　④ The number of children was largest in 2014.

問 12　Please fill in the blanks of the following sentence.

　　The number of cats has been larger than that of dogs for these　ト　years.

問 13　Please fill in the blanks of the following sentence.

　　The difference between the number of dogs and cats was smallest in the year of
　　ナニヌネ　.

問 14　Based on the explanation and figures above, please choose the appropriate option.
　　　ノ

　　① The number of children under 15 years old in Japan accounts for less than
　　　20 % of the total population.

　　② The number of cats kept in the United States had almost unchanged for these
　　　10 years.

　　③ The number of dogs kept in Japan has been on a declining trend since 2012.

　　④ Most of the dogs kept in Japan are purebred, while the cats are mixed breeds.

4 　体温調節に関する文章を読み，次の問いに答えなさい。

　恒温動物の体温は外界の温度に関係なく，代謝を調節するなどして一定に保たれる。気温の変化によるウマの代謝の変化を測定してみた。代謝を測定するにあたり，代謝が増えると呼気中の二酸化炭素の量も増えることを利用し，ウマの呼気中の二酸化炭素濃度を測定した。4つの気温条件（4℃，10℃，28℃，35℃）における二酸化炭素の排出量は図5のようになった。

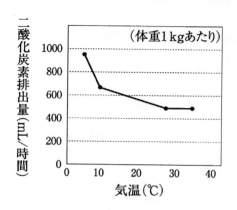

図5　気温変化に伴うウマの呼気中の二酸化炭素排出量

問15　図5の結果から読み取れるものとして，**不適切なもの**を選びなさい。　ハ

　①　気温が10℃を下回るとウマの代謝が上昇する。

　②　気温が30℃を超えるとウマの代謝が低下する。

　③　気温28℃のとき，ウマは体重1kgあたり1時間に約500mLの二酸化炭素を放出していた。

　④　気温が20℃のとき，ウマは体重1kgあたり1時間に約500-600mLの二酸化炭素を放出すると予想される。

問16　気温が高くなると，ウマの体表に汗が認められた。また皮膚の血管が浮き出て見えた。これはなぜと考えられるか，適切なものを選びなさい。　ヒ

　①　血管が収縮して，放熱効果を高めたから。

　②　交感神経系の活性を介して，発汗したから。

　③　骨格筋の収縮により，震えが生じたから。

　④　交感神経系を介して，心拍数が増加したから。

問17　体温調節にかかわるホルモンにチロキシンが知られている。チロキシンの説明として，適切なものを選びなさい。　フ

① チロキシンは体温を低下させる作用をもつ。

② チロキシンは脳下垂体から血中に放出される。

③ チロキシンは肝臓に作用して，代謝を促進する。

④ チロキシンは骨格筋に作用して，代謝を抑制する。

問18　ヒトや動物は感染すると体温が上昇する。このとき，多くの人は悪寒を感じると言われている。これは通常の気温であっても，視床下部にある体温の調節部位における体温設定温度が上昇し，外気温が寒いと感じるためと考えられている（図6）。この図6から読み取れるものとして，適切なものを選びなさい。　ヘ

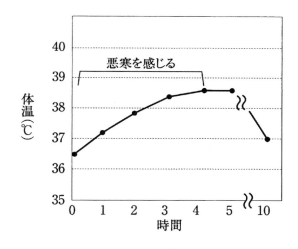

図6　感染時の体温変化

① 感染時の体温調節部位における新たな体温設定温度は38.5℃程度と考えられる。

② 感染時の設定温度の変化は，運動が増えたことに伴う体温上昇による。

③ 悪寒を感じるのは，体温が低下することに起因する。

④ 体温が最終的（10時間後）に低下するのは，悪寒を感じるからである。

⑤ 体温の上昇は最初の3時間であり，その後は体温低下に転じる。

問19　発熱の際に起こると考えられる変化として，**不適切なもの**を選びなさい。　ホ

① 心拍数の増加

② 立毛筋の収縮

③ 皮膚の血管の収縮

④ 糖質コルチコイドの分泌低下

5　　　以下の問いに答えなさい。

　　ある研究者が，薬剤 A の投与によってマウスの体重が変化するか調べる動物実験を行った。
　　実験に使うマウスは同じ系統，同じ週齢の 20 匹のマウスがいたので，それらを 10 匹ずつ対
照群と薬剤投与群に分けた。対照群には水を，薬剤投与群には薬剤 A の投与を一定期間行っ
た後，体重測定を行った。以下の表は全てのマウスの体重の結果である。

マウス（個体番号）	対照群 （g）	薬剤投与群 （g）
1	21.0	20.0
2	24.0	16.0
3	22.0	21.0
4	25.0	22.0
5	23.0	23.0
6	18.0	19.0
7	22.0	18.0
8	22.0	21.0
9	20.0	20.0
10	23.0	20.0

問20　対照群の第 1 四分位数は マミ . ム であり，第 2 四分位数は メモ . ヤ であり，
　　　第 3 四分位数は ユヨ . ラ である。

　　　　薬剤投与群の第 1 四分位数は リル . レ であり，第 2 四分位数は ロワ . ン
　　　であり，第 3 四分位数は あい . う である。

問21　以下は表で示されたマウスの体重の平均値，分散，標準偏差を表したものである。空欄
　　　を埋めよ。ただし $\sqrt{10}=3.16$ とする。

	対照群	薬剤投与群
平均値	えお . か	きく . け
分散	3.6	こ . さ
標準偏差	し . す	せ . そ

問 22　ここで研究者は，全てのマウスの体重を測定する代わりに，各群 10 匹から無作為に 3 匹を選び体重を測定した時にデータがどうなるのか調べてみることにした。

　　　各群 10 匹のマウスは全て個体識別されている。

　　　このとき，10 匹から無作為に 3 匹を選ぶ組み合わせは　たちつ　通りある。

問 23　薬剤投与群から無作為に 3 匹選んだ時に，その 3 匹の体重の平均値が 22.0 g 以上になる確率は $\dfrac{て}{とな}$ である。

　　　対照群から無作為に 3 匹選んだ時に，その 3 匹の体重の平均値が 22.0 g 以上になる確率は $\dfrac{にぬ}{ねの}$ である。

　　　従って，10 匹から無作為に 3 匹選んだとしても，対照群より薬剤投与群の平均値の方が低くなる確率が高いことが分かった。しかしその一方，対照群より薬剤投与群の平均値の方が高くなることも確率は低いが起こりうることが分かった。

6　　微生物の中には酸素を使わないで有機物を分解して，(A)ATP を獲得し，その ATP を分解して得られるエネルギーを利用して生命活動を営んでいる。このはたらきを発酵という。発酵には(B)アルコール発酵や(C)酢酸発酵などがあり，酒類や酢の醸造で使われている。今，食酢中の酢酸 $C_2H_4O_2$ の濃度を調べるために，以下の実験を行った。(D)ホールピペットを用いて食酢を 10 mL に測り，メスフラスコに移した。その後，蒸留水を標線まで注ぎ 100 mL の滴定用試料とし，(E)中和滴定を行った。

問 24　下線 (A) について，次の記述のうち適切なものを選びなさい。　は

　　① ATP の合成は主に細胞内のリボソームで行われる。

　　② アミラーゼによるでんぷんの分解には ATP は利用されない。

　　③ ATP は構成する分子間の水素結合により，らせん構造をしている。

　　④ ATP と DNA は，同じ糖を含んでいる。

　　⑤ ATP には高エネルギーリン酸結合が 3 つ含まれている。

問 25　下線部 (B) について，アルコール発酵ではグルコース $C_6H_{12}O_6$ 分子からエタノール C_2H_5OH と二酸化炭素 CO_2 が得られる。1 分子のグルコースから得られるエタノールの分子数はいくつか。適切なものを選びなさい。　ひ

　　① 0.5　　　② 1　　　③ 1.5　　　④ 2　　　⑤ 2.5　　　⑥ 3

問 26　下線 (C) について，酢酸発酵は以下の化学反応式で表される。

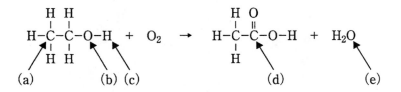

　　各分子中の矢印 (a)〜(e) で印される原子について，次の記述のうち適切なものを選びなさい。　ふ

　　① 原子 (a) と原子 (d) は原子価が異なる。

　　② 原子 (b) と原子 (d) は非共有電子対の数が等しい。

　　③ 原子 (c) は非共有電子対を 3 組もつ。

　　④ 原子 (d) と原子 (e) は共有電子対の数が等しい。

　　⑤ 原子 (e) は 2 つの水素原子間の直線上の中心に位置する。

　　⑥ 原子 (b) と原子 (e) の酸化数は等しい。

問27 下線（D）について，操作を行う前に器具の洗浄を行った。その方法として最も適切なものを選びなさい。 へ

① 蒸留水で洗浄し水で濡れたままのホールピペットと，食酢で共洗いしたメスフラスコを使用した。

② 食酢で共洗いしたホールピペットと，蒸留水で洗浄し水で濡れたままのメスフラスコを使用した。

③ ホールピペットとメスフラスコ，どちらも食酢で共洗いして使用した。

④ ホールピペットとメスフラスコ，どちらも蒸留水で洗浄し水で濡れたまま使用した。

⑤ ホールピペットとメスフラスコ，どちらも水道水で洗浄し水で濡れたまま使用した。

問28 下線（E）について，次の手順で実験を行った。

ホールピペットを用いて滴定用試料 10 mL を三角フラスコへ移し，pH を測定しながらビュレットを使って 0.10 mol/L 水酸化ナトリウム NaOH 水溶液により滴定を行ったところ，以下の滴定曲線が得られた。

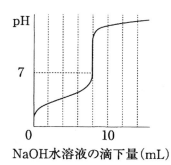

図7 NaOH 水溶液の滴下量と pH の変化

滴定用試料中の酢酸濃度（mol/L）はどれか。適切なものを選びなさい。ただし，滴定用試料は酢酸以外に水酸化ナトリウムと反応するものは含まないとする。 ほ

① 0.004 ② 0.008 ③ 0.04 ④ 0.08 ⑤ 0.4 ⑥ 0.8

問29 問28 の酢酸濃度（mol/L）から，滴定用試料に含まれる酢酸の電離度を 0.020 とすると，滴定前の滴定用試料の pH はどれか。適切なものを選びなさい。ただし，滴定用試料は酢酸以外に酸は含まないものとする。また，pH は水素イオン濃度を $[H^+]$ としたときに，$pH = -\log_{10}[H^+]$ で表され，$\log_{10}2.0 = 0.30$ とする。 ま

① 1.7 ② 2.1 ③ 2.3 ④ 2.6 ⑤ 2.8 ⑥ 3.3

7 遺伝子に関する文章を読み，次の問いに答えなさい。

　増殖している細胞が一度分裂してから次の分裂をするまでの周期を細胞周期という。細胞周期は G1 期（DNA 合成準備期），S 期（DNA 合成期），G2 期（分裂準備期），M 期（分裂期）の 4 つに分けられ，それが順に繰り返される。細胞分裂において，DNA は複製され，次の分裂細胞内へと移動する。これを調べる目的で，タマネギの根端分裂細胞を実験材料として集めた。5000 個の細胞を集め，細胞あたりの DNA 量を計測したところ，図 8 のような結果が得られた。なお，結果の図は度数分布表として示した。またグラフの DNA 量（相対値）は各階級の中央値をそのデータの代表値として記した。

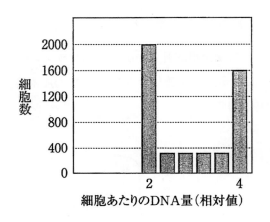

図 8　細胞あたりの DNA 量（相対値）と細胞数

問 30　図 8 の結果から読み取れるものとして，**不適切なもの**を選びなさい。　み

① 細胞あたりの DNA 量（相対値）は「4」の階級のほうが「2」の階級の 2 倍量程度ある。

② 細胞あたりの DNA 量（相対値）「2」の階級の細胞数が最も多い。

③ 細胞あたりの DNA 量（相対値）が「3.0」であることはない。

④ 細胞あたりの DNA 量（相対値）が「3.2」の階級の細胞の総数は，全体の約 7％である。

問31　図8の結果と，細胞周期のDNA複製の特性を合わせて考えた。そこから想定される
ものとして適切なものを選びなさい。　む

　①　細胞あたりのDNA量（相対値）が「2」の階級の細胞にはG2期の細胞が含まれる。

　②　細胞あたりのDNA量（相対値）が「2」の階級の細胞にはM期の細胞が含まれる。

　③　細胞あたりのDNA量（相対値）が「4」の階級の細胞にはG1期の細胞が含まれる。

　④　細胞あたりのDNA量（相対値）が「4」の階級の細胞にはM期の細胞が含まれる。

　⑤　細胞あたりのDNA量（相対値）が「3.6」の階級の細胞にはG1期の細胞が含まれる。

問32　この結果から，細胞周期と細胞あたりのDNA量（相対値）の関係性のグラフを作成し
てみた。適切なものを選びなさい。　め

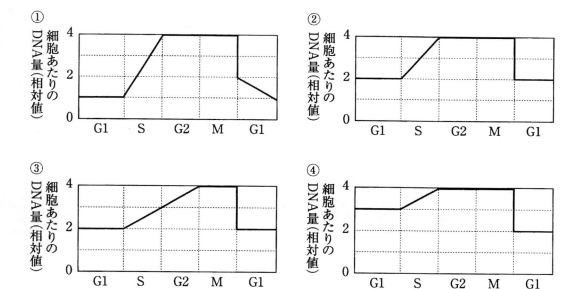

問33　図8の実験に用いた細胞を酢酸カーミン液で染色したところ，M期の細胞が1000個程
度であった。また細胞を培養したところ，細胞数が2倍になる時間は25時間であった。
各期の細胞数の割合とその期に要する時間が比例するとした場合，M期に要する時間は
何時間か。適切なものを選びなさい。　も

　①　3時間程度　　　②　4時間程度　　　③　5時間程度

　④　7時間程度　　　⑤　10時間程度

8 　睡眠時間と死亡率に関する文章と図を読み，以下の問いに答えなさい。

Many people will agree that the duration of sleep influences our daily physical and mental condition. According to the self-reported questionnaire for adult men and women in Japan, the average sleep duration on weekdays was collected. Additionally, data on death was added based on the follow-up study of about 10 years, and the association between sleep duration and mortality was investigated.

Figure A and B are the histograms of sleep duration in Japanese men and women, respectively. The number above each bar shows the actual number of participants. Figure C illustrates the mortality rate for each sleep duration. The black bars and gray bars depict data of men and women, respectively. The number above each bar shows the percentage of mortality rate.

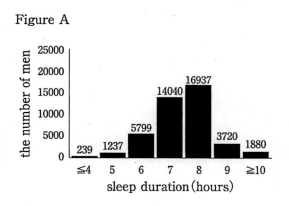

（出典：Tamakoshi and Ohno, SLEEP 2004;27(1):51-4)

図 9　睡眠時間と死亡率の関係

問 34　According to the Figures A and B, please choose the appropriate option. ［や］

① The total number of male participants in this study is about 30000.

② For women, the most frequent duration of sleep is 8 hours.

③ For men, the third least frequent duration of sleep is 5 hours.

④ The number of women who sleep for less than 6 hours is about 3400.

問 35　Please select the box plot of sleep duration in women. ［ゆ］

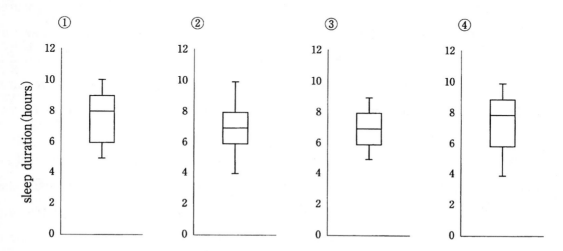

問 36　Based on the Figure C, please choose the appropriate option. ［よ］

① The mortality rate in men is lower than that in women irrespective of sleep duration.

② The mortality rate in men is two times higher than that in women with regards to the participants who sleep for more than 10 hours.

③ It is possible that both short sleepers and long sleepers have higher risk of death.

④ A positive correlation is observed between the mortality rate and sleep duration in men.

問 37　The estimated number of deaths in women who sleep for 4 hours or less is ［らり］.

英　語

問題
（2科目　120分）

【一般Ⅱ期】

4年度

---

[1] 次の英文を読み下記の設問に答えなさい。

You need to eat because food gives you energy. This energy is usually measured in calories. Technically, a calorie is the amount of heat required to raise the temperature of a gram of water by one degree Celsius. Part of your body's need for energy is just to (1) your basic life systems. But you also need food for the extra energy required whenever you undertake any physical activity — even just moving your eyes to read this page.

When you rest, watch TV or sleep, your body is still working. This is because your lungs need energy to filter oxygen from 2)[you / air / the / breathe]. Also, your heart needs energy to pump the oxygen-enriched blood to your body's cells and organs. Your body is always repairing, replacing and cleaning parts of itself. It has to control its temperature, even when you are sleeping. When you are awake, your body needs even more energy (3) your heart beats faster and your lungs work harder.

The energy you need comes from two places: the food that you eat and the energy stored as fat in your body. Fat is (4) all over your body, but excess fat is mainly stored in certain places such as the waist area. We all eat different amounts, depending on both our sizes and how active we are. Generally, an adult man eats about 2,500 calories of food a day. To be healthy, this should include about 83 grams of fat, 60 grams of protein and 25 grams of fiber, as well as various minerals and vitamins.

When you want to 5)put on weight, the solution is easy. Eat more, consuming more calories. When you want to lose weight, you generally have to eat less, consuming fewer calories, but you also have to exercise. The reason exercise is important has to do (6) how your body works. Actually, your body does not like to lose weight. So when you eat less, it does not automatically start 7)[use] up fat. Usually, you will lose liquids instead, and then even muscle.

When you exercise, you have a choice of many different activities and they do not need to be too strenuous, but they should be regular and take up twenty to thirty minutes each day. To keep your heart healthy, vigorous exercise three times a week is also recommended.

（1） （ 1 ）に入る語として最も適当なものを次の中から1つ選びなさい。

① measure   ② replace   ③ support   ④ integrate

（2） 2）の ［   ］内の語を正しく並べ換えた際に3番目に来るものを次の中から1つ選びなさい。

① you   ② air   ③ the   ④ breathe

（3） （ 3 ）に入る語として最も適当なものを次の中から1つ選びなさい。

① but   ② which   ③ because   ④ unless

（4） （ 4 ）に入る語として最も適当なものを次の中から1つ選びなさい。

① distributed   ② directed   ③ dissolved   ④ displayed

（5） 5）の "put on" と同義のものを次の中から1つ選びなさい。

① promote   ② accelerate   ③ gain   ④ impose

（6） （ 6 ）に入る語として最も適当なものを次の中から1つ選びなさい。

① with   ② at   ③ on   ④ for

（7） の ［use］について，本文に適する形のものを次の中から1つ選びなさい。

① used   ② to have used   ③ using   ④ to be using

（8） 本文の内容に**一致する**ものを次の中から1つ選びなさい。

① 体内エネルギーは食べるものの量と成分の2つに由来する。
② 食事量を減らすと体内脂肪も減少する。
③ 水分保持と血中酸素濃度が最も重要である。
④ 心臓の健康には週3回の運動が推奨される。

（9） 本文の内容に**関連のないもの**を次の中から1つ選びなさい。

① 熱量の単位   ② 適度な運動
③ 血管の老化   ④ 脂肪の蓄積

(10) 本文の内容と**一致する**ものを次の中から 1 つ選びなさい。

① The best way to keep healthy is to take in as many vitamins as possible.

② To lose weight, it is necessary to eat less and do moderate exercise.

③ Extra energy for physical activity is filtered by the lungs.

④ We have to keep an accurate record of the amounts of nutrients we eat.

2　次の各文について，各空欄に入れるのに最も適するものを，それぞれ下記の①〜④の中から1つ選びなさい。

(11)　A: This elevator is now out of service due to a routine (　　).

　　　B: Then I will come back again later. I don't like to take the stairs.

　　　① application　　　② information

　　　③ nomination　　　④ inspection

(12)　A: I've been very busy these days, so I often go without breakfast.

　　　B: No (　　) how busy you are, you have to take breakfast in order to stay healthy.

　　　① problem　　　② matter　　　③ point　　　④ sense

(13)　A: Well, it is about time we (　　) goodbye.

　　　B: Please be sure to send me an email when you get back home. OK?

　　　① are talking　　　② were talking

　　　③ are saying　　　④ were saying

(14)　A: Today, I have a lot of mathematics homework!

　　　B: Don't worry. I'm (　　) to help you with it.

　　　① dealing　　　② bringing　　　③ willing　　　④ turning

(15)　A: My mother is not as interested in gardening as she (　　).

　　　B: I am very disappointed to hear that.

　　　① will be　　　② used to be　　　③ shall be　　　④ to be so

(16)　A: I think it is necessary to reduce the amount of fossil fuels that we use for energy.

　　　B: I also think that's an important point. I (　　) you.

　　　① refer to　　　② apply for　　　③ insist on　　　④ agree with

3 次の文中の（　）に入るものとして最も適するものをそれぞれ1つ選びなさい。

Industrial societies need huge amounts of energy to run their homes, vehicles and factories. More than 80 percent of this energy comes from burning coal, oil, and natural gas. These are called fossil fuels, （ 17 ） they were formed from plants and tiny sea creatures that lived on Earth many millions of years ago. They include fuels made from oil, such as gasoline, diesel and fuel for jet planes.

Most large power stations burn fossil fuels. The heat is used to boil water and make steam. The force of the steam turns turbines which drive generators. There are two main problems with burning fossil fuels. First, their waste gases （ 18 ） the atmosphere. These gases include carbon dioxide, which traps the Sun's heat and may be （ 19 ） global warming. Second, fossil fuels cannot be replaced. Supplies will eventually run out, so we must find new sources of energy.

To reduce our use of fossil fuels, （ 20 ） energy sources are needed. There are possibilities. Hydroelectric systems generate electricity using the （ 21 ） of water from a lake behind a dam. Solar panels use the Sun's radiant energy to heat water, while solar cells use it to generate electricity. In wind farms, generators are turned by giant wind turbines, that is, windmills.

(17) ① though ② because ③ so that ④ if

(18) ① reduce ② infect ③ decay ④ pollute

(19) ① offering ② causing ③ removing ④ damaging

(20) ① executive ② active ③ alternative ④ positive

(21) ① flow ② connection ③ limit ④ slope

数　学

問題

（2科目　120分）

一般Ⅱ期

4年度

1

(1)　x の数式 $3x^3 + x^2 - ax - 3$ を x の数式 $x^2 - x - b$ で割ったときの余りが $-3x + 1$ である。このとき，定数 a, b の値は

$$a = \boxed{アイ}, \quad b = \boxed{ウ}\ である。$$

(2)　x の関数 $f(x) = 2\sin x + \cos 2x$ （ただし，$0 \leq x < 2\pi$）は

$$x = \frac{\pi}{\boxed{エ}}, \quad \frac{\boxed{オ}}{\boxed{カ}}\pi\ のとき最大値\ \frac{\boxed{キ}}{\boxed{ク}}$$

$$x = \frac{\boxed{ケ}}{\boxed{コ}}\pi\ のとき，最小値\ -\boxed{サ}$$

をとる。

(3)　関数 $f(x) = 2^{2x} + 2^{-2x} - 5(2^x + 2^{-x}) + 7$

は，$x = \pm\boxed{シ}$ のとき最小値 $-\dfrac{\boxed{ス}}{\boxed{セ}}$ をとる。

(4)　原点を中心とする半径 2 の円と直線 $y = -x + 1$ の交点と，点 $(3, 1)$ を通る円の方程式は

$$x^2 + y^2 - \boxed{ソ}x - \boxed{タ}y - \boxed{チ} = 0$$

である。

2

（1） 方程式 $\log_x 2 + \log_2 x = \dfrac{10}{3}$

の解は，$x = \sqrt[3]{\boxed{ツ}}$, $\boxed{テ}$

の 2 つである。

（2） x の関数 $y = (\log_2 x)^2 - \log_2 x + 1$

は，x が（1）の 2 個の解の間（両端を含む）の実数値をとって変化するとき

$$x = \boxed{ト} \text{ で最大値 } \boxed{ナ}, \quad x = \sqrt{\boxed{ニ}} \text{ で最小値 } \dfrac{\boxed{ヌ}}{\boxed{ネ}}$$

をとる。

3

ある試行において3つの事象 A, B, C があり，これらの確率について

$$P(B) = \frac{1}{2}, \quad P(C) = \frac{3}{5}$$

$$P(A \cap B) = \frac{1}{5}, \quad P(B \cap C) = \frac{3}{10}, \quad P(C \cap A) = \frac{2}{5}$$

$$P(A \cap B \cap C) = \frac{1}{10}, \quad P(A \cup B \cup C) = \frac{9}{10}$$

とする。ただし，$P(S)$ は事象 S の起こる確率を，$P(\overline{S})$ は S の余事象の起こる確率を表すものとする。

(1) $P(A \cap B \cap \overline{C}) = \dfrac{\boxed{\text{ノ}}}{\boxed{\text{ハヒ}}}$ である。

(2) $P(C \cap \overline{A \cup B}) = \boxed{\text{フ}}$ である。

(3) $P(A) = \dfrac{\boxed{\text{ヘ}}}{\boxed{\text{ホ}}}$ である。

4

（1） 関数 $f(x)$ が $f(x) = (x^2 - 1) + \int_0^2 f(x)\,dx$ として与えられているとき，$\int_0^2 f(x)\,dx$ は

定数であり，その値は $-\dfrac{\boxed{マ}}{\boxed{ミ}}$ である。

（2） 関数 $g(x)$ が $g(x) = |x^2 - 1| + \int_0^2 g(x)\,dx$ として与えられているとき，$\int_0^2 g(x)\,dx$ は

定数であり，その値は $-\boxed{ム}$ である。また $\int_0^a g(x)\,dx = \dfrac{4}{3}$ のとき，$a = \boxed{メ}$ で

ある。ただし，$a > 0$ とする。

化　学

問題

（2科目　120分）

一般Ⅱ期

4年度

1　物質の構成と構造に関する，次の問1〜問5に答えよ。

問1　**混合物ではない物質**を〔解答群〕から1つ選べ。　1

1 の〔解答群〕

① 空気　　　② 石油　　　③ シュウ酸

④ 水道水　　⑤ 塩酸　　　⑥ ボーキサイト

問2　次のイオンのうち価数が同じイオンの組み合わせを〔解答群〕から1つ選べ。　2

a　カルシウムイオン

b　硝酸イオン

c　アルミニウムイオン

d　硫酸イオン

2 の〔解答群〕

① aとb　　② aとc　　③ aとd

④ bとc　　⑤ bとd　　⑥ cとd

問3　常温・常圧で無極性分子として存在する化合物を〔解答群〕から1つ選べ。　3

3 の〔解答群〕

① フッ化水素　　② 硫化水素　　③ 二酸化炭素

④ 水　　　　　　⑤ アンモニア　⑥ 塩化水素

問4　物質が結晶の状態で存在するとき，物質名とその結晶の種類の組み合わせが**適当でない**
ものを〔解答群〕から1つ選べ。　4

4　の〔解答群〕

	物質名	結晶の種類
①	酸化アルミニウム	イオン結晶
②	ドライアイス	分子結晶
③	黒鉛	共有結合結晶
④	氷	分子結晶
⑤	カルシウム	金属結晶
⑥	ヨウ素	共有結合結晶

問5　価電子数が最大の原子を〔解答群〕から1つ選べ。　5

5　の〔解答群〕

　①　B　　　②　K　　　③　S　　　④　Ne　　　⑤　N　　　⑥　Mg

2　　化学の基本計算に関する，次の問1〜問4に答えよ。

問1　溶液に関する次の (1)〜(3) に答えよ。

(1) 0.250 mol/L のグルコース $C_6H_{12}O_6$ 水溶液を 600 mL 作製したい。グルコースを何 g
はかりとって，水溶液の全体量が 600 mL になるように水を加えればよいか。最も近い
ものを〔解答群〕から1つ選べ。ただし，グルコースのモル質量は，180 g/mol である。
　6

6　の〔解答群〕

　①　12.0 g　　　②　27.0 g　　　③　36.0 g　　　④　54.0 g　　　⑤　60.0 g

(2) 20 g の硫酸銅(Ⅱ)五水和物 $CuSO_4 \cdot 5H_2O$ を 180 g の水に完全に溶解させた。この
硫酸銅(Ⅱ)五水和物水溶液の質量パーセント濃度として，最も近いものを〔解答群〕から
1つ選べ。ただし，硫酸銅(Ⅱ)のモル質量を 160 g/mol，水のモル質量を 18.0 g/mol と
する。　7

7　の〔解答群〕

　①　6.40 %　　　②　8.00 %　　　③　10.0 %　　　④　12.8 %　　　⑤　16.0 %

(3) 質量パーセント濃度が 36.5 % の塩酸（密度 1.20 g/cm³）のモル濃度〔mol/L〕として，最も近いものを〔解答群〕から 1 つ選べ。ただし，塩化水素のモル質量を 36.5 g/mol，水のモル質量を 18.0 g/mol とする。　8

8 の〔解答群〕

① 6.00 mol/L 　　② 9.00 mol/L 　　③ 12.0 mol/L

④ 15.0 mol/L 　　⑤ 18.0 mol/L

問2　固体の溶解に関する，次の文中の空欄 9 ～ 11 にあてはまる数値として，最も近いものをそれぞれの〔解答群〕から 1 つずつ選べ。ただし，溶解度〔g/100 g 水〕は，水 100 g に溶ける溶質の最大質量（g 単位）の数値である。

80 ℃における物質 X（無水塩）の水に対する溶解度は 60.0〔g/100 g 水〕であるので，80 ℃における物質 X の飽和水溶液 400 g には 9 g の物質 X が溶解している。一方で，20 ℃において，125 g の水には物質 X（無水塩）が最大で 25.0 g まで溶解する。このことから，20 ℃における物質 X（無水塩）の水に対する溶解度は 10 〔g/100 g 水〕であることがわかる。80 ℃において，質量パーセント濃度が 25 % の物質 X の水溶液 400 g を 20 ℃に冷却すると， 11 g の物質 X（無水塩）が析出する。

9 の〔解答群〕

① 120 　　② 150 　　③ 180 　　④ 240 　　⑤ 300

10 の〔解答群〕

① 12.5 　　② 16.7 　　③ 20.0 　　④ 25.0 　　⑤ 30.0

11 の〔解答群〕

① 10.0 　　② 20.0 　　③ 40.0 　　④ 60.0 　　⑤ 80.0

問3　化学変化に関する，次の文中の空欄 $\boxed{12}$ ～ $\boxed{14}$ に当てはまる数値として，最も近いものを〔解答群〕から1つずつ選べ。ただし，原子量はH：1.00，C：12.0，O：16.0とする。

　　グルコース $C_6H_{12}O_6$ は酸素と反応して，二酸化炭素と水蒸気を生じる。このとき進行する化学変化は，以下の化学反応式で表すことができる。式中の a～d は化学反応式の係数であり，これらの中には，通常は省略される1も含まれている。

$$a\,C_6H_{12}O_6 \;+\; b\,O_2 \;\longrightarrow\; c\,CO_2 \;+\; d\,H_2O$$

　　化学反応式の係数 d の値は $\boxed{12}$，3.00gのグルコース $C_6H_{12}O_6$ が完全燃焼するときには，最大で $\boxed{13}$ mol の二酸化炭素と $\boxed{14}$ g の水が生成される。

$\boxed{12}$ の〔解答群〕

　　① 2　　② 4　　③ 6　　④ 8　　⑤ 12

$\boxed{13}$ の〔解答群〕

　　① 0.01　　② 0.03　　③ 0.06　　④ 0.10　　⑤ 0.12

$\boxed{14}$ の〔解答群〕

　　① 0.06　　② 0.12　　③ 0.60　　④ 1.20　　⑤ 1.80

問4　次の記述 a～c について，下線部の原子または分子の物質量の大小関係が正しく表されているものを〔解答群〕から1つ選べ。ただし，原子量は，H：1.00，C：12.0，O：16.0，標準状態（0℃，$1.013×10^5$ Pa）における気体のモル体積は22.4 L/mol とする。　$\boxed{15}$

　　a　64gの<u>酸素 O_2 分子</u>

　　b　標準状態で33.6Lを占める<u>窒素 N_2 分子</u>

　　c　90gの酢酸 CH_3COOH に含まれる<u>炭素原子</u>

$\boxed{15}$ の〔解答群〕

　　① a＞b＞c　　② a＞c＞b　　③ b＞a＞c

　　④ b＞c＞a　　⑤ c＞a＞b　　⑥ c＞b＞a

$\boxed{3}$　物質の変化に関する，次の問1～問5に答えよ。

問1　次の実験1および実験2の結果から，金属A，B，Cのイオン化傾向の大小関係として最も適当なものを〔解答群〕から1つ選べ。　$\boxed{16}$

実験１：金属 A, B, C の板を希塩酸に浸すと，A 板と B 板からは気体が発生したが，C 板からは気体が発生しなかった。

実験２：金属 A, B, C の硝酸塩の各水溶液に亜鉛板を浸すと，亜鉛板に A と C の単体が析出したが，B の単体は析出しなかった。

16 の〔解答群〕

① A＞B＞C　　② A＞C＞B　　③ B＞A＞C

④ B＞C＞A　　⑤ C＞A＞B　　⑥ C＞B＞A

問2　水溶液が酸性を示す物質として最も適当なものを〔解答群〕から1つ選べ。　17

17 の〔解答群〕

① NH_4Cl　　② Na_2CO_3　　③ $NaHCO_3$

④ KCl　　⑤ CH_3COONa

問3　下の図は，濃度 0.10 mol/L の酸 a, b を 15.0 mL ずつはかり取り，それぞれを 0.10 mol/L の水酸化ナトリウム水溶液で中和滴定したときの滴定曲線である。図の滴定曲線 a, b となる酸の組み合わせとして，最も適当なものを〔解答群〕から1つ選べ。　18

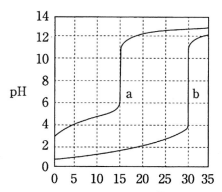

0.10 mol/L　NaOH水溶液の滴下量(mL)

18 の〔解答群〕

	滴定曲線 a	滴定曲線 b
①	塩酸	硫酸
②	塩酸	酢酸
③	酢酸	塩酸
④	酢酸	硫酸
⑤	硫酸	塩酸
⑥	硫酸	酢酸

問4　窒素原子を含む次の物質 A～C において，窒素原子の酸化数の大小関係が正しく並べられているものを〔解答群〕から1つ選べ。　19

$$A : NO_2 \qquad B : N_2 \qquad C : NH_3$$

19 の〔解答群〕

① A<B<C　　② A<C<B　　③ B<A<C

④ B<C<A　　⑤ C<A<B　　⑥ C<B<A

問5　酸化還元反応を利用した滴定実験に関する，下の (1)～(3) に答えよ。

濃度不明の硫酸鉄(Ⅱ) $FeSO_4$ 水溶液 25.0 mL を <u>ホールピペット</u>(a) ではかり取り，<u>コニ</u>(b) <u>カルビーカー</u>に入れた後，少量の希硫酸を加えて酸性にした。これを <u>ビュレット</u>(c) に入れた 0.250 mol/L の過マンガン酸カリウム $KMnO_4$ 水溶液で滴定すると，15.6 mL で終点に達した。この滴定実験において，硫酸酸性溶液中の過マンガン酸イオンと鉄(Ⅱ)イオンの酸化還元反応は，次のイオン反応式で表される。

$$MnO_4^- + 8H^+ + 5e^- \longrightarrow Mn^{2+} + 4H_2O$$

$$Fe^{2+} \longrightarrow Fe^{3+} + e^-$$

(1) この滴定実験に関する記述として**誤りを含むもの**を〔解答群〕から1つ選べ。　20

20 の〔解答群〕

① 過マンガン酸イオンに含まれるマンガン原子の酸化数は+7から+2に変化している。

② 鉄原子の酸化数は+2から+3に変化している。

③ この酸化還元反応において，鉄(Ⅱ)イオンは酸化剤としてはたらく。

④ この酸化還元反応において，1 mol の過マンガン酸イオンと反応する鉄(Ⅱ)イオンの物質量は 5 mol である。

⑤ 水溶液を酸性にするとき，希硫酸の代わりに塩酸や硝酸を用いることはできない。

(2) 滴定実験から決定される硫酸鉄(Ⅱ)水溶液のモル濃度として，最も近いものを〔解答群〕から1つ選べ。　21

21 の〔解答群〕

① 0.0310 mol/L　　② 0.0780 mol/L　　③ 0.156 mol/L

④ 0.310 mol/L　　⑤ 0.780 mol/L

(3) 下線部 (a)〜(c) のガラス器具が純水で洗浄した直後であった場合，それぞれの器具の使用方法として最も適した組合せを〔解答群〕から1つ選べ。　22

22 の〔解答群〕

	(a) ホールピペット	(b) コニカルビーカー	(c) ビュレット
①	そのまま使用する	そのまま使用する	そのまま使用する
②	そのまま使用する	使用する溶液で内部を洗う	使用する溶液で内部を洗う
③	そのまま使用する	使用する溶液で内部を洗う	そのまま使用する
④	使用する溶液で内部を洗う	そのまま使用する	使用する溶液で内部を洗う
⑤	使用する溶液で内部を洗う	そのまま使用する	そのまま使用する
⑥	使用する溶液で内部を洗う	使用する溶液で内部を洗う	使用する溶液で内部を洗う

4　無機物質および有機化合物の性質と反応に関する，次の問1と問2に答えよ。

問1　次の (1)〜(5) の記述について，最も適する気体を〔解答群〕から1つずつ選べ。

(1) 濃硫酸にギ酸を加えて加熱すると発生する，無色無臭の気体。　23

(2) 銅に希硝酸を加えると発生する，水に溶けにくい無色の気体。　24

(3) 塩化ナトリウムに濃硫酸を加えて穏やかに加熱すると発生する，無色の気体。　25

(4) さらし粉に塩酸を加えると発生する，黄緑色の気体。　26

(5) 塩素酸カリウムに酸化マンガン(Ⅳ)を加えて加熱すると発生する，無色無臭の気体。　27

23 〜 27 の〔解答群〕
① 酸素　　② 塩素　　③ 水素
④ 一酸化炭素　⑤ 一酸化窒素　⑥ 塩化水素
⑦ 二酸化硫黄　⑧ アンモニア

問2　次の (1)～(5) の記述について，最も適する化合物を〔解答群〕から1つずつ選べ。

(1) トルエンに過マンガン酸カリウム水溶液を加えて長時間加熱すると生じる化合物。
　　 28

(2) 塩化鉄(Ⅲ) 水溶液を加えると紫色に呈色し，炭酸水素ナトリウム水溶液にほとんど溶けない化合物。　 29

(3) ナトリウムフェノキシドを高温高圧のもとで二酸化炭素と反応させると生じる化合物。
　　 30

(4) さらし粉水溶液を加えると，赤紫色を呈する化合物。　 31

(5) ベンゼンにニッケルを触媒として高温高圧の水素を作用させると生じる化合物。
　　 32

28 ～ 32 の〔解答群〕

① ベンゼンスルホン酸	② 安息香酸	③ フェノール
④ サリチル酸	⑤ フタル酸	⑥ アニリン
⑦ 塩化ベンゼンジアゾニウム	⑧ シクロヘキサン	

生　物

問題

（2科目　120分）

一般Ⅱ期

4年度

1 　動物に関する文章を読み，下記の問いに答えよ。

　動物のからだは多数の細胞が集まって構成されている。これらの細胞集団は階層性を持ち，同じようなはたらきをもつ細胞が集まって a組織をつくり，組織が集まって器官をつくり，器官が集まって個体をつくっている。

　細胞の構造は，核と b細胞質に大きく分けられる。核は，内部に遺伝情報をもつ染色体があり，染色体の主な成分は，DNA と cタンパク質である。細胞質には，ミトコンドリアなどのさまざまな細胞小器官があり，それぞれが特定の機能を分担している。細胞小器官の間は， ア という液状の成分が満たしている。

問1　文章中の ア に入る語句として正しいものを，①〜⑤より1つ選んで番号を答えよ。
　　 1

　　① 細胞液　　　② 体液　　　③ 組織液　　　④ 細胞質基質　　　⑤ 血清

問2　下線部 a に関して，各細胞の特徴と，その細胞が属する組織の名称を組み合わせとして最も適切なものを，①〜④より1つ選んで番号を答えよ。 2

	細胞の特徴	組織
①	核のある細胞体と，多数の突起とからできている。	筋組織
②	消化管の中でも一番内側にあり，栄養分を吸収する。	上皮組織
③	多数の核を持ち，束状の線維を含んでいる。	結合組織
④	脂肪を多く含んでいる。	神経組織

問3　次のイ〜エはそれぞれ何の物質について述べたものか，組み合わせとして正しいもの
を，①〜⑥より1つ選んで番号を答えよ。　　3

イ：動物の細胞の重量のおよそ70％を占める。細胞内での化学反応の場や，物質輸送
などにはたらく。

ウ：細胞のエネルギー源となる。細胞膜などの生体膜の成分となる。

エ：多くは水に溶けてイオンとして存在し，筋収縮などさまざまな働きに関わる。

	イ	ウ	エ
①	水	脂質	無機物
②	核酸	炭水化物	無機物
③	脂質	炭水化物	核酸
④	無機物	炭水化物	核酸
⑤	水	脂質	タンパク質
⑥	核酸	脂質	タンパク質

問 4　下線部 b に関して，下図は動物細胞の模式図で，オ～キの構造体の働きとして適当な
ものを①～⑨から選べ。

（オ）：　4　　　　（カ）：　5　　　　（キ）：　6

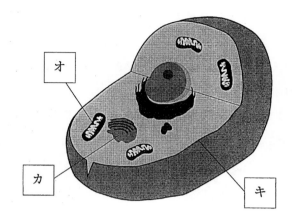

① 　内部にある遺伝情報にもとづいて，細胞のかたちや働きを決定する。

② 　核と細胞質とを隔てる二重の生体膜である。

③ 　二重の生体膜でできており，チラコイドと呼ばれる扁平の袋状構造が存在する。

④ 　呼吸を行う場で，有機物からエネルギーを取り出す。

⑤ 　一層の生体膜でできており，数層に重なる扁平な袋状構造と，周囲の球状の小胞か
らなる。

⑥ 　内部が細胞液で満たされており，アミノ酸・炭水化物・無機塩類などが含まれる。

⑦ 　RNA とタンパク質からできており，大サブユニットと小サブユニットからできて
いる。

⑧ 　光エネルギーを利用して水と二酸化炭素から有機物を合成する。

⑨ 　細胞質の最外層として存在し，細胞の内部と外部の物質のやりとりを行っている。

問 5　下線部 c に関して，染色体を構成するタンパク質を，①～⑤より 1 つ選んで番号を答
えよ。　7

① 　ヒストン　　　　② 　ヌクレオソーム　　　③ 　テロメア

④ 　ヌクレオチド　　⑤ 　クロマチン

2 呼吸に関する文章を読み，下記の問いに答えよ。

呼吸は，解糖系，クエン酸回路，電子伝達系の3つの反応過程に分けられる。呼吸基質としてグルコースを用いる場合，グルコース1分子は解糖系において炭素数が $\boxed{\text{A}}$ のピルビン酸2分子になる。ピルビン酸はミトコンドリアのマトリックスに取り込まれ，$\boxed{\text{ア}}$ に変換されてクエン酸回路に入る。クエン酸回路では，$\boxed{\text{ア}}$ 1分子と炭素数が $\boxed{\text{B}}$ の $\boxed{\text{イ}}$ 1分子が結合し，炭素数が $\boxed{\text{C}}$ のクエン酸1分子ができる。クエン酸1分子は数段階の反応を経て，$\boxed{\text{イ}}$ に変換される。クエン酸回路では，$\boxed{\text{ア}}$ 1分子につき $\boxed{\text{D}}$ 分子の CO_2 が発生する。また，解糖系とクエン酸回路を経て，$\boxed{\text{ウ}}$ と $FADH_2$ ができる。

解糖系とクエン酸回路を経て生成した $\boxed{\text{ウ}}$ と $FADH_2$ は，電子伝達系に電子をわたす。電子伝達系にわたされた電子は，最終的に H^+ と O_2 と結合し H_2O を生じる。この間に放出されるエネルギーを使って，ATP合成酵素のはたらきにより多くの ATP が合成される。

問1　文章中の $\boxed{\text{ア}}$ ～ $\boxed{\text{ウ}}$ に入る語句の組合せとして正しいものを，①～⑧より1つ選んで番号を答えよ。$\boxed{8}$

	ア	イ	ウ
①	オキサロ酢酸	アセチル CoA	NADH
②	オキサロ酢酸	アセチル CoA	NAD^+
③	フマル酸	リンゴ酸	NADH
④	フマル酸	リンゴ酸	FAD
⑤	コハク酸	フマル酸	NAD^+
⑥	コハク酸	フマル酸	FAD
⑦	アセチル CoA	オキサロ酢酸	NAD^+
⑧	アセチル CoA	オキサロ酢酸	NADH

問2　文章中の $\boxed{\text{A}}$ ～ $\boxed{\text{D}}$ に入る数字の組合せとして正しいものを，①～⑥より1つ選んで番号を答えよ。$\boxed{9}$

	A	B	C	D
①	2	3	5	1
②	2	3	5	2
③	3	4	6	1
④	3	4	6	2
⑤	4	3	5	1
⑥	4	3	6	2

問3　下線部に関して，ATP 合成酵素での反応について正しいものを，①〜④より 1 つ選ん で番号を答えよ。　10

　① H^+ が膜間腔からマトリックスへと濃度勾配にしたがって ATP 合成酵素を通ると きに ATP が合成される。

　② H^+ が膜間腔からマトリックスへと濃度勾配に逆らって ATP 合成酵素を通るとき に ATP が合成される。

　③ H^+ がマトリックスから膜間腔へと濃度勾配にしたがって ATP 合成酵素を通ると きに ATP が合成される。

　④ H^+ がマトリックスから膜間腔へと濃度勾配に逆らって ATP 合成酵素を通るとき に ATP が合成される。

問4　グルコース 1 分子を呼吸基質としたとき，最大で何分子の ATP が合成されるか。正し いものを，①〜⑤より 1 つ選んで番号を答えよ。　11

　① 2 分子　　　② 8 分子　　　③ 12 分子　　　④ 34 分子　　　⑤ 38 分子

問5　多くの生物は，エネルギーを取り出す方法として，呼吸基質の分解に O_2 を用いる方法 と用いない方法の 2 つを使い分けている。たとえばヒトでは，激しい運動によって筋肉で 多くの ATP を消費する場合，まず　エ　から ADP へとリン酸を転移して ATP を合成 し，次に O_2 を用いない方法で ATP を合成する。この O_2 を用いずに ATP を合成する反 応を　オ　といい，基質として用いたグルコースは乳酸に分解される。ある程度の時間 継続する運動では，O_2 を用いる方法がメインとなり，基質としてグルコースだけでなく， 　カ　や　キ　も用いるようになる。

(1) 文章中の　エ　，　オ　に入る語句の組合せとして正しいものを，①〜⑥より 1 つ選ん で番号を答えよ。　12

	エ	オ
①	クレアチンリン酸	電子伝達系
②	クレアチンリン酸	解糖
③	クレアチンリン酸	乳酸発酵
④	クレアチン	電子伝達系
⑤	クレアチン	解糖
⑥	クレアチン	乳酸発酵

(2) 文章中の ┃カ┃, ┃キ┃ に入る語句として正しいものを，①～⑦より2つ選んで番号を答えよ。┃13┃

① 水　　　② 無機塩類　　　③ セルロース　　　④ アミラーゼ

⑤ 脂肪　　　⑥ タンパク質　　　⑦ 核酸

┃3┃　遺伝子の発現に関する文章を読み，下記の問いに答えよ。

　DNA はヌクレオチドが多数連結した2本の鎖が，┃ア┃の部分で水素結合によってゆるく結合したらせん状の物質である。ヌクレオチド鎖には方向性があり，一方を5′末端，もう一方を3′末端という。DNA の複製のときにはたらく酵素である┃イ┃は，┃ウ┃末端に次のヌクレオチドを結合させる。

　真核生物では DNA 上の遺伝情報は，核内で a RNA に転写される。このあと RNA から┃エ┃が起こり，成熟した mRNA は細胞質へ移動する。細胞質中の tRNA はアンチコドンに対応した特定のアミノ酸と結合する。mRNA はリボソームと結合し，コドンに相補的なアンチコドンをもつ tRNA がつぎつぎに並び，アミノ酸を結合していく。

　コドンに対応するアミノ酸が何であるかは，1960 年代に次のような実験によって明らかになった。

〈実験〉大腸菌の抽出液に，塩基としてウラシル（U）とグアニン（G）だけを含む人工 RNA を加えた。b このとき U：G＝4：1 の割合となっており U と G の配列はランダムである。結果得られたポリペプチドは，次のようなアミノ酸が特定の割合で含まれていた。なお，割合はもっとも多く得られたアミノ酸であるフェニルアラニン（UUU）を 100 として計算したものである。

アミノ酸	割合	アミノ酸	割合
フェニルアラニン	100	システイン	25
バリン	31	グリシン	8
ロイシン	25	トリプトファン	6

　なお，バリンとグリシンについてはコドンの1個目の塩基は G で，トリプトファンのコドンは1つしかないことがわかっている。

問1　文章中の　ア　～　ウ　に入る語句と数字の組合せとして正しいものを，①～⑨より
1つ選んで番号で答えよ。　14

	ア	イ	ウ
①	糖	DNA ポリメラーゼ	5′
②	糖	RNA ポリメラーゼ	3′
③	糖	DNA ポリメラーゼ	3′
④	塩基	DNA ポリメラーゼ	5′
⑤	塩基	RNA ポリメラーゼ	5′
⑥	塩基	DNA ポリメラーゼ	3′
⑦	リン酸	DNA ポリメラーゼ	5′
⑧	リン酸	DNA ポリメラーゼ	3′
⑨	リン酸	RNA ポリメラーゼ	3′

問2　エ　にあてはまる記述として正しいものを，①～④より1つ選んで番号を答えよ。
15

①　エキソンが抜けてイントロンがつながるスプライシング。

②　イントロンが抜けてエキソンがつながるスプライシング。

③　エキソンとイントロンがランダムにつながるスプライシング。

④　エキソンとイントロンが入れ替わるスプライシング。

問3　下線部 a に関して，図1のような DNA の塩基配列を転写してできた RNA の塩基配列
として正しいものを，①～④より1つ選んで番号を答えよ。なお，下の鎖がセンス鎖（非
鋳型鎖）である。　16

5′-TTCATTC-3′
3′-AAGTAAG-5′
図 1

①　5′-TTCAUUC-3′　　②　5′-AAGUAAG-3′

③　5′-GAAUGAA-3′　　④　5′-CUUACTT-3′

問4　下線部 b に関して，この人工 RNA において存在しうる 3 つ組塩基は以下の 8 通りである。

　　　　　　UUU　UUG　UGU　GUU　UGG　GUG　GGU　GGG

これらのうち，最も少なくできる GGG に対して最も多い UUU は何倍できると考えられるか。最も適切なものを，①～⑥より 1 つ選んで番号を答えよ。　17

　　①　4　　　　②　5　　　　③　16　　　　④　25　　　　⑤　64　　　　⑥　125

問5　実験より，ロイシンのコドンとして可能性のあるものを，①～⑥より 2 つ選んで番号を答えよ。　18

　　①　UUG　　　②　UGU　　　③　GUU　　　④　UGG
　　⑤　GUG　　　⑥　GGU

問6　実験より，トリプトファンのコドンはどれか。正しいものを，①～⑥より 1 つ選んで番号を答えよ。　19

　　①　UUG　　　②　UGU　　　③　GUU　　　④　UGG
　　⑤　GUG　　　⑥　GGU

問7　タンパク質を構成するアミノ酸は 20 種類である。アミノ酸 4 個からなるポリペプチドは何種類できるか。最も近いものを，①～⑥より 1 つ選んで番号を答えよ。　20

　　①　24 種類　　　　　②　80 種類　　　　　③　1.2×10^4 種類
　　④　1.6×10^5 種類　　　⑤　3.2×10^5 種類　　　⑥　6.4×10^5 種類

4 体内環境に関する文章を読み，下記の問いに答えよ。

a体内環境は一定に保たれていないと生命活動に影響が出る。そのため，体内環境のイオン，酸素，グルコースなどの濃度や体温などが一定の範囲内に保たれている。このしくみを恒常性と呼ぶ。恒常性の維持には，肝臓やb腎臓といった内臓器官の他，c自律神経系や内分泌系がはたらいている。

問1 下線部aに関して，多くの動物では，体内環境を維持するために血液循環を行っている。ヒトの血液の流れ方に関する次の記述のうち，**誤っているもの**を①〜④より１つ選んで答えよ。 21

① 左心室 ⟶ 大動脈 ⟶ 全身 ⟶ 大静脈 ⟶ 右心房

② 右心室 ⟶ 肺動脈 ⟶ 肺 ⟶ 肺静脈 ⟶ 右心房

③ 左心房 ⟶ 左心室 ⟶ 大動脈 ⟶ 全身

④ 右心房 ⟶ 右心室 ⟶ 肺動脈 ⟶ 肺

問2 下線部bに関して，ヒトの腎臓について，次の問いに答えよ。

(1) ボーマンのうにつながった細長い管を何というか。正しいものを，①〜⑤より１つ選んで番号を答えよ。 22

① 集合管 ② ネフロン ③ 輸尿管 ④ 細尿管 ⑤ 腎小体

(2) 腎臓の構造として**誤っているもの**を，①〜⑤より１つ選んで番号を答えよ。 23

① 腎臓は背中側の腰よりやや高い位置に左右一対ある。

② 髄質には腎小体と細尿管がある。

③ 腎小体とそれに続く細尿管をネフロンという。

④ 腎小体は糸球体とボーマンのうからなる。

⑤ 細尿管は，ほかの細尿管とともに集合管をつくる。

問3 下線部cについて，自律神経系のうち副交感神経の働きによって起こるものを，①〜⑥より２つ選んで番号を答えよ。 24

① 瞳孔の拡大 ② 心臓の拍動の抑制 ③ 気管支の収縮

④ 胃の運動の抑制 ⑤ 立毛筋の収縮 ⑥ すい液の分泌抑制

問4　恒温動物では，皮膚で受けた外気温の刺激にともなって，熱の産生量や放出量を調整して，体温をほぼ一定に保つしくみが備わっている。

　　　dヒトの体表からの熱放散は，放射によるもの・壁などとの温度差による伝導や対流によるもの，発汗による蒸発によるもの，に分けられる。また，体内ではふるえ（筋肉の収縮）や代謝により熱産生を行う。図1はある哺乳類における外気温と二酸化炭素排出量のグラフである。次の問いに答えよ。

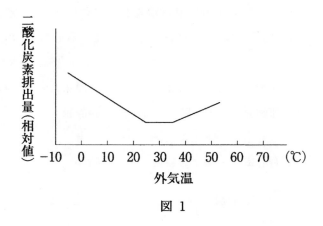

図1

(1) 体温を上昇させる際にはたらくホルモンを，①〜④より1つ選んで番号を答えよ。

　　　| 25 |

①　グルカゴン　　　②　鉱質コルチコイド　　　③　バソプレシン
④　アドレナリン

(2) 下線部 d について，熱は温度の高い方から低い方へと伝わる性質があるので，ヒトの体温と外気温との差があると熱の移動が起こる。ヒトにおける外気温の変化と体表からの熱放散量のグラフとして適切なものを，①〜④より1つ選んで番号を答えよ。　26

①

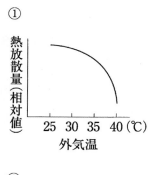

②

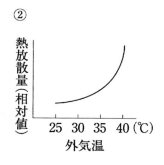

③

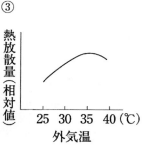

④

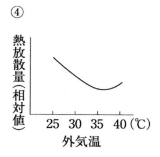

(3) 図1において，外気温が25℃〜35℃の範囲では二酸化炭素排出量が少ない。この理由として正しいものを，①〜④より1つ選んで番号を答えよ。　27

① 活動に適した外気温であり，細胞内での代謝が活発化しているから。

② 体内深部の温度と近いので，体内で熱を産生する必要がないから。

③ 外気によって体温を奪われないよう，取り込む酸素量を抑えているから。

④ 熱放散量を増やすため，代謝が盛んに行われているから。

5　　植生に関する文章を読み，下記の問いに答えよ。

　ある地域に生育する植物全体を植生とよぶ。光の強さ，土壌のpH，温度などの違いによって，地域ごとにさまざまな植生が見られる。

　ある地域において植生を調べた。まず，3 m×3 mの正方形の土地を50 cm×50 cmの面積で36枠に分けた。36枠のうちからランダムに6枠を選び，方形区A～Fとした。各方形区において，生育する植物の種類と各種類の被度および頻度を調べた。その結果を表1に示す。

　なお，被度とはその植物が地表をどのくらい覆っているかを示すもので，被度階級0～5で表した。被度（平均）は（植物の被度階級の和）÷（調査した全方形区数）を表す。また，頻度とは（その植物が出現した方形区数）÷（調査した全方形区数）の割合を表すものである。

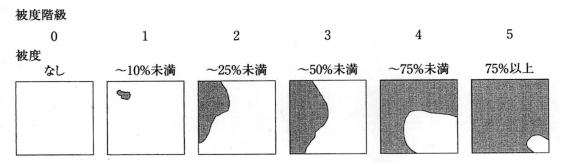

（灰色の部分は植物が覆っているところ）

表 1

植物 ＼ 方形区	A	B	C	D	E	F	被度（平均）	頻度
ナズナ	0	0	3	2	1	1	ア	0.7
ムカシヨモギ	0	1	2	0	0	0	0.5	イ
ハコベ	2	1	1	2	3	1	ウ	エ
アカザ	1	0	3	0	0	4	オ	0.5
シロツメクサ	1	1	0	2	0	0	0.7	0.5
オオバコ	1	0	1	0	0	1	0.5	0.5
スミレ	0	1	0	0	0	0	0.2	0.2

（被度，頻度は小数第二位を四捨五入して小数第一位まで示した）

問1　表1中のア〜オに当てはまる数値として正しいものを，①〜⓪より1つずつ選んで番号を答えよ。なお，同じ番号を2回以上選んでもよい。

ア：　28　　イ：　29　　ウ：　30　　エ：　31　　オ：　32

① 0.1　　② 0.2　　③ 0.3　　④ 0.4　　⑤ 0.5

⑥ 0.7　　⑦ 1.0　　⑧ 1.2　　⑨ 1.3　　⓪ 1.7

問2　被度（平均），頻度ともに最も高いものを優占種と考える。表1より，優占種として正しいものを，①〜⑦より1つ選んで番号を答えよ。　33

① ナズナ　　　　② ムカシヨモギ　　③ ハコベ　　　④ アカザ

⑤ シロツメクサ　⑥ オオバコ　　　　⑦ スミレ

問3　調査した方形区A〜Fの外観はどのようであるか。正しいものを，①〜④より1つ選んで番号を答えよ。なお，表1にある以外の植物は生育していなかったものとする。

34

① コケ植物やシダ植物が多く見られる湿った場所である。

② 草本類が多く見られる草原である。

③ 低木と草本類が多く見られる森林と草原の境界である。

④ 高木や低木が多く見られる森林である。

問4　人間の活動によって，植生にも影響が出る。次の（i），（ii）のような現象は，何が原因で起こったものか。正しいものを，①〜④より1つずつ選んで番号を答えよ。

（i）草木が生育できる環境であった土地が，砂漠化して植物が生育できなくなった。

35

（ii）1960年代以降，酸性雨が降り，ヨーロッパや北アメリカでは森林が枯れたり，土壌が汚染されたり，湖沼のpHが変化した。　36

① 冷媒に用いられたフロンやハロン

② 新たな農耕地を作るための森林伐採や，過剰な放牧

③ 殺虫剤や食品添加物，ダイオキシンなど

④ 工場や自動車の排気ガスに含まれる窒素酸化物や硫黄酸化物

英　語

解答　4年度

1

〔解答〕

(1) ③　(2) ②　(3) ④　(4) ③　(5) ①

(6) ③　(7) ④　(8) ①　(9) ②　(10) ③

〔出題者が求めたポイント〕

(1) 選択肢訳
① 大気があるにもかかわらず、私たちは地球で生活することができる。
② 大気のために地球で生活するのは難しい。
③ 大気のおかげで私たちは地球で生活できる。
④ 大気のせいで私たちは地球に住むことができない。

(2) 選択肢訳
① すぐに
② 主に
③ 前に
④ めったに〜ない

(3) 空欄(3)の前の文が後ろの文の理由になっているので、so が正解。

(4) sunspots and solar flares が the activities of the Sun の具体例となっているので、such as「〜など」が正解。

(5)「〜するにつれて」の As が正解。

(6) 正解の英文　contains a gas called ozone

(7) 選択肢訳
① 気温を下げることができる
② 気温が急上昇している
③ 雨が大粒で降ってくる
④ 寒くなる

(8) 選択肢訳
① 〜に似ている
② 〜を放射する
③ 〜を放つ、自由にする
④ 〜を発する、放つ

(9) 選択肢訳
① オーロラのようなものを見ることは不可能になるだろう
② 私たちがオーロラを見ることができる可能性はより高い
③ 私たちがオーロラを見ることができるのは言うまでもない
④ 私たちはおそらくオーロラを見ることはできないだろう

(10) 選択肢訳
① 大気圧は、私たちの体の1平方メートルに1キログラムの圧力がかかっているのに等しい。
② 大気中の空気の90％は成層圏に含まれている。
③ 電離層は、地球の周りで電波を反射する重要な役割を担っている。
④ オーロラは、大気中で大気粒子が生成されることで発生する。

〔全訳〕

　私たちが地球上で生活できるのは大気のおかげだ。大気は、地球を取り囲む空気の層で構成されている。オレンジの皮が中の果物を包んでいるように、大気が地球を包んでいるのだ。空気そのものは、主に窒素と酸素からなる気体の混合物である。

　大気の重さは相当なものだ。私たちの周りの空気は1立方メートルあたり1kg以上の空気を含んでいる。私たちにかかる上空の全空気の重さを大気圧という。私たちの体どこでも、1cm四方に1kgの重さがかかっていることになる。

　大気の異なる層は互いに混じり合っている。そのため、それぞれの層の正確な高さを示すことはできない。一年の中の時期や緯度、黒点や太陽フレアなどの太陽の活動によっても変化する。私たちが住んでいるのは対流圏という最も低い層だ。この層には、大気中の空気の90％が含まれている。対流圏の上層に行くにつれて気温は下がる。また、高山では楽に呼吸できるだけの酸素が不足する。対流圏の上にある成層圏はさらに空気が薄く、気温は上昇する。成層圏には、酸素の一種であるオゾンという気体が含まれている。オゾンは、太陽からの有害な紫外線を吸収する働きがある。

　成層圏より上では、気温が急激に下がる。さらに上空の電離層には、電荷を帯びたイオンと呼ばれる粒子の層がある。この層は、地球の周りで電波信号を跳ね返すのに重要な役割を果たしている。外気圏は、地球の大気が真に宇宙の一部となる場所だ。この層では、温度が1000℃にもなることがある。

　地上80〜600kmの上空では、夜空に巨大な色とりどりの光が現れることがある。科学者たちはこの現象をオーロラと呼んでいる。光のパターンは、サーチライトの光線のようでもあり、ねじれた炎のようでもあり、流れるように動く吹き流しのようでもあり、きらきら光るカーテンのようでもある。北半球では、この現象は「北極光（オーロラ）」と呼ばれている。オーロラは、太陽に大きな黒点があると発生しやすくなる。太陽からの原子の粒子が大気中の原子と衝突し、さまざまな色の光を放つのだ。

2

〔解答〕

(11) ②　(12) ④　(13) ③

(14) ②　(15) ②　(16) ①

〔出題者が求めたポイント〕

(11) feel like Ving「〜したい気がする」。

(12) It is about time SV「そろそろ〜してもよい頃だ」

のVは過去形を用いる（仮定法過去）。

⒀　come up with「〜を思いつく」。

⒁　not only 〜 but also ... の形が用いられている。

⒂　since「〜以来」を伴う文の主節は現在完了形になる（ここでは現在完了進行形）。

⒃　have 〜 in mind「〜を考えている」。

〔問題文訳〕

⑾　A：お腹が空いた。何を食べたいの、ジョン？
　　B：メキシコ料理を試してみたい。今まで食べたことがないから。

⑿　A：階段を上るときに息が切れた。
　　B：そうなの？　そろそろダイエットしたほうがいいよ。

⒀　A：私はこれが唯一の問題解決策だと思います。
　　B：ホント？　ボクがもっといいのを思いつくよ。

⒁　A：やっと来てくれたね！　電話したけど、出なかったよね。
　　B：遅くなってごめん。バスに乗り遅れただけじゃなくて、スマホを家に置いてきちゃった。

⒂　A：何の楽器を演奏するのですか？
　　B：5 歳の時からバイオリンを弾いています。

⒃　A：こんにちは。今晩、空き部屋はありますか？
　　B：どのようなお部屋をお考えですか？

3

〔解答〕

⒄　①　　⒅　④　　⒆　③　　⒇　②　　㉑　④

〔出題者が求めたポイント〕

⒄　too 〜 to ... 構文。

⒅　同格名詞節を導く that が正解。

⒆　古代ギリシャの時代からラエンネックまでのことなので、過去完了形を用いる。

⒇　remember の目的語は、過去のことは動名詞、これからのことは to 不定詞になる。

㉑　not only という否定語句が文頭に出た形なので、倒置が起きている。

〔全訳〕

　フランスの医師ルネ・テオフィル・ヤサント・ラエンネック（1781-1826）は、少し内気な性格の持ち主だった。1816 年、若い女性患者が胸の痛みを訴えたとき、彼は恥ずかしくて自分の耳を彼女の胸に当てることができなかった。古代ギリシャの時代から、医者は心音を聞くのにこの方法をもちいていたという事実にもかかわらず、彼は全くそうすることができなかったのだ。どうすればいいのかわからずにいると、彼は子供たちが空洞の丸太で遊んでいるのを見たことを思い出した。ひとりの子が一方の端を叩き、もう一人の子が反対の端で聞く遊びだった。そこで彼は、紙を丸めて筒状にし、片方を女性の胸に、もう片方を自分の耳に当ててみた。彼が驚いたことに、女性の心音が聞こえるだけでなく、今まで聞いたこともないようなクリアーな音だったのだ！　ラエンネックはすぐに、自分のすべての患者に使える中空のチュ

ーブ状器具の開発に着手した。

英　語

解答　　4年度

一般B

❶

〔解答〕

(1) ①　(2) ②　(3) ①　(4) ④　(5) ④
(6) ①　(7) ③　(8) ②　(9) ②　(10) ②

〔出題者が求めたポイント〕

(1) 選択肢訳
　① 実際に
　② 不注意に
　③ 異なって
　④ 均等に
(2) 選択肢訳
　① 細菌が体内に侵入することは考えにくい
　② 細菌が体内に入ることは可能である
　③ 細菌が体内に侵入することはほとんどない
　④ 私たちの体は、細菌が侵入するのを防いでいる
(3) Many ～の文と、bacteria ～の文が対比されているので、but が正解。選択肢にはないが、while も可。
(4) Some bacteria と other bacteria が対比されている。
(5) S is among ～「S は～のひとつだ」。
(6) 選択肢訳
　① ～の一因となった
　② ～と何の関係もなかった
　③ ～に依存していた
　④ ～に無関心だった
(7) 選択肢訳
　① 細菌は奇妙な形状になる
　② 細菌（バクテリア）の形と細菌（マイクローブ）の形は異なる
　③ さまざまな形の細菌がある
　④ 細菌はさまざまな生物に入り込む
(8) 選択肢訳
　① これはゲートを作るのにエネルギーを使用する
　② これはゲートに似た機能を持つ
　③ これはゲートの構造を好む
　④ これは必要なときにゲートに変化し得る
(9) 正解の英文は、help bacteria cling to となる。help の目的格補語には、原形不定詞か to 不定詞がくる。
(10) 選択肢訳
　① ほとんどの細菌はさまざまな病気の原因となる。
　② 有害な細菌は病原体と呼ばれる。
　③ すべての細菌は鞭毛を持っており、それを使って水中を移動する。
　④ すべての細菌は、細胞壁と細胞膜の両方を持っている。

〔全訳〕

　微生物は細菌という名でも知られる。95％以上の細菌は無害であり、その多くは実際に役立つものや、私たち

にとってとても良いものでありさえする。残りの5パーセントは、風邪やインフルエンザ、腹痛などの病気を引き起こす可能性がある。私たちに害を与える細菌は病原菌とかバイ菌と呼ばれることが多いのだが、その学名は「病原体」である。細菌は、空気、物の表面、水、食物、動物など、さまざまな経路から私たちの体に侵入する。

　多くの生物は何百万もの細胞から構成されているが、細菌はたったひとつの細胞からなる。細胞は生命体の最小単位であり、しばしば、あらゆる生き物の構成単位と呼ばれる。常に単細胞で存在する細菌もあれば、一対、鎖状、あるいは他の集団形で群れる細菌もある。細菌は、数十億年前に地球上で最初に誕生した生命体のひとつだった。細菌は、今日私たちが呼吸する大気の生成に関与していた。

　何千種類もの細菌があるが、その多くは球状、棒状、またはらせん状の形態をしている。また、小さな尾のように見える鞭毛と呼ばれる部分を持つ細菌もいる。鞭毛は液体の中を進むのに使われる。水中や空気中を移動するもの、あるいは通りすがりの動物に付着して移動する細菌もいる。ナメクジがするように、薄い粘液の層を出してくねくねと滑り進むものもある。また、いつもほぼ同じ場所にとどまる細菌もいる。

　細菌はいろいろな形をしているが、どの細胞も基本的には同じ構造をしている。多くの場合、細胞壁と呼ばれる厚い外側の覆いがあり、建物の足場のように細胞に形を与えている。細胞壁のすぐ内側には細胞膜がある。これは、細胞の中に入る物質と出て行く物質をコントロールするゲートのような働きをしている。また、多くの細菌は表面に線毛を持っている。線毛は、細菌が物の表面に付着するのを助ける小さな毛のようなものだ。細胞質は細胞内を満たしている液体である。

❷

〔解答〕

(11) ②　(12) ①　(13) ④
(14) ③　(15) ①　(16) ④

〔出題者が求めたポイント〕

(11) How about ～?「～はいかがですか？」。
(12) I wish S V ～の V には仮定法を用いる。ここは現在のことなので仮定法過去の had が正解。
(13) stand「～に耐える」。
(14) 仮主語構文、It is necessary to ～ の疑問文なので、Is it necessary to ～? となる。
(15) suggest「～を提案する」の目的語には、名詞、動名詞、that 節がくる。that 節の場合、節内の動詞は原形になる。
(16) Do you mind ～? の直訳は「～はいやですか？」なので、「もちろん、いやじゃない」Certainly, not. が正解。Not at all. もよく用いられる。

〔問題文訳〕
(11) A：おすすめは何ですか？
　　B：ビーフストロガノフはいかがですか？　シェフ
　　　　お勧めメニューです。
(12) A：ティムさんには何人の兄弟姉妹がいますか？
　　B：兄弟は2人です。私も姉妹がいたらなぁ。
(13) A：納豆は好きですか？
　　B：いいえ、あの匂いとネバネバが耐えられません。
(14) A：うちの娘は私立を5校受験する予定です。
　　B：小学校受験？　そんな小さいうちから高いお金
　　　　をかけて教育する必要があるのですか？
(15) A：ここから羽田空港に行くにはどうしたらいいで
　　　　すか？
　　B：浜松町からモノレールに乗るのがいいと思いま
　　　　す。
(16) A：窓を開けてもいいですか？
　　B：もちろんです。新鮮な空気を取り入れたほうが
　　　　いいですよね。

3
〔解答〕
(17)　④　　(18)　③　　(19)　②　　(20)　①　　(21)　③
〔出題者が求めたポイント〕
(17)　be made of「〜製の、〜でできている」。
(18)　such as「〜など」。
(19)　従位接続詞が入る。選択肢の中にある従位接続詞は
　　　If と Until だが、意味的に If が正解。
(20)　前文の The image is reversed を受けて、it is also
　　　reversed となる。
(21)　使役動詞 make の目的格補語には原形不定詞がく
　　　る。
〔全訳〕
　鏡とは、光を反射する磨かれた面である。ほとんどの
鏡はガラス製で、裏側に光沢ある金属層がある。私たち
は家や車の中で鏡を使っているが、鏡は顕微鏡など多く
の科学機器にも使われている。望遠鏡や太陽光発電所に
は、より大きな鏡が使われている。
　平らな鏡の前に物(例えばマグカップ)を置くと、鏡の
中にその像が見える。鏡はマグカップと同じ大きさだ
が、像が反転している。鏡に映る自分の顔も反転してい
るので、他の人から見た自分とは少し違う顔をしてい
る。
　鏡は平らなものばかりではない。凸面鏡は、外側に湾
曲している。それは物を小さく見せるが、より広い視野
を与える。それはよく車のバックミラーや店舗のセキュ
リティミラーとして使用される。凹面鏡は内側に湾曲し
ている。それは近い物を拡大するので、化粧用やひげそ
り用の鏡として使用されることがある。

英　語

解答　4年度

〔一般C〕

1

〔解答〕
(1) ④　(2) ③　(3) ③　(4) ①　(5) ④
(6) ①　(7) ①　(8) ②　(9) ②　(10) ③

〔出題者が求めたポイント〕
(1) 選択肢訳
　① 住む場所もまた、ライフスタイルに大きく関わってくる
　② また、自分の年齢に応じて住む場所を決める必要がある
　③ また、同じ場所に何年も住まない方が良い
　④ 生活環境もまた、寿命に影響する
(2) 選択肢訳
　① 私たちはすでに起こったことを認識することはできない
　② 私たちは過去の出来事を忘れることは許されない
　③ 私たちはどのような家庭に生まれるかは選べない
　④ 私たちが先祖に会うことは不可能である。
(3) add more years to your life で「寿命を伸ばす」の意味になる。
(4) have a higher chance to V は「～する可能性がより高い」という意味。be more likely to V も同意。
(5) Still「それでも」。Yet「けれども」。Instead「その代わりに」。以上3つは接続副詞。Despite は「～にもかかわらず」という意味の前置詞なので、構造上不可。
(6) 正解の英文　of the vitamins you need
(7) get out of breath「息を切らす」。
(8) In terms of「～の観点から」。In addition to「～に加えて」。By means of「～によって」。Except for「～を除いて」。
(9) suffer「苦しむ」。relax「リラックスする」。quit「止める」。exert「（力など）を行使する」。
(10) 選択肢訳
　① ある人は他の人よりずっと長生きする。
　② 赤身の肉を食べ過ぎないように気をつけた方がよい。
　③ 1日に30分運動するだけでは、健康を維持するのに十分ではない。
　④ 働きすぎは健康によくない。

〔全訳〕
　なぜ、100歳以上生きる人がいる一方で、多くの人はもっと早く死んでしまうのか？　まず、両親や祖父母が長生きだったなら、自分も長生きできる可能性が高い。また、長生きできるかどうかは住んでいる場所にもよる。先進国の都市に暮らす人は、清潔な水や健康的な食べ物が入手できない地域に住む人よりも、おそらく長生きするだろう。
　私たちは過去の親族を自分で決めることはできない

し、たいていの人は自分が住む場所もほとんど思うようにはできない。では、自分の寿命を伸ばすために何ができるのか？　健康的な選択をすればよいのだ。つまり、健康的な食事をし、十分な運動をするということだ。
　太り過ぎは寿命を縮めるかもしれない。なぜなら、健康上の問題をもたらす可能性がより高いからだ。そこで、まずは食べるものを変えることから始めるとよい。赤身の肉は控えめにしよう。その代わりに、鶏肉や魚を食べるようにしよう。魚は、長生きを手助けとなるとてもよいものだ。また、野菜をたくさん食べ、必要なあらゆるビタミンを摂取するようにすべきだ。もちろん、ジャンクフードは食べ過ぎないように。
　さらに、十分な運動も必要だ。運動にはさまざまな種類がある。心臓に良い運動もある。運動をして息が切れるようであれば、それは心臓によいということだ。また、体を強くするのに適した運動もある。ウェイトリフティングはそのよい例だ。毎日30分程度の運動を心がけるべきだ。
　体のケアと同時に、心のケアも必要だ。あまり頑張り過ぎないこと。毎日、リラックスして何か楽しいことをするように心がけよう。こうした簡単なルールを守れば、長生きできる可能性は十分にある。

2

〔解答〕
(11) ③　(12) ④　(13) ①
(14) ②　(15) ④　(16) ①

〔出題者が求めたポイント〕
(11) astonish は astonishing、
　また、amazed は amazing なら可。
(12) How come S V ～? で「なぜ～か？」。
(13) look は第2文型。You = happy となる形容詞が正解。
(14) no matter how 形容詞(副詞)SV で「たとえどんなに～でも」。
(15) look forward to の後ろには、動名詞(名詞)がくる。意味は、「～を楽しみにする」。
(16) 時・条件を表す副詞節中は、未来のことは現在形で表す。

〔問題文訳〕
(11) A：あの8歳の女の子は、この算数の問題を5分で解いたよ。
　　 B：すごい！　それは驚きだ。
(12) A：どうして日曜日に出勤したの？
　　 B：予算の使い道について緊急の会議があったんだ。
(13) A：嬉しそうね。どうしたの？
　　 B：特にないわ。この時期が好きなだけよ。
(14) A：毎日ギターの練習をしているのですか？
　　 B：はい、どんなに忙しくても毎日練習しています。

(15)　A：それじゃ、さようなら。気をつけてね。
　　　B：今日はお招きいただき、ありがとうございました。またお会いするのを楽しみにしています。
(16)　A：明日、雨が降ったらどうするの？
　　　B：たぶん一日中、家で映画を見るよ。

❸

〔解答〕
(17)　③　　(18)　①　　(19)　④　　(20)　④　　(21)　②

〔出題者が求めたポイント〕
(17)　disturbed「動揺した」。incomplete「不完全な」。balanced「バランスのとれた」。artificial「人工的な」。
(18)　Without「〜がなければ」。Thanks to「〜のおかげで」。In spite of「〜にもかかわらず」。Unlike「〜とは違って」。
(19)　accept「〜を受け入れる」。find「〜を見つける」。support「〜を支持する」。kill「〜を殺す」。
(20)　ここでの the way S V は「〜すること」という意味。
(21)　However「しかし」。For example「たとえば」。Moreover「さらに」。On the other hand「一方」。

〔全訳〕
　ほとんどの生態系はバランスがとれている。つまり、そのさまざまな部分がうまく調和している。人が生態系の一部分を変えると、他の部分にダメージを与えることがある。時には生態系全体にダメージを与えることもある。生態系を保護することは重要なのだ。
　人はさまざまなやり方で生態系を変化させる。木材を得るために木を切り倒し、道路や家を作るために草原を切り開く。住処や食料となる植物がなければ、生態系にいる動物は移動するか、死ぬしかない。また、人は生態系を汚染するが、これはそこに暮らす植物や動物にとって危険なものだ。
　人が食料用に動物を捕らえても生態系は変化する。漁師が海から魚を取り過ぎると、海の食物連鎖が損なわれる。また、新しい動物が生態系にもたらされると、彼らが、以前からそこに暮らす動物を殺してしまうことがある。たとえば、農場主が草原に牛やヤギの群れを入れると、これらの動物が草を食べるので、草原の野生動物が飢えてしまうのだ。
　地球温暖化とは、地球の気温がごくゆっくりと上昇することだ。多くの科学者は、工場や自動車、機械などから出る二酸化炭素などのガスが、地球の大気を変化させているためだと語る。気温が変化すると、そのせいで生態系が変化することがある。たとえば、海水温が上がりすぎると、サンゴは徐々に死んでいく。

数　学

解答

4年度

❶

〔解答〕

(1)

ア	イ	ウ
7		16

(2)

エ	オ	カ	キ	ク	ケ
−	3	12		2	7

(3)

コ	サ	シ	ス	セ	ソ	タ	チ
7		12		35		108	

(4)

ツ	テ	ト	ナ
48		42	

〔出題者が求めたポイント〕

(1) 無理数

全辺 2 乗して考える。$n^2 < (3\sqrt{7})^2 < (n+1)^2$

$\alpha = a - b\sqrt{7}$ のとき，

$$\frac{1}{\alpha} = \frac{1}{a - b\sqrt{7}} = \frac{1(a + b\sqrt{7})}{(a - b\sqrt{7})(a + b\sqrt{7})}$$　と分母を

有理化する。

(2) 2 次関数

$(x, y) = (1, 4), (4, -5)$ を代入して，a, b を変数

とする連立方程式をつくり，解く。

y を x について平方完成する。

$y = a(x - p)^2 + q$ のとき，頂点は (p, q)

(3) 確率

1 回目 a，2 回目 b，3 回目 c とする。

$a + b \geqq 7$ となる場合を $a = 1 \sim 6$ のときに分けて，b

のとりうる値を数えて加えていけば場合の数になる。

$a + b = 1 \sim 6$ の確率とそのときの c のとりうる値の

確率をかけて加えていく。

(4) n_1, n_2, n_3 が素因数で，l_1, l_2, l_3 が自然数で，

$x = n_1^{l_1} \cdot n_2^{l_2} \cdot n_3^{l_3}$ と素因数分解となるとき，正の約数

の個数は，$(l_1 + 1)(l_2 + 1)(l_3 + 1)$ 個。

$\dfrac{6048}{m} = n_1^{l_1} \cdot n_2^{l_2} \cdot n_3^{l_3}$ のとき，l_1, l_2, l_3 のすべてが最

大の偶数となるようにする。

〔解答のプロセス〕

(1) $n < 3\sqrt{7} < n + 1$ と $(3\sqrt{7})^2 = 9 \cdot 7 = 63$ より

$n^2 < 63 < (n+1)^2$，従って，$n = 7$

$\alpha = 7 + 1 - 3\sqrt{7} = 8 - 3\sqrt{7}$

$$\frac{1}{\alpha} = \frac{1}{8 - 3\sqrt{7}} = \frac{1(8 + 3\sqrt{7})}{(8 - 3\sqrt{7})(8 + 3\sqrt{7})} = 8 + 3\sqrt{7}$$

$\alpha + \dfrac{1}{\alpha} = 8 - 3\sqrt{7} + 8 + 3\sqrt{7} = 16$

(2) $(1, 4)$ を通るので，$a + b - 5 = 4$ ……①

$(4, -5)$ を通るので，$16a + 4b - 5 = -5$ ……②

①より　$a + b = 9$，②より　$b = -4a$

$-3a = 9$ より　$a = -3$，$b = 12$

$y = -3x^2 + 12x - 5 = -3(x^2 - 4x) - 5$

$\qquad = -3\{(x - 2)^2 - 2^2\} - 5$

$\qquad = -3(x - 2)^2 + 12 - 5$

$\qquad = -3(x - 2)^2 + 7$

頂点は，$(2, 7)$

(3) 1 回目の目を a，2 回目の目を b，3 回目の目を c と

する。

2 回目を投げて終了する場合。

$a = 6$ のとき $b = 1 \sim 6$，$a = 5$ のとき $b = 2 \sim 6$

$a = 4$ のとき $b = 3 \sim 6$，$a = 3$ のとき $b = 4 \sim 6$

$a = 2$ のとき $b = 5, 6$，$a = 1$ のとき $b = 6$

確率は，$\dfrac{6 + 5 + 4 + 3 + 2 + 1}{6^2} = \dfrac{21}{36} = \dfrac{7}{12}$

3 回目を投げて終了する場合。

$a + b = 6$ のとき，$c = 1 \sim 6$

a	1	2	3	4	5
b	5	4	3	2	1

$\dfrac{5}{36}$

$a + b = 5$ のとき，$c = 2 \sim 6$

a	1	2	3	4
b	4	3	2	1

$\dfrac{4}{36}$

$a + b = 4$ のとき，$c = 3 \sim 6$

a	1	2	3
b	3	2	1

$\dfrac{3}{36}$

$a + b = 3$ のとき，$c = 4 \sim 6$

a	1	2
b	2	1

$\dfrac{2}{36}$

$a + b = 2$ のとき，$(a, b) = (1, 1)$ で　$c = 5, 6$

確率は，$\dfrac{5}{36} \cdot \dfrac{6}{6} + \dfrac{4}{36} \cdot \dfrac{5}{6} + \dfrac{3}{36} \cdot \dfrac{4}{6} + \dfrac{2}{36} \cdot \dfrac{3}{6}$

$\qquad\qquad + \dfrac{1}{36} \cdot \dfrac{2}{6} = \dfrac{70}{216} = \dfrac{35}{108}$

(4) $6048 = 2^5 \cdot 3^3 \cdot 7$

正の約数の個数は，$(5+1) \cdot (3+1) \cdot (1+1) = 48$

$\sqrt{\dfrac{2^5 \cdot 3^3 \cdot 7}{2 \cdot 3 \cdot 7}} = \sqrt{2^4 \cdot 3^2} = 2^2 \cdot 3$　となるので，

$\qquad m = 2 \cdot 3 \cdot 7 = 42$

❷

〔解答〕

(1)

ニ	ヌ	ネ	ノ	ハ	ヒ	フ	ヘ	ホ	マ	ミ	ム	メ	モ	ヤ
5		9	2		14	9		2		14	45		14	56

(2)

ユ	ヨ	ラ	リ
2		25	9

〔出題者が求めたポイント〕

三角比

(1) $\cos\theta\,(\angle ACD) = \dfrac{CA^2 + CD^2 - AD^2}{2CA \cdot CD}$

$0° < \theta < 180°$　より　$\sin\theta = \sqrt{1 - \cos^2\theta}$

△ACD の面積は，$\dfrac{1}{2} CA \cdot CD\sin\theta$

OA，OD，OC は外接円の半径より R とする。

$\dfrac{DA}{\sin\theta} = 2R$　$(R = OA)$

(2) DA が∠A の二等分線より，AB：AC＝BD：DC

$\cos\angle BAD = \dfrac{AB^2 + AD^2 - BD^2}{2 \cdot AB \cdot AD}$

$\cos\angle DAC = \dfrac{AD^2 + AC^2 - DC^2}{2 \cdot AD \cdot AC}$

2つの値が等しいとして，x を求める。

〔解答のプロセス〕

(1) $\cos\theta = \dfrac{3^2+6^2-5^2}{2\cdot3\cdot6} = \dfrac{20}{36} = \dfrac{5}{9}$

$\sin\theta = \sqrt{1-\left(\dfrac{5}{9}\right)^2} = \sqrt{\dfrac{56}{81}} = \dfrac{2\sqrt{14}}{9}$

△ACD の面積は，$\dfrac{1}{2}\cdot3\cdot6\cdot\dfrac{2\sqrt{14}}{9} = 2\sqrt{14}$

外接円の半径を R とする。$R=OA$

$2R = 5\div\dfrac{2\sqrt{14}}{9} = 5\cdot\dfrac{9}{2\sqrt{14}} = \dfrac{45\sqrt{14}}{28}$

従って，$OA=(R)=\dfrac{45\sqrt{14}}{56}$

(2) DA が∠A の2等分線より，AB：6＝x：3

$3AB=6x$　よって，$AB=2x$

$\cos\angle BAD = \dfrac{4x^2+25-x^2}{2\cdot5(2x)} = \dfrac{3x^2+25}{20x}$

$\cos\angle DAC = \dfrac{25+36-9}{2\cdot5\cdot6} = \dfrac{52}{60}$

$\dfrac{3x^2+25}{20x} = \dfrac{52}{60}$　より　$9x^2+75=52x$

$9x^2-52x+75=0$　より　$(9x-25)(x-3)=0$

$x\neq3$ なので，$x=\dfrac{25}{9}$

❸

〔解答〕

(1)
ル	レ	ロ	ワン	あ	いう	え	おか	きくけ
65	8	9	2	4	−2	2	23	110

(2)
こ	さ	しす	せそ	たち
2	4	14	10	54

〔出題者が求めたポイント〕

指数関数

(1) x を代入し t を求める。

$2^x=X$ として，X を求めてから x を求める。

$4^x+4^{-x}=2^{2x}+2^{-2x}=(2^x+2^{-x})^2-2\cdot2^x\cdot2^{-x}$

$8^x+8^{-x}=2^{3x}+2^{-3x}$

$=(2^x+2^{-x})^3-3\cdot2^x\cdot2^{-x}(2^x+2^{-x})$

(2) $a>0$，$b>0$ のとき，$a+b\geqq2\sqrt{ab}$

y を t について平方完成させる。t の値の範囲から y の最小値を求める。

〔解答のプロセス〕

(1) $2^3+2^{-3}=8+\dfrac{1}{8}=\dfrac{65}{8}$

$2^{\frac{3}{2}}+2^{-\frac{3}{2}}=\sqrt{8}+\dfrac{1}{\sqrt{8}}=2\sqrt{2}+\dfrac{\sqrt{2}}{4}=\dfrac{9\sqrt{2}}{4}$

$2^x=X$ とおくと，$X+\dfrac{1}{X}=\dfrac{17}{4}$

よって，$4X^2-17X+4=0$

$(4X-1)(X-4)=0$　より　$X=\dfrac{1}{4}$，4

$2^x=\dfrac{1}{4}=2^{-2}$，$2^x=4=2^2$　より　$x=-2,\ 2$

$4^x+4^{-x}=2^{2x}+2^{-2x}=(2^x+2^{-x})^2-2\cdot2^x\cdot2^{-x}$
$=t^2-2=5^2-2=23$

$8^x+8^{-x}=2^{3x}+2^{-3x}$
$=(2^x+2^{-x})^3-3\cdot2^x\cdot2^{-x}(2^x+2^{-x})$
$=t^3-3t=5^3-3\cdot5=110$

(2) $2^x>0$，$2^{-x}>0$ より
$t=2^x+2^{-x}\geqq2\sqrt{2^x\cdot2^{-x}}=2$

従って，$t\geqq2$

$y=4\cdot4^x+14\cdot2^x+14\cdot2^{-x}+4\cdot4^{-x}+18$
$=4(4^x+4^{-x})+14(2^x+2^{-x})+18$
$=4(t^2-2)+14t+18=4t^2+14t+10$

$y=4\left(t^2+\dfrac{7}{2}t\right)+10=4\left(t+\dfrac{7}{4}\right)^2-\dfrac{9}{4}$

y は $t\geqq-\dfrac{7}{4}$ で増加関数，$t\geqq2$ だから

y は $t=2$ のとき最小値である。
最小値は，$y=4\cdot2^2+14\cdot2+10=54$

❹

〔解答〕

(1)
つ	て	と	な	に	ぬね	のは	ひふへ
4	6	2	8	2	16	50	400

(2)
ほまみ	む	めも	や
125	3	16	3

〔出題者が求めたポイント〕

微分積分

(1) $y=f(x)$ の $x=t$ における接線の方程式は
$y=f'(t)(x-t)+f(t)$

$(8,\ 0)$ を通ることより t を求めて，l，m の方程式を求める。

(2) C と x 軸との交点 α，β を求める。

$$\int_\alpha^\beta\{0-(2x^2-6x-8)\}dx$$

接線 l と C の交点は(1)より $t=t_1$ とすると，

$$\int_0^{t_1}\{(2x^2-6x-8)-(l\text{の方程式})\}dx$$

$$\int_\alpha^\beta a(x-\alpha)(x-\beta)dx=-\dfrac{a}{6}(\beta-\alpha)^3$$

〔解答のプロセス〕

(1) $y'=4x-6$

C 上の $x=t$ における接線の方程式は，
$y=(4t-6)(x-t)+2t^2-6t-8$
$=(4t-6)x-2t^2-8$

$(8,\ 0)$ を通るのは，$8(4t-6)-2t^2-8=0$

$t^2-16t+28=0$　より　$(t-2)(t-14)=0$

l は $t=2$，$y=(8-6)x-8-8=2x-16$

m は $t=14$，$y=(56-6)x-392-8=50x-400$

(2) $2x^2-6x-8=0$　より　$2(x+1)(x-4)=0$

交点は，$x=-1$，4

$$\int_{-1}^{4} \{0 - (2x^2 - 6x - 8)\} dx$$

$$= \int_{-1}^{4} (-2x^2 + 6x + 8) dx$$

$$= \left[-\frac{2}{3} x^3 + 3x^2 + 8x \right]_{-1}^{4}$$

$$= \left(-\frac{128}{3} + 48 + 32 \right) - \left(\frac{2}{3} + 3 - 8 \right)$$

$$= -\frac{128}{3} + 80 - \frac{2}{3} + 5 = \frac{125}{3}$$

接点は $x = 2$, $2x^2 - 6x - 8 > 2x - 16$

$$\int_{0}^{2} \{(2x^2 - 6x - 8) - (2x - 16)\} dx$$

$$= \int_{0}^{2} (2x^2 - 8x + 8) dx$$

$$= \left[\frac{2}{3} x^3 - 4x^2 + 8x \right]_{0}^{2}$$

$$= \left(\frac{16}{3} - 16 + 16 \right) - (0) = \frac{16}{3}$$

数　学

解答　4年度

一般B

❶

〔解答〕

(1)
アイ	ウ	エオ	カキ
12	5	17	12

(2)
ク	ケコ	サ
8	12	3

(3)
シ	ス	セ	ソ
7	2	2	8

(4)
タ	チ	ツ	テ	トナ
1	5	4	6	25

〔出題者が求めたポイント〕

(1) 文字式の計算

割り算をする。

x^2-2x+4 に $x=1+\sqrt{3}\,i$ を代入し0になることを確かめ，余りに代入する。

(2) 整数

式を満たす $(x,\ y)$ の組を書きかぞえる。

$(x-a)(y-b)=ab$ の形にして，同様に $(x,\ y)$ を書き出して，x の最大値を見つけ出す。

(3) 対数関数，2次関数

$$\log_c x^n = n\log_c x$$

$X=\log_2 x$ とおいて，y を X の2次関数として平方完成して最小値を求める。

$\log_2 x = k$ のとき，$x=2^k$

(4) 三角関数

$$1+\tan^2\theta = \frac{1}{\cos^2\theta},\quad \sin 2\theta = 2\sin\theta\cdot\cos\theta$$

$0<\theta<\dfrac{\pi}{2}$ より　$\cos\theta>0,\ \sin\theta>0,\ \sin 2\theta>0$

$$\sin\theta=\sqrt{1-\cos^2\theta}$$

〔解答のプロセス〕

(1)
$$\begin{array}{r}
3x-2 \\
x^2-2x+4\ \overline{)\ 3x^3-8x^2+28x-3} \\
\underline{3x^3-6x^2+12x} \\
-2x^2+16x-3 \\
\underline{-2x^2+\ 4x-8} \\
12x+5
\end{array}$$

余りは，$12x+5$

$$x^2-2x+4=(1+\sqrt{3}\,i)^2-2(1+\sqrt{3}\,i)+4$$
$$=1+2\sqrt{3}\,i-3-2-2\sqrt{3}\,i+4=0$$

$$3x^3-8x^2+28x-3$$
$$=(3x-2)(x^2-2x+4)+12x+5$$
$$=0+12(1+\sqrt{3}\,i)+5=17+12\sqrt{3}\,i$$

(2)　$xy=24$

$(x,\ y)=(1,\ 24),\ (2,\ 12),\ (3,\ 8),\ (4,\ 6),$
$\qquad\qquad (6,\ 4),\ (8,\ 3),\ (12,\ 2),\ (24,\ 1)$

よって，8組

$xy-2x-4y=0$ より　$(x-4)(y-2)=8$

$x-4$	$y-2$	x	y
1	8	5	10
2	4	6	6
4	2	8	4
8	1	12	3

x が最大となるのは，
左表より $x=12$
$(x,\ y)=(12,\ 3)$

(3)　$X=\log_2 x$ とする。

$$y=2(\log_2 x)^2+10\log_2 x+16=2X^2+10X+16$$
$$=2(X^2+5X)+16=2\left(X+\frac{5}{2}\right)^2-2\frac{25}{4}+16$$
$$=2\left(X+\frac{5}{2}\right)^2+\frac{7}{2}\quad y \text{ の最小値は } \frac{7}{2}$$

$\log_2 x=-\dfrac{5}{2}$ より　$x=2^{-\frac{5}{2}}=\dfrac{1}{\sqrt{2^5}}=\dfrac{\sqrt{2}}{8}$

(4)　$1+\tan^2\theta=\dfrac{1}{\cos^2\theta}$ より

$$1+\tan^2\theta=1+(2\sqrt{6})^2=1+24=25$$

$\cos^2\theta=\dfrac{1}{25}$ で　$\cos\theta>0$ より　$\cos\theta=\dfrac{1}{5}$

$\sin\theta>0$ より　$\sin\theta=\sqrt{1-\dfrac{1}{25}}=\dfrac{2\sqrt{6}}{5}$

$$\sin 2\theta=2\sin\theta\cos\theta=2\frac{2\sqrt{6}}{5}\frac{1}{5}=\frac{4\sqrt{6}}{25}$$

❷

〔解答〕

(1)
ニヌネノ	ハヒフ	ヘホマ
5040	144	576

(2)
ミ	ム	メ	モヤ
2	7	1	10

(3)
ユ	ヨ
1	5

〔出題者が求めたポイント〕

場合の数，確率

(1) n 個のものを順に並べる並べ方は，$n!$

奇数を奇数番目に並べ，偶数を偶数番目に並べる。奇数番目4つのうち3つを選ぶ（$_4C_3$）そこに，偶数を並べ，残り4つに奇数を並べる。

(2) 7つの場所から3つ選んだとき，隣り合わない並べ方を書き出して，その3つに偶数を並べ，残り4つに奇数を並べるとして並べ方を計算し確率を求める。隣り合わない並べ方の数が全体集合で，3つとも偶数番目が何個あるかを求め確率にする。

(3) $\dfrac{1+2+3+4+5+6+7}{2}=14$ より

3枚が15以上になる場合を書き出し数える。

7枚から3枚選ぶのは，全体は $_7C_3$

〔解答のプロセス〕

(1) カードをすべて並べる。$7!=5040$

奇数を奇数番目に，偶数を偶数番目に並べる。

$\qquad 4!\cdot 3!=24\times 6=144$

奇数番目を3つ選び，そこに偶数を並べ，残り4つに奇数を並べる。

$\qquad _4C_3\cdot 3!\cdot 4!=4\times 6\times 24=576$

(2) 1～7から3つ選ぶとき，3つが隣り合わない場合。

$(1,\ 3,\ 5),\ (1,\ 3,\ 6),\ (1,\ 3,\ 7),\ (1,\ 4,\ 6)$
$(1,\ 4,\ 7),\ (1,\ 5,\ 7),\ (2,\ 4,\ 6),\ (2,\ 4,\ 7)$

$(2, 5, 7), (3, 5, 7)$　の 10 通り

確率は，$\dfrac{10 \cdot 3! \cdot 4!}{5040} = \dfrac{1440}{5040} = \dfrac{2}{7}$

7 つから 3 つ選ぶのは　${}_7C_3 = 35$

確率を $\dfrac{10}{{}_7C_3} = \dfrac{10}{35} = \dfrac{2}{7}$　と求めてもよい。

3 つの数字が偶数なのは $(2, 4, 6)$ の 1 通り。

従って，偶数が書かれたカードが隣り合わないという条件のもとで偶数が書かれたカードが偶数番目に並ぶ

確率は，$\dfrac{1}{10}$

(3)　$\dfrac{1+2+3+4+5+6+7}{2} = 14$

とり出す 3 枚のカードの和が 15 以上になる場合。

$(7, 6, 5), (7, 6, 4), (7, 6, 3), (7, 6, 2)$
$(7, 5, 4), (7, 5, 3), (6, 5, 4)$　の 7 通り

確率は，$\dfrac{7}{{}_7C_3} = \dfrac{7}{35} = \dfrac{1}{5}$

❸
〔解答〕

(1)
ラ	リ	ル
8	6	5

(2)
レ	ロ	ワ	ン	あ	い	うえ	お
5	25	−4	3	50	3		

か	きく	けこ	さ
5	10	11	2

〔出題者が求めたポイント〕

平面図形

(1)　方程式を x について平方完成，y について平方完成する。
　　$(x-a)^2 + (y-b)^2 = r^2$　のとき，中心が (a, b) で半径が r。

(2)　点 (x_0, y_0) と直線 $ax + by + c = 0$ との距離は，
　　$\dfrac{|ax_0 + by_0 + c|}{\sqrt{a^2 + b^2}}$
　　$y = nx + k$ と直交する直線は，傾きを m とし，通る点を (x_0, y_0) とすると方程式は，
　　$mn = -1$ なる m で，$y = m(x - x_0) + y_0$
　　L' の方程式と C の方程式を連立させて交点を求める。

〔解答のプロセス〕

(1)　$x^2 - 16x + y^2 - 12y + 75 = 0$
　　$(x-8)^2 - 64 + (y-6)^2 - 36 + 75 = 0$
　　$(x-8)^2 + (y-6)^2 = 25 (= 5^2)$
　　$A(8, 6)$，円 C の半径は 5

(2)　直線 $L : 3x - 4y - k = 0$　と点 A との距離は，
　　$\dfrac{|3 \cdot 8 - 4 \cdot 6 - k|}{\sqrt{9 + 16}} = \dfrac{|-k|}{5} = \dfrac{|k|}{5}$
　　直線 L が円 C と接するときは，点 A と直線の距離が円 C の半径となるときである。
　　$\dfrac{|k|}{5} = 5$　より　$|k| = 25$　よって，$k = \pm 25$

$L : y = \dfrac{3}{4}x - \dfrac{1}{4}k$　で傾きは $\dfrac{3}{4}$

L' の傾きを m とすると，

$\dfrac{3}{4}m = -1$　より　$m = -\dfrac{4}{3}$

点 A を通るので，

$L' : y = -\dfrac{4}{3}(x-8) + 6 = -\dfrac{4}{3}x + \dfrac{50}{3}$

L' と C との交点

$x^2 + \left(-\dfrac{4}{3}x + \dfrac{50}{3}\right)^2 - 16x - 12\left(-\dfrac{4}{3}x + \dfrac{50}{3}\right) + 75 = 0$

$\dfrac{25}{9}x^2 - \dfrac{400}{9}x + \dfrac{1375}{9} = 0$　の両辺を $\times \dfrac{9}{25}$ すると，

$x^2 - 16x + 55 = 0$　より　$(x-5)(x-11) = 0$

$x = 5$ のとき，$y = -\dfrac{4}{3} \cdot 5 + \dfrac{50}{3} = \dfrac{30}{3} = 10$

$x = 11$ のとき，$y = -\dfrac{4}{3} \cdot 11 + \dfrac{50}{3} = \dfrac{6}{3} = 2$

交点の座標は，$(5, 10), (11, 2)$

❹
〔解答〕

(1)
し	すせ	そ	たち
2	20	4	16

(2)
つて	とな	に
24	15	4

(3)
ぬ	ね
2	5

〔出題者が求めたポイント〕

微分法

(1)　$f'(x) = 0$ なる x を求めて，増減表を書く。
　　極大値，極小値を求める。

(2)　$y = f(x)$ の $x = u$ における接線の方程式は，
　　　$y = f'(u)(x - u) + f(u)$
　　$u = 0$ のときを求める。$x = 0, y = 0$ となる u を求める。

(3)　極大値を v とすると，$f(x) = v$　となる x を求める。
　　α で極大値 $v((1))$ のとき，解は，α, α, β
　　$0 \leq x \leq t$ に α が入らないといけない。
　　$\alpha < x < \beta$ では $f(x) < v$, $f(\beta) = v$
　　従って，$\alpha \leq t \leq \beta$

〔解答のプロセス〕

(1)　$f'(x) = 3x^2 - 18x + 24$
　　$3x^2 - 18x + 24 = 0$　より　$3(x-2)(x-4) = 0$

x		2		4	
$f'(x)$	$+$	0	$-$	0	$+$
$f(x)$	↗		↘		↗

$x = 2$ のとき，$f(x)$ は極大で，
極大値は，$f(2) = 2^3 - 9 \cdot 2^2 + 24 \cdot 2 = 20$
$x = 4$ のとき，$f(x)$ は極小で，
極小値は，$f(4) = 4^3 - 9 \cdot 4^2 + 24 \cdot 4 = 16$

(2)　$x = u$ における接線の方程式は，
　　　$y = (3u^2 - 18u + 24)(x - u) + u^3 - 9u^2 + 24u$
　　　$y = (3u^2 - 18u + 24)x - 2u^3 + 9u^2$
　　$u = 0$ のとき，$y = 24x$

(0, 0)を通るとき,

$-2u^3 + 9u^2 = 0$　より　$-u^2(2u-9) = 0$

$u \neq 0$　より　$u = \dfrac{9}{2}$

$y = \left(3\dfrac{81}{4} - 18\dfrac{9}{2} + 24\right)x = \dfrac{15}{4}x$

(3)　$x^3 - 9x^2 + 24x = 20$

　　$x^3 - 9x^2 + 24x - 20 = 0$

　　$(x-2)^2(x-5) = 0$

　　よって，$2 \leqq t \leqq 5$

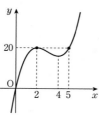

数　学

解答　　4年度

〔一般C〕

1

〔解答〕

(1)

ア	イ	ウ	エオ
2	3	4	52

(2)

カ	キク	ケ	コ
7	12	1	8

(3)

サ	シ	スセ	ソ	タ	チ	ツ	テ
1	2	26	3	4	7	1	7

(4)

ト	ナ	ニ	ヌ	ネノ	ハ
3	1	1	5	−3	5

〔出題者が求めたポイント〕

(1) 平方根の計算

$$x=\sqrt{a+b+2\sqrt{ab}}=\sqrt{a}+\sqrt{b}$$
$$\frac{1}{x}=\frac{1}{\sqrt{a}+\sqrt{b}}=\frac{1(\sqrt{a}-\sqrt{b})}{(\sqrt{a}+\sqrt{b})(\sqrt{a}-\sqrt{b})}$$
$$x^3+\frac{1}{x^3}=\left(x+\frac{1}{x}\right)^3-3\left(x+\frac{1}{x}\right)$$

(2) 確率

事象 A が起こる確率を $P(A)$ と表すと，
$$P(A\cup B)=P(A)+P(B)-P(A\cap B)$$
事象 A が起ったときの事象 B が起こる条件つき確率を $P_A(B)$ とすると，$P(A\cap B)=P(A)\cdot P_A(B)$
$$P(A\cap\overline{B})=P(A\cup B)-P(B)$$
$$P(A\cap\overline{B})=P(A)\cdot P_A(\overline{B})$$

(3) 三角比

線分 AB，CD をのばして交点 O とする。
AD∥BC より　△OAD∽△OBC
OA $=x$, OD $=y$ として，
$$\frac{\text{OA}}{\text{OB}}=\frac{\text{OD}}{\text{OC}}=\frac{\text{AD}}{\text{BC}}\quad\text{より求める。}$$
$$\cos\angle\text{ABC}=\frac{\text{OB}^2+\text{BC}^2-\text{OC}^2}{2\text{OB}\cdot\text{BC}}$$
台形 ABCD の面積は，
$$\frac{1}{2}(\text{AD}+\text{BC})\text{AB}\sin\angle\text{ABC}$$
$$\cos\angle\text{BAD}=\cos(180°-\angle\text{ABC})=-\cos\angle\text{ABC}$$
$$\text{BD}^2=\text{AB}^2+\text{AD}^2-2\text{AB}\cdot\text{AD}\cdot\cos\angle\text{BAD}$$
$$\cos\angle\text{BCD}=\frac{\text{CB}^2+\text{CD}^2-\text{BD}^2}{2\text{CB}\cdot\text{CD}}$$
$$\left(=\frac{\text{CB}^2+\text{CO}^2-\text{OB}^2}{2\text{CB}\cdot\text{CO}}\right)$$

(4) 2次関数

t を x について平方完成する。
t の増減表をつくって最大値，最小値を求める。
$a\leqq t\leqq b$ で，2次関数 $y=f(x)$ の最大値は，
$f(a)$ と $f(b)$ の大きい方。$f(b)-f(a)$ を計算して比べる。
y を最大とする t の値から x を求め，最大値から k を求める。

〔解答のプロセス〕

(1)
$$x=\sqrt{7+\sqrt{48}}=\sqrt{7+2\sqrt{12}}=\sqrt{4}+\sqrt{3}$$
$$=2+\sqrt{3}$$
$$\frac{1}{x}=\frac{1}{2+\sqrt{3}}=\frac{1(2-\sqrt{3})}{(2+\sqrt{3})(2-\sqrt{3})}=2-\sqrt{3}$$
$$x+\frac{1}{x}=2+\sqrt{3}+2-\sqrt{3}=4$$
$$x^3+\frac{1}{x^3}=\left(x+\frac{1}{x}\right)^3-3x\frac{1}{x}\left(x+\frac{1}{x}\right)$$
$$=4^3-3\cdot4=64-12=52$$

(2) 事象 A が起きる確率を $P(A)$ と表す。
$$P(A\cap B)=P(A)+P(B)-P(A\cup B)$$
$$P(A\cap B)=\frac{2}{3}+\frac{3}{4}-\frac{5}{6}=\frac{7}{12}$$
$$P(A\cap\overline{B})=P(A\cup B)-P(B)=\frac{5}{6}-\frac{3}{4}=\frac{1}{12}$$
$$\frac{2}{3}P_A(\overline{B})=\frac{1}{12}\quad\text{より}\quad P_A(\overline{B})=\frac{1}{8}$$

(3) 線分 BA，DC をのばしてその交点を O とする。
OA $=x$, OD $=y$ とする。
AD∥BC なので
△OAD∽△OBC
$$\frac{x}{x+8}=\frac{y}{y+7}=\frac{4}{9}$$
よって，
$$9x=4x+32\quad\text{より}\quad x=\frac{32}{5}$$
$$9y=4y+28\quad\text{より}\quad y=\frac{28}{5}$$
$$\text{BO}=8+\frac{32}{5}=\frac{72}{5},\quad\text{OC}=7+\frac{28}{5}=\frac{63}{5}$$
$$\cos\angle\text{ABC}=\frac{\left(\frac{72}{5}\right)^2+81-\left(\frac{63}{5}\right)^2}{2\cdot\frac{72}{5}\cdot9}=\frac{\frac{3240}{25}}{\frac{6480}{25}}$$
$$=\frac{324}{648}=\frac{1}{2}$$
$$\sin\angle\text{ABC}=\sqrt{1-\left(\frac{1}{2}\right)^2}=\frac{\sqrt{3}}{2}$$
台形 ABCD の面積
$$\frac{1}{2}8(4+9)\frac{\sqrt{3}}{2}=26\sqrt{3}$$
$$\cos\angle\text{BAD}=-\cos\angle\text{ABC}=-\frac{1}{2}$$
$$\text{BD}^2=8^2+4^2-2\cdot8\cdot4\left(-\frac{1}{2}\right)=112$$
$$\text{BD}=\sqrt{112}=4\sqrt{7}$$
$$\cos\angle\text{BCD}=\frac{7^2+9^2-112}{2\cdot7\cdot9}=\frac{18}{2\cdot7\cdot9}=\frac{1}{7}$$

(4)　　$t = (x+3)^2 - 9 + 10 = (x+3)^2 + 1$

$x = -4$, $t = (-4+3)^2 + 1 = 2$

$x = -1$, $t = (-1+3)^2 + 1 = 5$

x	-4		-3		-1
t	2	↘	1	↗	5

従って，$1 \leqq t \leqq 5$

$y = t^2 - 2kt + 18$, $f(t) = t^2 - 2kt + 18$ とする。

最大値は，$f(1)$ と $f(5)$ の大きい方である。

$f(1) = 19 - 2k$, $f(5) = 43 - 10k$

$f(1) - f(5) = 19 - 2k - (43 - 10k) = 8k - 24$

　　　　　　　　　　　　$\geqq 8 \cdot 3 - 24 = 0$

従って，$k \geqq 3$　より　$f(1) \geqq f(5)$

$t = 1$ のとき，$x^2 + 6x + 10 = 1$　より

$(x+3)^2 = 0$　よって，$x = -3$

$f(1) = 19 - 2k = 9$　より　$k = 5$

❷
〔解答〕

(1)
ヒ	フ	ヘ	ホ	マ	ミ
2	1	4	1	1	2

(2)
ム	メ	モ	ヤ	ユ	ヨ	ラ	リ	ル
5	1	3	5	4	5	-4	6	

(3)
レ	ロ
1	5

〔出題者が求めたポイント〕

三角関数，2 次関数

(1)(2)　$r = \sqrt{a^2 + b^2}$　とする。

$\cos\alpha = \dfrac{a}{r}$, $\sin\alpha = \dfrac{b}{r}$ となるとき，

$a\sin x + b\cos x = r\sin x \cos\alpha + r\cos x \sin\alpha$

$\qquad\qquad\qquad = r\sin(x+\alpha)$

(3)　$X = \cos x$ とする。2 次関数　$g(X)$ について，

$g(X) = 0$ が $-1 \leqq X \leqq 1$ に解をもつ条件を考える。

① $g(1) > 0$, $g(-1) > 0$

② $g(X)$ の頂点の X 座標 p が　$-1 < p < 1$

③ $g(X) = 0$ の判別式 D が，$D \geqq 0$

〔解答のプロセス〕

(1)　$\sqrt{1^2 + 1^2} = \sqrt{2}$

$f(x) = \sqrt{2}\left(\dfrac{1}{\sqrt{2}}\sin x + \dfrac{1}{\sqrt{2}}\cos x\right) + 1$

$\qquad = \sqrt{2}\sin\left(x + \dfrac{1}{4}\pi\right) + 1$

$1 - \sqrt{2} \leqq f(x) \leqq 1 + \sqrt{2}$

(2)　$\sqrt{3^2 + 4^2} = \sqrt{25} = 5$

$f(x) = 5\left(\dfrac{3}{5}\sin x + \dfrac{4}{5}\cos x\right) + 1$

$\qquad = 5\sin(x+\alpha) + 1$

ただし，$\cos\alpha = \dfrac{3}{5}$, $\sin\alpha = \dfrac{4}{5}$

$-5 + 1 \leqq f(x) \leqq 5 + 1$　より　$-4 \leqq f(x) \leqq 6$

(3)　$a\sin x + \cos x + 1 = 5$

$a\sin x = 4 - \cos x$　の両辺を 2 乗する。

$a^2 \sin^2 x = 16 - 8\cos x + \cos^2 x$

$a^2(1 - \cos^2 x) = 16 - 8\cos x + \cos^2 x$

$(a^2 + 1)\cos^2 x - 8\cos x + 16 - a^2 = 0$

で x の解が存在する条件を考える。

$X = \cos x$ とし，$g(X) = (a^2 + 1)X^2 - 8X + 16 - a^2$

とする。

① $g(1)$, $g(-1)$ の値が $+$ である。

$g(1) = a^2 + 1 - 8 + 16 - a^2 = 9 > 0$

$g(-1) = a^2 + 1 + 8 + 16 - a^2 = 25 > 0$

② $g(X)$ の頂点の座標　$\dfrac{4}{a^2 + 1}$ が -1 と 1 の間。

$\dfrac{4}{a^2 + 1} > 0$　より　$-1 \leqq \dfrac{4}{a^2 + 1}$　は明らか。

$\dfrac{4}{a^2 + 1} \leqq 1$　より　$4 \leqq a^2 + 1$

$3 \leqq a^2$　従って　$a \leqq -\sqrt{3}$, $\sqrt{3} \leqq a$　……(イ)

③ $(a^2 + 1)X^2 - 8X + 16 - a^2 = 0$

$D = 64 - 4(a^2 + 1)(16 - a^2) \geqq 0$

$64 - 64a^2 + 4a^4 - 64 + 4a^2 \geqq 0$

$4a^2(a^2 - 15) \geqq 0$　より　$4a^2(a + \sqrt{15})(a - \sqrt{15}) \geqq 0$

従って，$a \leqq -\sqrt{15}$, $\sqrt{15} \leqq a$　……(ロ)

(イ)(ロ)の共通部分で，$a \leqq -\sqrt{15}$, $\sqrt{15} \leqq a$

❸
〔解答〕

(1)
ワ	ン	あ	い	う	え	お
7	6	7	2	1	8	1

(2)
か	き	く	け
6	4	1	5

〔出題者が求めたポイント〕

整数

(1)　$ax - by = c$ について

$a < b$ のとき，$a(x - y) - (b - a)y = c$

$x - y = n$ とすると，$an - (b - a)y = c$

$a > b$ のとき，$(a - b)x + b(x - y) = c$

$x - y = n$ とすると，$(a - b)x + bn = c$

と係数を小さくしていき，1 つの文字を 1 文字で表わされたとき，すべての文字を 1 文字で表わす。

(2)　①で表わされた x, y の式を代入する。

$a > 0$, $b > 0$ のとき，$a + b \geqq 2\sqrt{ab}$

〔解答のプロセス〕

(1)　$13x - 17y = 1$

$13(x - y) - 4y = 1$, $x - y = n$ とする。

$13n - 4y = 1$

$n - 4(y - 3n) = 1$, $y - 3n = l$ とする。

$n - 4l = 1$　より　$n = 4l + 1$

$y - 3(4l + 1) = l$　より　$y = 13l + 3$

$x - 13l - 3 = 4l + 1$　より　$x = 17l + 4$

$x + y = 13l + 3 + 17l + 4 = 30l + 7$

従って，最小値は 7

3 番目の値は，$30 \cdot 2 + 7 = 67$

$13x - 17y = 3$

$13(x - y) - 4y = 3$, $x - y = n$ とする。

$13n - 4y = 3$

$n-4(y-3n)=3,\ y-3n=l$ とする。

$n-4l=3$ より $n=4l+3$

$\quad y=l+12l+9=13l+9$

$\quad x=13l+9+4l+3=17l+12$

$\quad x+y=13l+9+17l+12=30l+21$

従って，最小値は，21

3番目の値は，$30\cdot2+21=81$

(2) $P=\dfrac{(17l+4-13l-3+7)^2}{17l+4+13l+3-7}=\dfrac{(4l+8)^2}{30l}$

$\quad =\dfrac{8}{15}l+\dfrac{32}{15}+\dfrac{32}{15l}$

$x+y\neq7$ で $x,\ y$ は自然数なので，$l>0$

$P\geqq\dfrac{32}{15}+2\sqrt{\dfrac{8}{15}l\dfrac{32}{15l}}=\dfrac{32}{15}+2\dfrac{16}{15}=\dfrac{64}{15}$

$x=\dfrac{4\pm\sqrt{4+4a}}{2}=2\pm\sqrt{a+1}$

B が原点 O だとすると，

$\quad 2+\sqrt{a+1}=-(2-\sqrt{a+1})$ とならない。

A が原点 O だとする。

$\quad 2(2-\sqrt{a+1})=2+\sqrt{a+1}$

$3\sqrt{a+1}=2$ より $a=-\dfrac{5}{9}$

4
〔解答〕

(1)

こさ	し	す	せそ	た	ち	つて	と	な
−1	3	2	−2	0	0	−1	3	3

(2)

にぬ	ね
−5	9

〔出題者が求めたポイント〕

微分法

(1) $y=f(x)$ の上の $x=t$ における接線の方程式は，

$\quad y=f'(t)(x-t)+f(t)$

接線の y 切片の値が 0 より t を求める。

$x^3-4x^2+3x-ax=0$ を $xg(x)=0$ とする。

① $g(x)=0$ のとき，$D>0$，② $g(0)\neq0$

(2) $g(x)=0$ で x を a で表わす。

B が $x=0$ とならないことを示し，A が $x=0$ とあることより a を求める。

〔解答のプロセス〕

(1) $y=x(x-1)(x-3)=x^3-4x^2+3x$

$\quad y'=3x^2-8x+3$

接点を $x=t$ としたとき接線の方程式は，

$\quad y=(3t^2-8t+3)(x-t)+t^3-4t^2+3t$

$\quad =(3t^2-8t+3)x-2t^3+4t^2$

$\quad -2t^3+4t^2=0,\ a=3t^2-8t+3$

$-2t^2(t-2)=0$ より $t=0,\ 2$

$t=2$ のとき，$a=3\cdot4-8\cdot2+3=-1$

$\quad y=8-4\cdot4+3\cdot2=-2$　接点は $(2,\ -2)$

$t=0$ のとき，$a=3\cdot0-8\cdot0+3=3$

$\quad y=0-4\cdot0+3\cdot0=0$　接点は $(0,\ 0)$

$\quad x^3-4x^2+3x=ax$

$\quad x(x^2-4x+3-a)=0$

$g(x)=x^2-4x+3-a$ とする。

$g(x)=0$ で，$D=16-4(3-a)=4+4a$

$\quad 4+4a>0$ より $a>-1$ ……①

また，$g(0)\neq0$ より $3-a\neq0,\ a\neq3$ ……②

①，②より $-1<a<3,\ 3<a$

(2) $x^2-4x+3-a=0$

化　学

解答　　4年度

〔一般A〕

❶

〔解答〕

問1 ① ⑥　　問2 ② ④　　問3 ③ ⑤　　問4 ④ ①
問5 ⑤ ④

〔出題者が求めたポイント〕

混合物の分離，原子・分子の電子配置，化学結合，
金属の電気伝導性

〔解答のプロセス〕

問1 ①　ガラスは水に溶けず塩化ナトリウムは水に溶け
るので，混合物を水と混ぜ(ウ)，これを沪過するとガラ
ス片が除かれ塩化ナトリウム水溶液が得られる(イ)。塩
化ナトリウム水溶液を蒸発皿に入れ，加熱して水を蒸
発させる(蒸発乾固)と塩化ナトリウムの結晶が得られ
る(ア)。

問2 ②　①～③正
④誤り　M殻の電子収容数は最大18個であるが，M
殻の電子が8個になったArの次のK, Caでは新し
く電子が収容されるのはN殻になり，Kの電子配置
はK²L⁸M⁸N¹, CaはK²L⁸M⁸N²となる。M殻には
Caの次の ₂₁Sc から収容される(ScはK²L⁸M⁹N²)。
⑤, ⑥正

問3 ③　①はAg⁺とCl⁻，②はCu²⁺とO²⁻
③はZn²⁺とOH⁻，④はNa⁺とCO₃²⁻
⑥はNH₄⁺とSO₄²⁻から成る物質であるが，⑤はSi
原子とO原子がすべて共有結合で結合した共有結合
結晶である。

問4 ④　①電子式は Ö::C::Ö，共有電子対4対，非共
有電子対4対で同数である。
②:F̈:F̈:，共有電子対1対，非共有電子対6対
③H:H，共有電子対1対，非共有電子対0
④H:F̈:，共有電子対1対，非共有電子対3対
⑤:N:::N:，共有電子対3対，非共有電子対2対
⑥H:N̈:H，共有電子対3対，非共有電子対1対
　　　H

問5 ⑤　金属の電気伝導性の最大は銀，以下銅，金，ア
ルミニウムの順である。

❷

〔解答〕

問1(1) ⑥ ③　(2) ⑦ ②　(3) ⑧ ④
問2(1) ⑨ ④　(2) ⑩ ④　(3) ⑪ ①
問3(1) ⑫ ⑤　(2) ⑬ ④　(3) ⑭ ③
問4 ⑮ ⑤

〔出題者が求めたポイント〕

溶液の濃度，気体の圧力と体積，気体の溶解量，
気体の反応と体積，物質量

問1(1) ⑥　グルコースの物質量は

$$0.500 \text{ mol/L} \times \frac{400}{1000} \text{ L} = 0.200 \text{ mol}$$

質量は　$180 \text{ g/mol} \times 0.200 \text{ mol} = 36.0 \text{ g}$

(2) ⑦　溶質は無水硫酸銅(II)CuSO₄であるから，溶
かした五水和物を x〔g〕とすると

$$x\text{〔g〕} \times \frac{CuSO_4}{CuSO_4 \cdot 5H_2O} = \frac{160}{250}x\text{〔g〕}$$

$$= 400 \text{ g} \times \frac{8.00}{100}$$

$$x = 50.0 \text{ g}$$

よって用いた水は　$400 \text{ g} - 50.0 \text{ g} = 350 \text{ g}$

(3) ⑧　濃硝酸1Lをとると，その質量は1500g。この
うち63.0%がHNO₃であるから，

その質量は　$1500 \times \dfrac{63.0}{100}$ g

その物質量は　$\dfrac{1500 \times \frac{63.0}{100} \text{ g}}{63.0 \text{ g/mol}} = 15.0 \text{ mol}$

1L中にHNO₃ 15.0molを含むから15.0mol/L。

問2(1) ⑨　500mL＝0.500L　であるから，最初の体積
を V〔L〕とすると圧縮後の体積は $(V - 0.500)$L。
ボイルの法則　$p_1 V_1 = p_2 V_2$　より

$$2.00 \times 10^5 \text{Pa} \times V\text{〔L〕}$$
$$= 2.50 \times 10^5 \text{Pa} \times (V - 0.500)\text{〔L〕}$$
$$2.00 V = 2.50 V - 1.25 \qquad V = 2.50\text{〔L〕}$$

(2) ⑩　容器の体積を V〔L〕，気体定数を R とすると，
最初の気体について状態方程式より

$$1.20 \times 10^5 \times V = 1.50 \times R \times (273 + 127.0) \quad \cdots\cdots①$$

0.500mol追加後の気体について状態方程式より

$$x \times V = (1.50 + 0.500) \times R \times (273 + 27.0) \quad \cdots\cdots②$$

$$\frac{②}{①} = \frac{x}{1.20 \times 10^5} = \frac{2.00}{1.50} \times \frac{300}{400}$$

$$x = 1.20 \times 10^5 \text{〔Pa〕}$$

(3) ⑪　酸素の溶解量は酸素の分圧と水の量に比例する
から

$$70.0 \text{ mg} \times \frac{2.02 \times 10^5 \text{Pa} \times \frac{1}{4+1}}{1.01 \times 10^5 \text{Pa}} \times \frac{200 \text{ mL}}{1000 \text{ mL}}$$

$$= 5.60 \text{ mg}$$

問3　反応は　$3O_2 \longrightarrow 2O_3$

O₂ 80.0gは　$\dfrac{80.0 \text{ g}}{32.0 \text{ g/mol}} = 2.50 \text{ mol}$

O₂の30.0%が反応し，生じるO₃の物質量は反応し
たO₂の2/3であるから，生じたO₃は

$$2.50 \text{ mol} \times \frac{30.0}{100} \times \frac{2}{3} = 0.500 \text{ mol}$$

残った O_2 は　$2.50\,\text{mol} \times \dfrac{70.0}{100} = 1.75\,\text{mol}$

(1)⑫　反応の前後で物質の総質量は変化しない（質量保存の法則）から 80.0 g である。

(2)⑬　反応後の混合気体は　$0.500 + 1.75 = 2.25\,\text{mol}$ であるから

$22.4\,\text{L/mol} \times 2.25\,\text{mol} = 50.4\,\text{L}$

(3)⑭　体積分率＝モル分率　であるから

$\dfrac{0.500\,\text{mol}}{2.25\,\text{mol}} \times 100 = 22.22 \fallingdotseq 22.2\%$

問4⑮　(a)酸化アルミニウム Al_2O_3 1 mol には Al^{3+} 2 mol が含まれるから，0.50 mol の Al_2O_3 中の Al^{3+} は 1.0 mol。

(b)エタン C_2H_6 1分子には C 2原子が含まれるから，C_2H_6 5.60 L 中の C 原子は　$\dfrac{5.60\,\text{L}}{22.4\,\text{L/mol}} \times 2 = 0.500\,\text{mol}$

(c)アンモニア NH_3 の分子量は 17.0 であるから，6.80 g の NH_3 は　$\dfrac{6.80\,\text{g}}{17.0\,\text{g/mol}} = 0.400\,\text{mol}$

(d)硫酸イオン SO_4^{2-} 1個には O 原子4個が含まれるから

$\dfrac{1.20 \times 10^{24}\,\text{個}}{6.00 \times 10^{23}\,\text{/mol}} \times \dfrac{1}{4} = 0.500\,\text{mol}$

よって(b)と(d)が等しい。

❸

〔解答〕

問1(1)⑯ ③　(2)⑰ ②　(3)⑱ ③
問2(1)⑲ ①　(2)⑳ ③
問3㉑ ②　　問4㉒ ③

〔出題者が求めたポイント〕

酸化還元滴定，条件変化と生成量，水溶液の pH，NaCl の結晶

〔解答のプロセス〕

問1(1)⑯　一定量の液体を正確に量り取るのに用いる器具はホールピペットである。ビュレットは溶液の滴下，メスフラスコは溶液の調製に用いる器具で，滴下漏斗やメスシリンダーは用いられない。

(2)⑰　(a)正　$KMnO_4$ の酸化作用は，中性溶液では

$MnO_4^- + 2H_2O + 3e^- \longrightarrow MnO_2 + 4OH^-$

と表され，黒色の MnO_2 が沈殿する。

(b)正　MnO_4^- が Cl^- を酸化するため $KMnO_4$ の使用量が正しく求められない。

$2MnO_4^- + 16H^+ + 10Cl^-$
$\qquad\qquad \longrightarrow 2Mn^{2+} + 8H_2O + 5Cl_2$

(c)誤り　硝酸は酸化作用があり過酸化水素を酸化するため $KMnO_4$ の使用量が正しく求められない。

$HNO_3(希) + 3H^+ + 3e^- \longrightarrow 2H_2O + NO$

(3)⑱　与えられたイオン反応式からわかるように，H_2O_2 と $KMnO_4$ は物質量の比5：2で反応するから

$x\,\text{〔mol/L〕} \times \dfrac{5.00}{1000}\,\text{L} : 0.050\,\text{mol/L} \times \dfrac{25.0}{1000}\,\text{L}$
$\qquad\qquad = 5 : 2$

$x = 0.625\,\text{〔mol/L〕}$

問2(1)⑲　温度を高くすると反応は速くなる。また平衡は吸熱方向（右方向）に移動するため NO_2 の生成量は増える ⟶ 図①が該当。

(2)⑳　触媒により活性化エネルギーを低下させるので反応は速くなるが，触媒は反応物，生成物の状態は変化させないので NO_2 の生成量は変らない ⟶ 図③が該当。

問3㉑　(a)アンモニアは僅かに電離して弱塩基性（pH＞7）を示す。

$NH_3 + H_2O \rightleftharpoons NH_4^+ + OH^-$

(b)塩化アンモニウムは強酸と弱塩基の塩なので加水分解して弱酸性（pH＜7）を示す。

$NH_4^+ + H_2O \longrightarrow NH_3 + H_3O^+$

(c)塩化アンモニウムの電離による NH_4^+ のためアンモニアの電離が左に移動し（共通イオン効果），OH^- の濃度が減少するので，溶液の pH は(a)より小さくなる（酸性にはならない）。

よって溶液の pH は(a)＞(c)＞(b)の順となる。

問4㉒　(a)正　● の位置は立方体の頂点と面の中心である。

(b)誤り　体心立方格子→面心立方格子。問題の図の左半分を取り除き，右側に続きを加えると右図のようになり，○が面心立方格子であるとわかる。

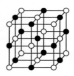

● Na^+
○ Cl^-

(c)正　問題の図の中心の○は上下，左右，前後の計6個の●に囲まれている。

❹

〔解答〕

問1(1)㉓ ⑤　(2)㉔ ⑦　(3)㉕ ③　(4)㉖ ④　(5)㉗ ⑧
問2㉘ ④　㉙ ②　㉚ ⑤　㉛ ③　㉜ ⑦

〔出題者が求めたポイント〕

非金属元素の推定，脂肪族化合物の系統反応

〔解答のプロセス〕

問1(1)㉓　淡青色，特異臭より気体はオゾン O_3 とわかる。

(2)㉔　単原子イオンと結合した Cu^{2+} の化合物で黒色のものは CuS，CuO，Zn^{2+} の化合物で白色のものは ZnS，ZnO，$ZnCl_2$ など，Cd^{2+} の化合物で黄色のものは CdS，CdO（CdO は製法により色々な色を示すが黄褐色のものがある）。よって解答としては S と O が考えられるが，(1)㉓の解答が O であるので(2)㉔の解答は S となる。

(3)㉕　最も沸点が低い物質はヘリウム He（沸点 −269 ℃）である。

(4)26 カリウム塩の水溶液に溶けて褐色を示すのはヨウ素 I_2 である。これは I^- と I_2 から三ヨウ化物イオン I_3^- が生じるためである。

(5)27 地殻中に一番多い元素は酸素で，2番目に多いのはケイ素である。ケイ素の単体は二酸化ケイ素を電気炉中で炭素で還元してつくる。

$$SiO_2 + 2C \longrightarrow Si + 2CO$$

問2 (i)炭化カルシウムに水を加えると28アセチレン，$CH \equiv CH$ (A)と水酸化カルシウム(X)が生じる。

$$CaC_2 + 2H_2O \longrightarrow CH \equiv CH (A) + Ca(OH)_2 (X)$$
アセチレン　　水酸化カルシウム

(ii)アセチレンに水を付加すると不安定なビニルアルコールが生じ，分子内転位により異性体の29アセトアルデヒド，CH_3CHO (B)になる。

$$CH \equiv CH + H_2O \longrightarrow CH_2=CHOH$$
ビニルアルコール
$$\longrightarrow CH_3CHO (B)$$
アセトアルデヒド

(iii)アセトアルデヒドを還元すると第一級アルコールの30エタノール，CH_3CH_2OH (C)になる。

$$CH_3CHO + 2H \longrightarrow CH_3CH_2OH (C)$$
エタノール

(iv)アセトアルデヒドを酸化するとカルボン酸の31酢酸，CH_3COOH (D)になる。

$$CH_3CHO + O \longrightarrow CH_3COOH (D)$$
酢酸

(v)水酸化カルシウム(X)に酢酸を加えると，中和反応により酢酸カルシウム(Y)が生じる。

$$Ca(OH)_2 (X) + 2CH_3COOH (D)$$
$$\longrightarrow (CH_3COO)_2Ca (Y) + 2H_2O$$
酢酸カルシウム

酢酸カルシウム(Y)を乾留すると32アセトン，CH_3COCH_3 (E)が生じる。

$$(CH_3COO)_2Ca \longrightarrow CH_3COCH_3 (E) + CaCO_3$$
アセトン

(vi)CH_3CHO (B), CH_3COCH_3 (E)は CH_3CO- 構造をもち，CH_3CH_2OH (C)は $CH_3CH(OH)-$ 構造をもつのでヨードホルム反応陽性である。

$$CH_3COR + 3I_2 + 4NaOH$$
$$\longrightarrow CHI_3 + RCOONa + 3NaI + 3H_2O$$
ヨードホルム
$$CH_3CH_2OH + 4I_2 + 6NaOH$$
$$\longrightarrow CHI_3 + HCOONa + 5NaI + 5H_2O$$

また CH_3CHO (B)は $-CHO$ 基をもつので銀鏡反応を行う。

$$CH_3CHO + 2[Ag(NH_3)_2]^+ + 3OH^-$$
$$\longrightarrow CH_3COO^- + 4NH_3 + 2H_2O + 2Ag$$

化　学

解答　4年度

1

〔解答〕

問1 ① ④　　問2 ② ①　　問3 ③ ⑦　　問4 ④ ③
問5 ⑤ ④

〔出題者が求めたポイント〕

混合物の分離，イオンの電子配置，イオンの生成，
金属の性質，共有結合結晶

〔解答のプロセス〕

問1 ①　空気から窒素，酸素などを分離するには空気を
　　液化し，各成分の沸点の差を利用して蒸留して分ける
　　（分留）。
問2 ②　各イオンの電子配置は直近の貴ガス原子と同じ
　　であるから，① Al^{3+}：Ne と同じ，F^-：Ne と同じ
　　② Al^{3+}：Ne と同じ，S^{2-}：Ar と同じ
　　③ Br^-：Kr と同じ，Cl^-：Ar と同じ
　　④ Cl^-：Ar と同じ，Mg^{2+}：Ne と同じ
　　⑤ F^-：Ne と同じ，Li^+：He と同じ
　　⑥ Na^+：Ne と同じ，Li^+：He と同じ
問3 ③　(a)誤り　放出される→吸収される
　　(b)誤り　必要な→放出される
　　(c)正
問4 ④　展性・延性の最も大きい金属は金で，第2位は
　　銀である。
問5 ⑤　① Zn と③ Ag は金属結晶，② KCl と
　　⑥ $(NH_4)_2SO_4$ はイオン結晶，④ Si は共有結合結晶，
　　⑤ CO_2 は分子結晶である。

2

〔解答〕

問1(1) ⑥ ③　(2) ⑦ ①　(3) ⑧ ②
問2 ⑨ ②　⑩ ②　⑪ ③
問3(1) ⑫ ③　(2) ⑬ ③　(3) ⑭ ④
問4 ⑮ ⑤

〔出題者が求めたポイント〕

溶液の濃度，溶解度，製鉄の量的関係，物質量

〔解答のプロセス〕

問1(1) ⑥　溶液中の NaOH は　$250\,g \times \dfrac{8.00}{100} = 20.0\,g$

　　NaOH 1 mol 中の Na^+ は 1 mol であるから

　　$\dfrac{20.0\,g}{40.0\,g/mol} = 0.500\,mol$

(2) ⑦　最初のアンモニア水中のアンモニアは

　　$0.100\,mol/L \times \dfrac{250}{1000}\,L = 0.0250\,mol$

　　標準状態で 336 mL のアンモニアは

　　$\dfrac{336\,mL}{22400\,mL/mol} = 0.0150\,mol$

よって 400 mL に調製されたアンモニア水中のアンモ
ニアは　$0.0250\,mol + 0.0150\,mol = 0.0400\,mol$

　　濃度は　$\dfrac{0.0400\,mol}{0.400\,L} = 0.100\,mol/L$

(3) ⑧　調製された溶液中の水酸化ナトリウムは

　　$0.120 \times \dfrac{150}{1000}\,mol$ で，$40.0 \times 0.120 \times \dfrac{150}{1000}\,g$

　　必要な水酸化ナトリウム水溶液を $x\,[mL]$ とすると
　　含まれる水酸化ナトリウムは

　　$1.20 \times x \times \dfrac{20.0}{100}\,g$ である。　よって

　　$40.0 \times 0.120 \times \dfrac{150}{1000} = 1.20 \times \dfrac{20.0}{100}\,x$

　　$x = 3.00\,[mL]$

問2 ⑨　物質 A と B の質量比は 9：1 であるから，混合
　　物 100 g 中の物質 A は 90 g，B は 10 g である。
　　　温度 T_H での物質 A の溶解度は図より 100 g／水 100 g
　　であるから，A 90 g を溶かすのに必要な水は 90 g で
　　ある。
　　　また温度 T_H での B の溶解度は 40 g／水 100 g であ
　　るから，B 10 g を溶かすのに必要な水は

　　$100\,g \times \dfrac{10}{40} = 25\,g$　である。

　　　よって混合物 100 g を溶かすのに必要な水は 90 g で
　　ある。
　　⑩　温度 T_L における物質 A の溶解度は 30 g／水 100 g
　　であるから，水 100 g あたり，すなわち温度 T_H の飽和
　　水溶液　$100 + 100 = 200\,g$　あたり，溶解度の差の
　　$100 - 30 = 70\,g$　の A が析出することになる。
　　　よって設問の飽和水溶液　$90 + 90 = 180\,g$　のとき

　　析出する A は　$70\,g \times \dfrac{180}{200} = 63\,g$　である。

　　⑪　温度 T_L のとき水 90 g に溶けている物質 A は
　　$90 - 63 = 27\,g$　である。
　　　また温度 T_L での B の溶解度は 35 g／水 100 g，水 90
　　g あたり 31.5 g であるから，B 10 g はすべて溶けてい
　　る。よって水溶液中の物質 A と B の質量の比は
　　$27\,g : 10\,g = 2.7 : 1$　である。
問3(1) ⑫　$a = 1$ とすると Fe の数より $c = 2$。O の数よ
　　り　$3 + b = 2d$，C の数より $b = d$ であるから
　　$3 + b = 2b$　　$b = d = 3$　となる。
(2) ⑬　⑫の係数より　Fe 2 mol をつくるのに CO 3
　　mol が必要であることがわかる。必要な CO は

　　$\dfrac{500 \times 10^3}{56.0} \times \dfrac{3}{2}\,mol$ で，その体積は

　　$22.4\,L/mol \times \dfrac{500 \times 10^3 \times 3}{56.0 \times 2}\,mol = 3.00 \times 10^5\,L$

(3) ⑭　$Fe_2O_3 = 160$，$2Fe = 112$　であるから

　　$x \times 10^3\,[g] \times \dfrac{84.0}{100} \times \dfrac{112}{160} = 500 \times 10^3\,g$

$x = 850.3 \fallingdotseq 850 \text{[kg]}$

問4 15　(a)ヘプタン（分子量100）1分子中に H 16 原子が含まれるから　$\dfrac{3.00\,\text{g}}{100\,\text{g/mol}} \times 16 = 0.480\,\text{mol}$

(b)酢酸イオン CH_3COO^- 1個中に O 2原子が含まれるから　$\dfrac{3.00 \times 10^{23}}{6.00 \times 10^{23}/\text{mol}} \times \dfrac{1}{2} = 0.250\,\text{mol}$

(c)CO_2 1分子中に O 2原子が含まれるから

$\dfrac{6.72\,\text{L}}{22.4\,\text{L/mol}} \times 2 = 0.600\,\text{mol}$

よって　(c)＞(a)＞(b)の順となる。

3

〔解答〕

問1(1) 16　②　(2) 17　①　(3) 18　⑤

問2 19　④

問3(1) 20　②　(2) 21　⑤　　問4 22　③

〔出題者が求めたポイント〕

中和滴定，酸化剤の識別，凝固点降下，CsCl の結晶

〔解答のプロセス〕

問1(1) 16　滴定のとき溶液を滴下する器具はビュレットである。ホールピペットは一定量の溶液を量り取る器具，メスフラスコは溶液の調製に用いる器具で，滴下漏斗やメスシリンダーは用いられない。

(2) 17　(a)正　　(b)正　共洗いという。

(c)正　液面の底を真横からみて目盛りを読む。

(3) 18　図の液面の目盛りは 10.3 なので水酸化ナトリウム水溶液の滴下量は 10.3 mL である。中和の関係

酸の物質量×価数＝塩基の物質量×価数　より，酢酸水溶液の濃度を求めると

$x\text{[mol/L]} \times \dfrac{10.0}{1000}\,\text{L} \times 1$

$= 0.100\,\text{mol/L} \times \dfrac{10.3}{1000}\,\text{L} \times 1$

$x = 0.103\,\text{[mol/L]}$

問2 19　SO_2 の S の酸化数は ＋4

① $CaSO_3$ の S の酸化数は ＋4 なので酸化数の変化はない→酸化還元反応ではない。

② H_2SO_4 の S の酸化数は ＋6 なので酸化数は増えている＝SO_2 は酸化された→SO_2 は還元剤

③ H_2SO_3 の S の酸化数は ＋4 なので酸化数の変化はない→酸化還元反応ではない。

④ S の硫黄の酸化数は 0 なので酸化数は減っている＝SO_2 は還元された→SO_2 は酸化剤

⑤ Na_2SO_3 の S の酸化数は ＋4 なので酸化数の変化はない→酸化還元反応ではない。

問3　純溶媒の温度 $b\text{[℃]}$，溶液の温度 $f\text{[℃]}$ は過冷却のため一時的に下った温度で，凝固点ではない。

純物質では凝固が続くあいだは一定の温度を保つので，凝固点は $a\text{[℃]}$ である。

溶液では過冷却のあいだも直線Ⅰ～Ⅱの間と同じ割合で溶液の温度が下ったと考え，直線Ⅰ～Ⅱを左に伸

ばし，冷却曲線との交点の温度 $d\text{[℃]}$ を凝固点とする。

よって凝固点降下度は $(a-d)\text{[K]}$ である。

(2) 21　(a)誤り　温度 $a\text{[℃]}$ で一定温度になっているときは溶媒の固体と液体が存在して凝固が続いているときである。全部が固体になると温度は次第に低下していく。

(b)正

(c)正　$\Delta t = K_f m$（Δt：凝固点降下度，K_f：モル凝固点降下，m：溶質の質量モル濃度）の関係が成り立つ。

問4 22　CsCl の結晶では，立方体の対角線の方向でイオンが接しているから

Cl^- の半径×2＋Cs^+ の半径×2

＝一辺 a の立方体の対角線

＝$\sqrt{3}\,a$ の関係がある。よって

$x\text{[nm]} \times 2 + 0.181\,\text{nm} \times 2 = \sqrt{3}\,a$

$= 0.402\,\text{nm} \times 1.73$

$x = 0.1667 \fallingdotseq 0.167\,\text{[nm]}$

4

〔解答〕

問1(1) 23　③　(2) 24　⑧　(3) 25　⑦　(4) 26　⑥　(5) 27　②

問2(1) 28　⑧　(2) 29　⑦　(3) 30　⑥　(4) 31　②　(5) 32　④

〔出題者が求めたポイント〕

無機化合物の推定，芳香族化合物の推定

〔解答のプロセス〕

問1(1) 23　二酸化ケイ素と反応するのは HF と加熱した NaOH。ポリエチレン容器に保存するのは HF。

$SiO_2 + 6HF \longrightarrow H_2SiF_6 + 2H_2O$

ヘキサフルオロケイ酸

(2) 24　塩酸と水酸化ナトリウム水溶液に溶けるのは両性元素の単体，化合物。選択肢のうち $Al(OH)_3$ はアンモニア水に溶けない。

$Zn(OH)_2 + 2HCl \longrightarrow ZnCl_2 + 2H_2O$

$Zn(OH)_2 + 2NaOH \longrightarrow Na_2[Zn(OH)_4]$

テトラヒドロキシド亜鉛(Ⅱ)酸ナトリウム

$Zn(OH)_2 + 4NH_3 \longrightarrow [Zn(NH_3)_4](OH)_2$

水酸化テトラアンミン亜鉛(Ⅱ)

(3) 25　酸性雨の原因物質は SO_x，NO_x。このうち酸化剤にも還元剤にもはたらくのは SO_2。

酸化剤　$SO_2 + 4H^+ + 4e^- \longrightarrow S + 2H_2O$

還元剤　$SO_2 + 2H_2O \longrightarrow SO_4^{2-} + 4H^+ + 2e^-$

(4) 26　アンモニアソーダ法は炭酸ナトリウムの製法。炭酸ナトリウム十水和物は風解して一水和物になる。

$Na_2CO_3 \cdot 10H_2O \longrightarrow Na_2CO_3 \cdot H_2O + 9H_2O$

(5) 27　レントゲン撮影の造影剤に用いられるのは硫酸バリウム $BaSO_4$。

問2(1) 28　①～④の型の一臭素置換体は

の 4 種類（・は置換位置）。

⑤～⑦のベンゼン一置換体 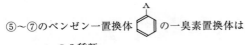 の一臭素置換体は

$o-$, $m-$, $p-$の3種類。

⑧ナフタレンの一臭素置換体は1-, 2-の2種類。

1-ブロモナフタレン   2-ブロモナフタレン

(2)29 サリチル酸ナトリウムの原料はナトリウムフェノキシドである。

＋CO_2 →

ナトリウムフェノキシド   サリチル酸ナトリウム

(3)30 プロピレンにベンゼンが付加するとクメン

-$CH(CH_3)_2$ が生じる。クメンを酸化したのち分解するとフェノールとアセトンが得られる。

$CH_2=CHCH_3$ ＋ → -$CH(CH_3)_2$

プロピレン   クメン

-$CH(CH_3)_2$ →酸化 -$C(CH_3)_2OOH$

クメンヒドロペルオキシド

→分解 -OH＋CH_3COCH_3

フェノール   アセトン

(4)31 ピクリン酸は2,4,6-トリニトロフェノールで, フェノール, ニトロフェノールを経てつくる。

→混酸 NO_2 , NO_2

o-ニトロフェノール

p-ニトロフェノール

→混酸 O_2N NO_2 NO_2

ピクリン酸

(5)32 炭酸水素ナトリウムと反応するから-COOHをもつと分かり, 塩化鉄(Ⅲ)で呈色するからフェノールの-OHをもつと分かる。よって42はヒドロキシ安息香酸, 選択肢より④のサリチル酸である。

化　学

解答　　4年度

一般C

1

〔解答〕

問1 [1] ④　　問2 [2] ⑤　　問3 [3] ③　　問4 [4] ⑥
問5 [5] ⑥

〔出題者が求めたポイント〕

蒸留装置，イオン中の粒子数，イオン化合物の構成，
物質の電気伝導性，分子の形と極性

〔解答のプロセス〕

問1 [1]　①正
　②正　液のしぶきが枝に入らないようにする。
　③正　捕集する蒸気の温度を計る。
　④誤り　AからBに流すと冷却器上部に水がたまら
ず冷却効果が落ちるので冷却水はBからAに流す。
　⑤正　三角フラスコに蒸気がたまらないようにする。
問2 [2]　①同じ元素なので陽子数は同じで17。
　②中性子数＝質量数－陽子数。^{14}C：$14-6=8$
^{16}O：$16-8=8$　で同じ。
　③^{40}Ar も ^{40}Ca も40で同じ。
　④単原子イオンの電子数＝原子番号－電荷　なので
K^+：$19-1=18$，S^{2-}：$16-(-2)=18$　で同じ。
　⑤HeのK殻の電子は2個，NeのL殻の電子は8個
で異なっている。
　⑥HもFも1価で同じ。
問3 [3]　① CO_2 は分子式
　② Na_2O　Na^+ と O^{2-} の数の比は2：1
　③ $CaCl_2$　Ca^{2+} と Cl^- の数の比は1：2
　④ $(NH_4)_2SO_4$　NH_4^+ と SO_4^{2-} の数の比は2：1
　⑤ KNO_3　K^+ と NO_3^- の数の比は1：1
　⑥ $MgCO_3$　Mg^{2+} と CO_3^{2-} の数の比は1：1
問4 [4]　① Al，④ Ca，⑤ Pt は金属で電気伝導性あり。
　②黒鉛，⑥二酸化ケイ素は共有結合結晶で，二酸化ケ
イ素は電気伝導性はないが，黒鉛には結晶内を動ける
電子があり電気伝導性がある。
　③ NaCl はイオンから成るが，結晶ではイオンは移動
しないので電気伝導性は示さない。水溶液や融解液は
イオンが移動できるので電気伝導性がある。
問5 [5]　(a)誤り　H_2O 分子は折れ線形である。
　(b)正
　(c)誤り　C–H は異なる原子の結合なので結合に極性
がある。分子全体では結合の極性は打消され無極性分
子となる。

2

〔解答〕

問1 [6] ④　(2) [7] ①　(3) [8] ②
問2 [9] ②　[10] ③
問3 [11] ③　[12] ②　[13] ③　　問4 [14] ⑥

〔出題者が求めたポイント〕

溶液の濃度，溶解度，反応式による計算，物質量

〔解答のプロセス〕

問1(1) [6]　0.100 mol/L 水酸化ナトリウム水溶液 250 mL
中の水酸化ナトリウムは

$$0.100 \text{ mol/L} \times \frac{250}{1000} \text{L} = 0.0250 \text{ mol}$$

　固体の水酸化ナトリウム 3.00 g は

$$\frac{3.00 \text{ g}}{40.0 \text{ g/mol}} = 0.0750 \text{ mol}$$

　合計　$0.0250 + 0.0750 = 0.100 \text{ mol}$　の水酸化ナトリ
ウムが 500 mL（＝0.500 L）中に含まれるから

モル濃度は　$\dfrac{0.100 \text{ mol}}{0.500 \text{ L}} = 0.200 \text{ mol/L}$

(2) [7]　硫酸銅（Ⅱ）五水和物 3.00 g 中の硫酸銅（Ⅱ）（溶
質）は　$5.00 \text{ g} \times \dfrac{CuSO_4}{CuSO_4 \cdot 5H_2O}$

$$= 5.00 \text{ g} \times \frac{160}{250} = 3.20 \text{ g}$$

　8.00％水溶液の質量を x〔g〕とすると

$$\frac{3.20 \text{ g}}{x \text{〔g〕}} \times 100 = 8.00 \qquad x = 40.0 \text{ g}$$

　よって加えた水は　$40.0 - 5.00 = 35.0 \text{ g}$
(3) [8]　0.200 mol/L 硫酸 300 mL 中の H_2SO_4 は

$$98.0 \text{ g/mol} \times 0.200 \text{ mol/L} \times \frac{300}{1000} \text{L} = 5.88 \text{ g}$$

　必要な 24.5％硫酸を x〔mL〕とすると H_2SO_4 について

$$1.20 \text{ g/mL} \times x \text{〔mL〕} \times \frac{24.5}{100} = 5.88 \text{ g}$$

$$x = 20.0 \text{〔mL〕}$$

問2 [9]　物質 X の 25.0％水溶液 200 g 中の

物質 X は　$200 \text{ g} \times \dfrac{25.0}{100} = 50.0 \text{ g}$

水は　$200 \text{ g} \times \dfrac{75.0}{100} = 150 \text{ g}$

70℃で水 150 g に溶ける物質 X は

$48.0 \text{ g} \times \dfrac{150}{100} = 72.0 \text{ g}$　であるから

物質 X はさらに　$72.0 - 50.0 = 22.0 \text{ g}$　溶ける。
[10]　10℃で水 150 g に溶ける物質 X は

$32.0 \text{ g} \times \dfrac{150}{100} = 48.0 \text{ g}$　であるから

析出する物質 X は　$50.0 - 48.0 = 2.0 \text{ g}$　である。
問3 [11]　$Al_2(SO_4)_3$ の係数が1であるから，Al の数よ
り $a = 2$，SO_4 の数より $b = 3$，H の数より $c = 3$ であ
る。

[12]　Al 0.540 g は　$\dfrac{0.540 \text{ g}}{27.0 \text{ g/mol}} = 0.0200 \text{ mol}$

0.500 mol/L の硫酸 100 mL 中の H_2SO_4 は

$0.500\,\text{mol/L} \times \dfrac{100}{1000}\,\text{L} = 0.0500\,\text{mol}$

Al と H_2SO_4 は物質量の比 2：3 で反応するから，与えられた Al と H_2SO_4 の物質量の比 0.0200mol：0.0500mol では H_2SO_4 が過剰で，Al がすべて反応する。Al 2mol から生じる H_2 は 3mol なので

$22.4\,\text{L/mol} \times 0.0200\,\text{mol} \times \dfrac{3}{2} = 0.672\,\text{L}$

⑬　Al 1.08 g は　$\dfrac{1.08\,\text{g}}{27.0\,\text{g/mol}} = 0.0400\,\text{mol}$

Al 0.0400mol と H_2SO_4 0.0500mol では Al の方が過剰で H_2SO_4 がすべて反応する。H_2SO_4 1mol から H_2 1mol が生じるから，

$22.4\,\text{L/mol} \times 0.0500\,\text{mol} = 1.12\,\text{L}$

問4　(a)アンモニア NH_3 1分子に H 3原子が含まれるから　$\dfrac{2.40 \times 10^{23}}{6.00 \times 10^{23}/\text{mol}} \times \dfrac{1}{3} = 0.1333 \fallingdotseq 0.133\,\text{mol}$

(b) $MgCl_2 = 95.0$，$MgCl_2$ 1mol には Cl^- 2mol が含まれるから

$\dfrac{7.60\,\text{g}}{95.0\,\text{g/mol}} \times 2 = 0.160\,\text{mol}$

(c)メタン CH_4 1分子に H 4原子が含まれるから

$\dfrac{1.40\,\text{L}}{22.4\,\text{L/mol}} \times 4 = 0.250\,\text{mol}$

よって　(c)＞(b)＞(a)である。

3
〔解答〕
問1(1)⑮ ①　(2)⑯ ②
問2(1)⑰ ⑤　(2)⑱ ③
問3(1)⑲ ②　(2)⑳ ②　(3)㉑ ⑤
問4㉒ ④

〔出題者が求めたポイント〕
混合液の pH，酸・塩基の定義，平衡移動，酸化還元滴定，生成熱の算出

〔解答のプロセス〕
問1(1)⑮
硫酸が放出する H^+ は

$0.020\,\text{mol/L} \times \dfrac{50}{1000}\,\text{L} \times 2 = 2.00 \times 10^{-3}\,\text{mol}$　…(A)

水酸化ナトリウムが放出する OH^- は

$0.020\,\text{mol/L} \times \dfrac{50}{1000}\,\text{L} \times 1 = 1.00 \times 10^{-3}\,\text{mol}$　…(B)

(B)より(A)の方が 1.00×10^{-3} mol 多いので，混合液の

$[H^+] = \dfrac{1.00 \times 10^{-3}\,\text{mol}}{\dfrac{50 + 50}{1000}\,\text{L}} = 0.0100\,\text{mol/L}$

$pH = -\log_{10} 0.0100 = 2$

(2)⑯　ブレンステッド・ローリーの定義による酸は H^+ を放出する分子・イオン，塩基は H^+ を受け取る分子・イオンである。問題の加水分解の反応式において H^+ は H_2O から CH_3COO^- に移動しているから，

H_2O が酸(ア)，CH_3COO^- が塩基である。
水溶液が塩基性を示す塩は弱酸と強塩基の塩で，$NaHCO_3$，Na_2CO_3 があるが，正塩(酸の H，塩基の OH が残っていない)なので Na_2CO_3 が該当する。

問2(1)⑰　圧力を高くすると体積が減って濃度が大きくなるので反応は速くなる。また圧力を高くすると気体分子数減少方向の右に平衡が移動するので NH_3 の生成量は多くなる→図⑤が該当。

(2)⑱　触媒は活性化エネルギーを小さくするので反応は速くなるが，平衡状態は変えないので NH_3 の生成量は変らない→図③が該当。

問3(1)⑲　0.200mol/L シュウ酸水溶液 250mL 中のシュウ酸は　$0.200\,\text{mol/L} \times \dfrac{250}{1000}\,\text{L} = 0.0500\,\text{mol}$

シュウ酸二水和物 $(COOH)_2 \cdot 2H_2O$ 1mol にはシュウ酸 $(COOH)_2$ 1mol が含まれるので，必要なシュウ酸二水和物(モル質量 126g/mol)も 0.0500mol で

$126\,\text{g/mol} \times 0.0500\,\text{mol} = 6.30\,\text{g}$

(2)⑳　与えられたイオン反応式より $Cr_2O_7{}^{2-}$ 1mol と $(COOH)_2$ 3mol が反応することがわかる。よって

$x\,[\text{mol/L}] \times \dfrac{20.0}{1000}\,\text{L} : 0.200\,\text{mol/L} \times \dfrac{30.0}{1000}\,\text{L}$
$= 1 : 3$
$x = 0.100\,\text{mol/L}$

(3)㉑　(a)誤り　還元剤→酸化剤，Cr の酸化数が減少している＝還元された＝相手を酸化した

(b)正　H_2SO_4 は溶液を酸性にするために働いていて，H, S, O の酸化数は変化していない。

(c)正　コニカルビーカーには正確な濃度の溶液を正確な量入れるので，水に濡れていても反応物の量は変らない。ホールピペット，ビュレットが濡れていると入れた溶液の濃度が小さくなるので，正確な量が求められなくなる。

問4㉒　メタンの生成熱は次式で表される。
$C(黒鉛) + 2H_2(気) = CH_4(気) + Q\,\text{kJ}$
与式を順に(i)，(ii)，(iii)とすると
(i)＋(ii)×2－(iii)　より
$C(黒鉛) + 2H_2(気) = CH_4(気) + 75\,\text{kJ}$

〔別解〕　式(i)，(ii)は CO_2(気)，H_2O(液)の生成熱を表しており，安定な単体の生成熱＝0kJ/mol であるから，反応熱＝生成物の生成熱の総和－反応物の生成熱の総和　の関係を式(iii)に適用して

$(394\,\text{kJ/mol} \times 1\,\text{mol} + 286\,\text{kJ/mol} \times 2\,\text{mol})$
$- (Q\,\text{kJ/mol} \times 1\,\text{mol} + 0)$
$= 891\,\text{kJ}$
$Q = 75\,[\text{kJ/mol}]$

4
〔解答〕
問1(1)㉓ ①　(2)㉔ ⑦　(3)㉕ ⑤　(4)㉖ ⑧　(5)㉗ ④
問2(1)㉘ ⑤　(2)㉙ ②　(3)㉚ ①
問3(1)㉛ ②　(2)㉜ ⑤

〔出題者が求めたポイント〕
　気体の推定，脂肪族化合物の推定，芳香族化合物の推定
〔解答のプロセス〕
問1(1)23　銅と希硝酸の反応で生じる気体は一酸化窒素
NO。
$$3Cu + 8HNO_3 \longrightarrow 3Cu(NO_3)_2 + 4H_2O + 2NO$$
NO は酸素と反応して二酸化窒素になる。
$$2NO + O_2 \longrightarrow 2NO_2 (赤褐色)$$
(2)24　腐卵臭の気体は硫化水素 H_2S。酢酸鉛(Ⅱ)水溶
液に通じると硫化鉛(Ⅱ)が沈殿する。
$$(CH_3COO)_2Pb + H_2S \longrightarrow PbS(黒) + 2CH_3COOH$$
(3)25　黄緑色の気体は塩素 Cl_2。塩素は臭素より酸化
力が強いので，臭化カリウム水溶液に通じると臭素が
遊離する。
$$2KBr + Cl_2 \longrightarrow Br_2(赤褐色) + 2KCl$$
(4)26　酸化剤としても還元剤としても働く気体は二酸
化硫黄 SO_2。ふつうは還元剤として働く。
$$SO_2 + 2H_2O \longrightarrow SO_4^{2-} + 4H^+ + 2e^-$$
硫化水素は還元力が強く，二酸化硫黄は酸化剤とし
て反応する。
$$SO_2 + 2H_2S \longrightarrow 2H_2O + 3S(白濁)$$
(5)27　ホタル石(フッ化カルシウム)と濃硫酸の反応で
生じる気体はフッ化水素 HF。
$$CaF_2 + H_2SO_4 \longrightarrow CaSO_4 + 2HF$$
フッ化水素は二酸化ケイ素と反応して溶かす。
$$SiO_2 + 6HF \longrightarrow \underset{ヘキサフルオロケイ酸}{H_2SiF_6} + 2H_2O$$
問2(1)28　カルボン酸で還元性がある
のはギ酸 HCOOH。ギ酸には分子中
にアルデヒド基(ホルミル基)がある
(右式)ため還元性がある。
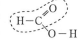
$\left(\begin{array}{l}\text{厳密にはギ酸は銀鏡反応を示すが，フェーリング液}\\\text{の還元はしない。}\end{array}\right)$
(2)29　ヨードホルム反応を示す物質は CH_3CO- 構造，
$CH_3CH(OH)-$ 構造をもつので，設問中の物質では
②エタノール $CH_3\underset{H}{\overset{|}{C}HOH}$
④アセトアルデヒド $CH_3\underset{H}{\overset{|}{C}O}$　が該当するが，アセト
アルデヒドはアルデヒドで還元性を示すので除かれ
る。
(3)30　臭素水を脱色するのは炭素間二重結合 C=C を
もつエチレンである。
$$CH_2{=}CH_2 + Br_2 \longrightarrow \underset{1,2-ジブロモエタン}{CH_2BrCH_2Br}$$
問3(1)31　中性物質で，塩基性を示す$-NH_2$，酸性を示
す$-COOH$ やフェノールの$-OH$ をもたないので②が
該当。$-NO_2$ は中性の基である。
(2)32　(i)炭酸水素ナトリウム水溶液に溶ける→カルボ
キシ基$-COOH$ がある。
(ii)塩化鉄(Ⅲ)水溶液で呈色する→フェノールのヒドロ
キシ基$-OH$ がある。

(i),(ii)より⑤となる。

生　物

解答

4年度

1

〔解答〕

問1 ⬚1 ③　問2 ⬚2 ②③　問3 ⬚3 ①
問4 ⬚4 ④
問5 (1) ⬚5 ④　(2) ⬚6 ②　(3) ⬚7 ⑤

〔出題者が求めたポイント〕

出題分野：細胞の構造

問1　細胞膜は，二層に並んだリン脂質中に様々な種類の膜タンパク質が存在している構造を持つ膜である。

問2　生体膜とは，細胞構造において，細胞膜と同様にリン脂質を基本成分とする膜の事をいう。選択肢の他，小胞体・ミトコンドリア・葉緑体なども生体膜をもつ。また，ミトコンドリアや葉緑体は内膜と外膜の二重膜構造をもつことも併せて覚えておきたい。

問3　植物細胞の細胞壁の主成分はセルロースであり，これは多糖類である。よって①は正しい。

② 細胞壁は全透性の性質を持つ。よって誤り。

③ 酢酸カーミンによって赤色に染色される細胞内構造は核である。よって誤り。

④ ペプチドグリカンで構成されている細胞壁を持つ原核生物もいる。よって誤り。

問4　トル様受容体(TLR)はマクロファージや好中球等，自然免疫に関わる細胞が持つパターン認識受容体である。赤血球はTLRを持っていないので，誤り。

問5(1)　K^+は，ナトリウムポンプの働きによって赤血球内に取り込まれるので，赤血球内のK^+濃度は高く維持されるはずである。

　　実験1において，赤血球内のK^+濃度が低下した原因は，このナトリウムポンプの働きが阻害されたことによると考えられる。

　　ナトリウムポンプは，それ自身が酵素活性を持ち，さらにATPを消費し働く。したがって，低温条件下では赤血球内の酵素活性が低下してしまい，ナトリウムポンプ自身の活性が低下すると同時に，ナトリウムポンプが働くために必要なATPが合成されなくなったためであると考えられる。したがって④の選択肢が妥当である。

(2)　赤血球内のK^+濃度が12時間後まで上昇した理由は，ナトリウムポンプの働きが12時間後まで回復したためであると考えられる。これは，温度を37℃に上げたことで，ナトリウムポンプの酵素活性が回復したと同時に，赤血球内でATPが合成されるようになったためであると考えられる。したがって，②の選択肢が妥当である。

(3)　実験2において12時間後から24時間後にかけて赤血球内のK^+濃度が低下したのは，ナトリウムポンプが働くために必要なATPが不足したためであると考えられる。したがって実験3で使用した物質

Xは ATP 合成を回復させる物質であると考えられる。また，赤血球はミトコンドリアを持たないため，クエン酸やピルビン酸から ATP の合成はできないと考えられる。そのため，⑤の選択肢が妥当である。

2

〔解答〕

問1 ⬚8 ①
問2 ⬚9 ③
問3 ⬚10 ④
問4 ⬚11 ②
問5 (1) ⬚12 ①　(2) ⬚13 ⑥　(3) ⬚14 ③

〔出題者が求めたポイント〕

出題分野：光合成

問1　光合成をエネルギー変換という視点でみると，光エネルギーを化学エネルギーへと変換していると考えることができる。また，生物は有機物が持つ化学エネルギーを運動エネルギー等に変換して利用し，最終的には熱エネルギーとなって生態系外へと出ていくことになる。

問2　図1のBでは H_2O から O_2 が生じているので，光化学系Ⅱの反応であることがわかる。したがって，Aは光化学系Ⅰの反応であり，光化学系Ⅰでは $NADP^+$ が NADPH へと還元される。したがって，エは $NADP^+$，オは NADPH であるとわかる。

問3　光合成において，CO_2 はルビスコによってC5化合物であるリブロースビスリン酸(RuBP)に固定され，C3化合物であるホスホグリセリン酸(PGA)となる。よって，カはPGA，キはRuBPである。

問4　図1において，問2の解説の通り，Bは光化学系Ⅱのクロロフィル，Aは光化学系Ⅰのクロロフィルである。光化学系Ⅱで電子を放出したクロロフィルは，水の分解で生じた電子を受け取る。よって②は正しい。

① 光化学系Ⅱのクロロフィルから放出された電子は，電子伝達系を経て光化学系Ⅰで電子を放出したクロロフィルに受け取られる。すなわち，BからAに電子は受け渡される。よって誤り。

③ RuBPからPGAを合成する際はATPを消費しない。よって誤り。因みにカルビンベンソン回路においてATPを消費するのは，ホスホグリセリン酸(PGA)からビスホスホグリセリン酸が生じる時と，リブロースリン酸からリブロースビスリン酸(RuBP)が生じる時である。

④ ルビスコが触媒するのは，CO_2 の固定である。すなわち，⬚キ から ⬚カ が合成される時である。よって誤り。

問5(1)　クロロフィル等の光合成色素は有機化合物であるので，抽出液には有機溶媒を用いる。よって①は正しい。

② TLC の展開液には，有機溶媒どうしの混合液を用いる。よって誤り。

③ 原点に抽出液をプロットする際は，広がらないように何度もプロットすることで，高濃度の光合成色素をプロットする。よって誤り。

④ 原点が展開液に浸らないように展開する。よって誤り。

(2) Rf 値は $\dfrac{原点から色素までの距離}{原点から溶媒前線までの距離}$ で求めることができる。すなわち斑 a の Rf 値は

$$Rf 値 = \dfrac{10.2}{12} = 0.85$$　となる。よって，表 1 よりカロテンであるとわかる。

(3) (2)と同様に，斑 b の Rf 値を求めると，0.5 であり，表 1 より，斑 b はクロロフィル a であるとわかる。クロロフィル a は青緑色である。

❸
〔解答〕
問1 ┃15┃　④
問2 ┃16┃　①
問3 ┃17┃　③
問4 (1)┃18┃　②　(2)┃19┃　②　(3)┃20┃　③
問5 ┃21┃　①

〔出題者が求めたポイント〕
出題分野：遺伝子の発現

問1① DNA の複製は S 期に行われる。よって誤り。

② DNA ポリメラーゼは，ヌクレオチド鎖の 3' 末端に新たなヌクレオチドを繋げていくことで，5'→3' へとヌクレオチド鎖を伸長させる。よって誤り。

③ DNA ヘリカーゼは DNA の二本鎖を開裂する酵素である。プライマーを合成する酵素はプライマーゼである。

問2① 開始コドンはアミノ酸であるメチオニンを指定するため，翻訳開始点のトリプレットは必ずメチオニンとなる。よって，転写開始点という記述は誤りである。

問3 終止コドンは 3 種類あり，いずれもアミノ酸を指定しないことに注意する。4 種類の塩基が 3 つ並ぶことで作られるコドンは，$4^3 = 64$ 通りあるが，このうち終止コドンとなる 3 つはアミノ酸を指定しないため，64－3＝61 種類がアミノ酸を指定することになる。

問4 原核生物の転写翻訳は，真核生物とは異なり，RNA ポリメラーゼによって合成された mRNA はスプライシングの過程を経ずに，すぐさま翻訳されることになる。したがって図 1 のようなポリソームを形成する。

(1) 問題文より，図 1 は大腸菌における転写・翻訳の図とあるので，DNA に結合している●は RNA ポリメラーゼであり，●から伸びている細い線は mRNA だとわかる。したがって，mRNA に結合し

ている○はリボソームである。

(2) 図 1 より，●から伸びている mRNA は左側程長くなっている。すなわち，転写の方向はアの方向である。

また，リボソームは転写によってできた mRNA にすぐさま結合し，翻訳を行うため，図の上から下の方向に mRNA 上を進み，翻訳していくことになる。よって翻訳はエの方向に行われる。

(3) 核とスプライシングの過程を持たない原核生物では，転写と翻訳が同じ場所で同時に行われる。そのため，図のようなポリソームが形成される。よって③が正しい。

問5 図 2 より，遺伝子 X の mRNA と，21 番目～24 番目のアミノ酸を指定するコドンは

mRNA：5' ― UCU CUA CCU AUC ― 3'

コドン：21 番目(UCU)　22 番目(CUA)
　　　　23 番目(CCU)　24 番目(AUC)

となる。

①の変異が生じた場合，mRNA とコドンは以下のようになる。

mRNA：5' ― UCU UCU ACC UAU C ― 3'

コドン：21 番目(UCU)　22 番目(UCU)
　　　　23 番目(ACC)　24 番目(UAU)

よって，21 番目と 22 番目のアミノ酸の種類は同じとなり，①の記述は正しい。

②の変異が生じた場合，mRNA とコドンは以下のようになる。

mRNA：5' ― UCC UAC CUA UAU UC ― 3'

コドン：21 番目(UCC)　22 番目(UAC)
　　　　23 番目(CUA)　24 番目(UC_)

問題文に，コドンの 1 番目が U，2 番目が C のときは 3 番目の塩基が何であっても同じアミノ酸を指定するとあるので，21 番目と 24 番目のアミノ酸は同じ種類であるとわかる。よって，②の記述は誤りである。

③の変異が生じた場合，mRNA とコドンは以下のようになる。

mRNA：5' ― UCU CUA UCA AUC ― 3'

コドン：21 番目(UCU)　22 番目(CUA)
　　　　23 番目(UCA)　24 番目(AUC)

21 番目と 23 番目のアミノ酸を指定するコドンは共に UC_ となっているので，同じアミノ酸であるとわかる。よって③の記述は誤りである。

❹
〔解答〕
問1 ┃22┃　④
問2 ┃23┃　②
問3 (1)┃24┃　⑤　(2)┃25┃　③
問4 (1)┃26┃　①　(2)┃27┃　②　(3)┃28┃　③

〔出題者が求めたポイント〕
出題分野：

問1 上皮組織には個体の表面を覆うものの他，消化管

の内面を覆うものもある。前者は外胚葉由来であるが，後者は内胚葉由来である。よって誤り。

問2① 血液中で最も多い細胞は赤血球である。よって誤り。

③ グルカゴンは，肝臓におけるグリコーゲンの糖化を促進させるホルモンである。よって誤り。

④ 脊椎骨は中胚葉由来である。よって誤り。

問3(1) 自律神経系における神経伝達物質は，交感神経の神経伝達物質であるノルアドレナリンと副交感神経の神経伝達物質であるアセチルコリンである。
　ただし，汗腺の交感神経においては，アセチルコリンが神経伝達物質であることに注意する。

(2)③ 神経伝達物質は，神経伝達物質が含まれるシナプス小胞が，シナプス前膜と融合することで，エキソサイトーシスによってシナプス間隙に放出される。
　Ca^{2+} はシナプス小胞とシナプス前膜が融合する際に必要となる。よって正しい。

① 軸索は太い方が伝導速度は速くなる。よって誤り。

② 局所電流は，細胞外においては，静止部から興奮部へ，細胞内においては，興奮部から静止部へと流れる。よって誤り。

④ 神経伝達物質の受容体は細胞膜に存在する。よって誤り。

問4(1) 図のように，Z膜とZ膜の間をサルコメアといい，横紋筋を構成する筋原線維の構成上の単位となっている。

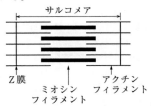

(2) 図1のグラフより，最小張力となった最も長いサルコメアの長さ（3.6μm）は，下図Aの状態であり，最大張力となった最も短いサルコメアの長さ（2.0μm）は，下図Bの状態である。
　すなわち，ミオシンフィラメントの長さは，
3.6 − 2.0 = 1.6μm である。

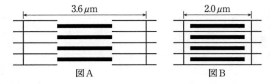

(3) ミオシンフィラメントの部分が暗帯となる。また，上図のように，横紋筋が収縮している時も弛緩している時もミオシンフィラメントの長さに変化はない。すなわち暗帯の長さは，張力に関係なく常にミオシンフィラメントの長さとなる。

5

〔解答〕

問1 [29] ③
問2 [30] ③
問3 [31] ①
問4 (1) [32] ②　　(2) [33] ①　　(3) [34] ③

〔出題者が求めたポイント〕

出題分野：生態系

問1 生物多様性は，小さい方から順に，遺伝子・種・生態系という3つの多様性の側面がある。

問2 問3 名前が付けられている生物種は，200万種程度だと言われており，このうち約100万種は昆虫類であると言われている。

問4(1)① 個体数比が1・2・4と上がるにつれて，水草ありでは成長率が上がっている。よって誤り。

③ 個体数比が1の時は，水草なしの方が成長率は高い。よって誤り。

④ 個体数比が2・4の時は，水草ありの方が成長率は高い。よって誤り。

(2)② 上述の通り，個体数比が1の時は，水草なしの方が成長率は高くなっている。②の記述が正しいと仮定するならば，常に水草ありの方が成長率は高くなるはずである。よって誤り。

③ 種Aの成長率が個体群密度によってのみ決まるのであれば，個体群密度が同じであれば，水草ありと水草なしの成長率は同じになるはずである。よって誤り。

(3) 図1より，水草がある場合は，種Aの個体群密度が高くなる程，種Aの成長率が上がるという結果が得られている。また，図2より，種Aに切断されない水草の密度が高い程，ヤゴとアカムシの生存率が高く，種Aの成長率が低い結果が得られている。これらの結果から，種Aの急激な増加を抑制する手法として③の選択肢が最も妥当であろう。

生　物

解答　　　　　　　　　　4年度

出をしなくなるはずである。

一般B

1

〔解答〕

問1　1　③
問2　2　②
問3　(1) 3　④　(2) 4　②　(3) 5　③
問4　(1) 6　⑦　(2) 7　②

〔出題者が求めたポイント〕

出題分野：細胞の構造

問1　一般的に動物細胞の構成成分は，水・タンパク質・脂質の順に多く，それぞれ65%・15%・12%の割合である。

問2　炭水化物・タンパク質・脂質に共通する構成元素は，C（炭素）・H（水素）・O（酸素）である。タンパク質にはこの他，S（硫黄）・N（窒素）が含まれ，脂質にはリン（P）が含まれる。

問3(1)　構造体オは，脊椎動物のA種（動物細胞）・被子植物のB種（植物細胞）・細菌類のC種（原核細胞）のいずれにもみられる構造体である。【　】内の構造体の中で，A種・B種・C種の全てにみられる構造体はリボソームである。

(2)　【　】内で二重膜構造を持つものは，核・ミトコンドリア・葉緑体の3つである。表1より，種ⅲは3種の中で最も観察された構造体が少ないので，C種（原核細胞）であるとわかる。よって，(1)より，構造体オはリボソームであることがわかる。
　　また，細胞壁は，原核細胞にもみられる構造体であるため，構造体ウが細胞壁であるとわかる。
　　したがって，ア・イ・エが核・ミトコンドリア・葉緑体のいずれかであるとわかる。

(3)　(2)より，種ⅰ・種ⅱはA種（動物細胞）B種（植物細胞）のいずれかである。また，構造体アは，ゾウリムシに大きさの異なるものが2つあることから核とわかるため，イがミトコンドリアとなる。エは種ⅰにのみ見られることから葉緑体であり，種ⅰはB種（植物細胞）であるとわかる。

問4(1)　ゾウリムシの収縮胞は，細胞内（単細胞生物のゾウリムシの場合は体内）の水を排出する構造である。選択肢の中で，体内の水を排出する器官は，腎臓である。

(2)　浸透圧の関係で，低濃度の食塩水中では，細胞膜を通してゾウリムシの体内に水が流入する。一方高濃度の食塩水中では，細胞膜を通してゾウリムシの体内から水が流出することになる。
　　上述の通り収縮胞は，体内の水を排出する働きは持つが，細胞内に水を取り込む働きは持たない。したがって，グラフの左側程収縮胞の収縮周期は短く，より多くの水を排出するようになり，グラフの右側程収縮胞の収縮周期は長く，収縮胞を通して水の排

2

〔解答〕

問1　8　④
問2　9　①
問3　(1) 10　①　(2) 11　②　(3) 12　④
問4　(1) 13　④　(2) 14　②

〔出題者が求めたポイント〕

出題分野：光合成

問1①　炭水化物の合成が行われるのは，ストロマである。よって誤り。

②　バクテリオクロロフィルは，紅色硫黄細菌や緑色硫黄細菌などの光合成細菌が持つ光合成色素である。シアノバクテリアは，バクテリオクロロフィルは持たず，クロロフィルaやカロテンなどを持つ。よって誤り。

③　窒素同化においては，還元されたアンモニウムイオンからグルタミンを合成する際にATPを消費する。よって誤り。

問2　ATPは，同化の他，生体内でモータータンパク質を動かす際にも利用される。
　　細胞質流動（原形質流動）は，細胞骨格であるアクチンフィラメント上を，モータータンパク質であるミオシンが移動することで起こる現象である。また，精子のべん毛運動はべん毛を構成する微小管上を，モータータンパク質であるダイニンが移動することで起こる現象である。

問3　酸素は電子伝達系を流れた電子の最終的な受け取り手となる。すなわち，この実験系において，酸素が消費された＝電子伝達系の反応が進行したという事になる。
　　また，電子伝達系を流れる電子は，還元型の脱水素酵素の補酵素であるNADHや，$FADH_2$から供給される。電子伝達系に電子を供給したNADHや$FADH_2$は酸化型であるNAD^+，あるいはFADとなる。これら酸化型の補酵素は，クエン酸回路において再び還元型となり，電子伝達系に電子を運ぶ。すなわち，クエン酸回路が停止してしまうと，これらの補酵素が還元されなくなることで，電子伝達系への電子の供給も停止してしまい，電子伝達系自体も停止してしまうこととなる。

(1)　問題文にあるように，コハク酸はクエン酸回路の中間代謝物である。したがって，実験1において，コハク酸を加えたことでクエン酸回路の反応が進み，還元型の補酵素が産生されためであると考えられる。

(2)　実験2の結果とは，ADPを加えたことで酸素の消費量が増加したことだと考えられる。ADPは

ATP 合成の材料となる物質である。すなわち，酸素が消費された＝電子伝達系の反応が進行したと考えると，②の選択肢が妥当である。
(3)　問題文より，10分後の懸濁液にはコハク酸が存在していたとあるので，③のコハク酸や，②のクエン酸(コハク酸同様，クエン酸回路の中間代謝物)を加えても酸素濃度の低下には至らないと考えられる。また，①のグルコースは，呼吸の過程において，ミトコンドリア外である細胞質基質で代謝されるため，グルコースを加えても酸素濃度の低下には至らないと考えられる。したがってここでは，(2)で明らかとなった，ATP 合成が進むと電子伝達系も進みやすくなるという事から考えると，ADP を加えることで，ATP 合成が進み，電子伝達系が進みやすくなる(酸素濃度が低下する)と考えるのが妥当である。
問4(1)　タンパク質が呼吸基質として用いられる場合，加水分解を経てアミノ酸へと分解される。アミノ酸は脱アミノ反応により，アンモニアと有機酸に分解され，有機酸はピルビン酸等になり，クエン酸回路を経て水と二酸化炭素へと分解される。
(2)　呼吸基質ごとの呼吸商は，炭水化物 ＝ 1.0，脂肪 ≒ 0.7，タンパク質 ≒ 0.8 である。

❸
〔解答〕
問1 | 15 |　②
問2 | 16 |　⑤
問3 | 17 |　④
問4　(1) | 18 |　①　　(2) | 19 |　①
　　　(3) | 20 |　③　　(4) | 21 |　④
〔出題者が求めたポイント〕
出題分野：ショウジョウバエの発生
問1①　ヒトの遺伝子は，約22,000個である。よって誤り。
③　ヒトの受精卵には2セットのゲノムが含まれる。よって誤り。
④　同性間であってもゲノムの塩基配列は異なる。よって誤り。
問2　卵割様式は卵黄の量や分布の影響を大きく受ける。したがって，アには卵黄が入る。
発生の初期は，卵細胞に蓄えられた mRNA やタンパク質といった母性因子の影響を受ける。したがって，イには母性因子が入る。因みに形成体とは，オーガナイザーともいい，胚において周りの細胞への誘導作用をもつ胚域である。
ショウジョウバエの発生において，卵細胞の前方にはビコイド mRNA，後方にはナノス mRNA が局在しており，これによって胚の前後軸が決定する。したがって，ウにはナノスが入る。
問3①　紡錘体が完成するのは中期である。よって誤り。
②　染色体が両極に移動するのは後期である。よって

誤り。
③　中心体が複製され両極に移動するのは前期である。よって誤り。
問4(1)　ショウジョウバエの分節遺伝子は，ギャップ遺伝子群，ペアルール遺伝子群，セグメントポラリティ遺伝子群の順に働くことで，体節が作られる。
(2)　分節遺伝子は主に調節遺伝子である。調節遺伝子とは，調節タンパク質をコードしている遺伝子である。真核生物の場合調節タンパク質は，転写調節領域に結合し，転写の促進あるいは，抑制に関与する。
(3)(4)　実験1の結果より，遺伝子 A の発現領域は，遺伝子 B の発現領域かつ，遺伝子 C の非発現領域であることがわかる。
実験2(ⅱ)の結果より，遺伝子 B は胚全体で発現しているため，遺伝子 C の発現領域のみ遺伝子 A が発現していないことがわかる。
実験2(ⅲ)の結果より，遺伝子 C が欠損しているため，遺伝子 B の発現領域のみ遺伝子 A が発現していることがわかる。
これらの事より，遺伝子 B は遺伝子 A の発現を促進させ，遺伝子 C は遺伝子 A の発現を抑制させると考えられる。

❹
〔解答〕
問1 | 22 |　⑥
問2　(1) | 23 |　②　　(2) | 24 |　①
問3 | 25 |　①④
問4　(1) | 26 |　②　　(2) | 27 |　⑤　　(3) | 28 |　③
〔出題者が求めたポイント〕
出題分野：動物の環境応答
問1　神経系を構成する主な細胞には，ニューロン(神経細胞)と，グリア細胞(神経膠細胞)の2種類がある。ニューロンには，介在ニューロン・運動ニューロン・感覚ニューロンの3種類がある。また，グリア細胞には，アストロサイト(ニューロンに栄養分を与える)・オリゴデンドロサイト(髄鞘を形成する)・シュワン細胞(髄鞘を形成する)の3種類がある。
問2(1)　静止電位は，ナトリウムポンプと，K^+ リークチャネルによって作られる。ナトリウムポンプは ATP を消費して，細胞内の Na^+ を細胞外へ，細胞外の K^+ を細胞内へと濃度勾配に逆らって輸送している。すると，細胞内は細胞外に対して高濃度の K^+ が存在することとなり，K^+ リークチャネルを通じて拡散によって K^+ は細胞外へと流出する。これにより，細胞内は細胞外に対して負に荷電することになる。
細胞に電気的な刺激が加わると，電位依存性 Na^+ チャネルが開き，濃度勾配に従って Na^+ が細胞内に流入する。すると膜電位の逆転が生じる。その後やや遅れて電位依存性 K^+ チャネルが開き，細胞内の K^+ が流出する。すると，上昇した電位が徐々に低下していく。

(2) 不応期には，問題文にあるように，チャネルの不活性によって生じる絶対不応期と，過分極による相対不応期がある。併せて覚えておきたい。

問3② 大脳の皮質は灰白質であり，脊髄の髄質は灰白質である。よって誤り。

③ 大脳は反射の中枢ではない。よって誤り。

問4(1) 尿は，ろ過と再吸収の2つの過程を経て生成される。このうちろ過は，糸球体からボーマンのうへと行われる。この時，糸球体の壁を通過できないような大きな分子(血球やタンパク質)は通常ろ過されず，原尿及び尿中に含まれることはない。

(2) 濃縮率 $= \dfrac{\text{尿中の濃度}}{\text{血しょう中（原尿中）の濃度}}$ であるので，クレアチニン(濃縮率75)が最も大きいとわかる。

(3) 原尿180L中に含まれる尿素(g)を計算すると，

原尿(g) $= 180 \times 10^3$(g)

表1より，原尿中には，0.03%尿素が含まれるので，

尿素(g) $= 180 \times 10^3 \times 3 \times 10^{-4}$(g) $= 54$(g)

つづいて，尿1.5L中に含まれる尿素(g)を同様に計算すると，

尿素(g) $= 1.5 \times 10^3 \times 2 \times 10^{-2}$(g) $= 30$(g)

再吸収された尿素(g)

$=$ 原尿中の尿素(g) $-$ 尿中の尿素(g)

$= 54 - 30 = 24$(g)

となる。

5

〔解答〕

問1 $\boxed{29}$ ①
問2 $\boxed{30}$ ③
問3 $\boxed{31}$ ①
問4 $\boxed{32}$ ①
問5 (1)$\boxed{33}$ ④ (2)$\boxed{34}$ ②

〔出題者が求めたポイント〕

出題分野：生態系

問1 遷移の初期に侵入するのは，コケ植物や地衣類である。コケ植物は，クロロフィルa，クロロフィルbを持つ。

問2③ 湿性遷移とは，湖沼等の場所から陸上の植生が形成される遷移である。よって誤り。

問3 問題文にある，「日本の関東から九州にかけての平野部に成立する森林」とは照葉樹林のことである。また，「遷移が十分に進んだ状態の優占種」とは陰樹である。

②・④は針葉樹である。③は夏緑樹林の樹種である。⑤亜熱帯多雨林の樹種である。⑥カエデは陽樹である。したがって①が妥当である。

問4 リード文に，「平均気温が十分」「降水量が少ない」とあるので，ツンドラ(気温が極端に低い地域に成立する)は不適切である。また，マングローブは森林の名称であるので，これも不適切である。

問5(1) 問5のリード文に，「海抜が100m上昇すると0.6℃気温が低下」とあるので，

3℃上昇する $= 3 \div 0.6 \times 100 = 500$m上昇する

と考えられる。

(2) 図1より，北緯30度と北緯35度で比較すると，バイオームの境界は，900m程下がっていることが読み取れる。したがって，②の選択肢が妥当である。

生　物

解答

4年度

❶

〔解答〕

問1(ア)①②　(イ)②①　問2③③　問3④③
問4⑤④　問5(1)⑥③　(2)⑦③

〔出題者が求めたポイント〕

細胞の構造

〔解答のプロセス〕

問1　粗面小胞体のリボソームで翻訳されたタンパク質は，小胞体膜で包まれて，ゴルジ体へ運ばれる。成長した植物細胞は液胞が発達し，体積も大きくなる。

問2　①原核細胞にもリボソームは存在する。②核膜によって染色体が包まれるのは真核細胞である。④原核細胞も遺伝物質は DNA である。

問3　ミトコンドリアは好気性細菌が，葉緑体はシアノバクテリアが起源と考えられている。ミトコンドリアの成立が先行したため，動物細胞にも植物細胞にもミトコンドリアが存在していると考える。

問4　①アクアポリンは水の受動輸送に関わるチャネルである。②ナトリウムポンプは，ナトリウムイオンを細胞外へ，カリウムイオンを細胞内へ能動輸送する。③カドヘリンは，カルシウムイオン存在下ではたらく。

問5(2)　浸透圧と体積の積は一定になることから，
　　　　$20 \times 80 = X \times 100$ より，$X = 16 (\%)$ となる。

❷

〔解答〕

問1⑧②　問2(1)⑨①　(2)⑩③
問3(ア)⑪①　(イ)⑫⑥　問4⑬③　問5⑭①

〔出題者が求めたポイント〕

窒素同化

〔解答のプロセス〕

問1　アミノ酸のアミノ基(アミノ酸の種類によっては側鎖にも)，ATP の塩基部分に窒素が含まれる。

問2(2)　根粒菌は，マメ科やハンノキ科の植物と共生する窒素固定細菌の総称である。アゾトバクターは好気性，クロストリジウムは嫌気性の土壌中に単独生活する窒素固定細菌である。

問3，4　植物の根から吸収された硝酸イオンは，アンモニウムイオンに還元される。アンモニウムイオンは葉緑体のストロマにおいて，グルタミン酸とともにグルタミンの合成に利用される。グルタミンのアミノ基は α-ケトグルタル酸に受け渡されて2分子のグルタミン酸が合成される。その後，グルタミン酸のアミノ基が各種有機酸に受け渡されて様々なアミノ酸が合成される。

問5　①〜④のアミノ酸の分子量はそれぞれ，①アラニン($C_3H_7NO_2$) 89，②グリシン($C_2H_5NO_2$) 75，③セリン($C_3H_7NO_3$) 105，④バリン($C_5H_{11}NO_2$) 117 である。いずれのアミノ酸も1分子中の N は1原子である。2.8mg の窒素を用いて 17.8mg のアミノ酸がつくられている。分子量中の N の原子量の割合からつくられたアミノ酸を推定する。17.8：2.8＝X：14 から，X＝89 となる。そこで，つくられたアミノ酸はアラニンと考えることができる。

❸

〔解答〕

問1(ア)⑮④　(イ)⑯⑦　問2(1)⑰①　(2)⑱②
問3⑲②　問4⑳①　問5㉑①

〔出題者が求めたポイント〕

遺伝子の発現

〔解答のプロセス〕

問1　転写を促進する調節タンパク質をアクチベーター，転写を抑制する調節タンパク質をリプレッサーと呼ぶ。

問2(1)　ヒトのゲノムは約30億塩基対，大腸菌のゲノムは約500万塩基対である。ゲノム中の遺伝子としてはたらかない部分の割合は，原核生物に比べて真核生物のほうが多い。

(2)　500万塩基対が転写・翻訳され，3500種類のタンパク質がつくられることから，1つのタンパク質あたり約1421塩基対が利用されることとなる(($5.0 \times 10^6) \div (3500) \fallingdotseq 1429$)。3つの塩基で1つのアミノ酸を指定するので，1つのタンパク質は約476個のアミノ酸からできていると考えられる。($1421 \div 3 \fallingdotseq 476$)

問3　パフの部分は，だ腺染色体がほどけて転写が行われている。

問4　クロマチンが緩むことで DNA に RNA ポリメラーゼが結合することができる。

問5　3か所のエキソン部分が必ず1つ以上残される組み合わせを考える。

❹

〔解答〕

問1㉒①　問2(1)㉓④　(2)㉔③　問3㉕②
問4(1)㉖②　(2)㉗①　問5㉘③

〔出題者が求めたポイント〕

血液

〔解答のプロセス〕

問1　体液は，血液，組織液，リンパ液からなる。

問2　ヘモグロビンは色素タンパク質で，色素部分に鉄を含む。

問3　①動脈を覆う筋肉は平滑筋である。③毛細血管は内皮細胞からなる。④内皮細胞は動脈や静脈にもみら

れる。

問4(1)　血液1mm³中の血球数は，赤血球が約450～
　　　550万個，血小板が約25万個，白血球が約5000～
　　　9000個である。
　　(2)　血球それぞれの直径は，白血球が約6～15μm，
　　　赤血球が約6～9μm，血小板が約2～4μmである。

5

〔解答〕

問1(ア)29④　(イ)30⑤　　問2(1)31②　(2)32①
問3 33①　　問4 34②　　問5 35③

〔出題者が求めたポイント〕

生態系

〔解答のプロセス〕

問2(1)　①片利共生，③相利共生，④寄生について述べ
　　　ている。(2)図Ⅰでは，A⇒B⇒Cと食物連鎖の関
　　　係にあるので，AがCに利益を与えている。図Ⅱ
　　　では，AがBを捕食することで，Cの競争相手で
　　　あるBが減ることから，AがCに利益を与えている。
　　　図Ⅲでは，AがBと競争することで，BがCを捕
　　　食する機会が減ることから，AがCに利益を与え
　　　ている。

問3　②くちばしの大きさが変化して2種間で利用する
　　食物資源が変われば，くいわけである。③採餌時間を
　　ずらすことで，くいわけではない。④順位制の例であ
　　る。

問4　被食者の増減に遅れて捕食者が増減する。一般的
　　に，捕食者に比べて被食者の個体数が多くなる。

問5　攪乱の規模が中程度の場所で多くの種が共存でき
　　るという説を中規模攪乱説と呼ぶ。

総合問題

解答　4年度

一般 D

1

〔解答〕

問1　ア　②

問2　イ　②　　ウ　①　　エ　⑤

問3　オカキ　123　　問4　クケ．コ　19.6

問5　サシ．ス　63.8

〔出題者が求めたポイント〕

放射壊変

化学・物理・数学の入り混じった問題になっている。

〔解答のプロセス〕

問1①　同位体で異なるのは中性子の数。誤り。

②　放射線を出して変化（壊変）する同位体を，特に放射性同位体（ラジオアイソトープ）という。水素では ^3H が放射性同位体で ^1H と ^2H は安定。正しい。

③　原子番号は陽子の数なので，中性子が増えても原子番号は変化しない。変化するのは質量数である。誤り。

④　自然界（地球上では）^1H が最も多く，ついで ^2H，^3H の順に多い。^2H，^3H は太陽風や隕石などの宇宙由来の物質に混じって入ってくるものや，地球が作られたときに混入したものがマントルから放出されたり，宇宙線が当たった原子などからも自然生成している。誤り。

問2　トリチウム ^3H は1つの陽子と2つの中性子をもつが，それが壊変して生成する ^3He は2つの陽子と1つの中性子をもつ。これは，^3H の中性子の1つが陽子に変化したことによる。この変化を β 壊変といい，中性子が陽子に変化する際に放出される電子線を β 線という。

問3　$t \geqq \dfrac{3 \times 12.3}{\log_{10}2} = 122.5\cdots$ ∴ 123 年

問4　$\left(\dfrac{1}{2}\right)^{\frac{t}{12.3}} \leqq \dfrac{1}{3}$ ⇔ $t \geqq \dfrac{\log_{10}3}{\log_{10}2} \times 12.3 = 19.55\cdots$

問5　トリチウムの量が $\dfrac{1}{2^m 3^n}$ となるのは

$\left(\dfrac{1}{2}\right)^{\frac{t}{12.3}} \leqq \dfrac{1}{2^m 3^n}$

⇔ $t \geqq \dfrac{12.3}{\log_{10}2}(m\log_{10}2 + n\log_{10}3)$

$= 12.3m + 19.6n$

となるから，$36 = 2^2 \cdot 3^2$ より

$12.3 \times 2 + 19.6 \times 2 = 63.8$

2

〔解答〕

問6　セ　⑥　　問7　ソ　⑤

問8　タ　⑥　　問9　チ　⑤

問10　ツ　②

〔出題者が求めたポイント〕

出題分野：窒素の循環

問6①　(a)は窒素固定細菌のはたらきや空中放電などによるものを表す。

②　(b)は脱窒素細菌のはたらきによる。

③　(c)は根粒菌のはたらきによるものである。

④　(d)は植物の吸収するはたらきを表している。

⑤　(e)は分解者のはたらきで生じた無機窒素化合物を植物が吸収するはたらきを表している。

問7　各選択肢中の窒素原子の酸化数は次のようになる。

①0　②－3　③－3　④－3　⑤－5

問8　化学反応式より，窒素 1.0mol と水素 3.0mol が反応してアンモニア 2.0mol が生じることになる。1.0mol のアンモニアの生成には窒素 0.5mol と水素 1.5mol を要するので，反応後に残る窒素は 2.5mol となる。

問9　NO_2 を構成する窒素原子と酸素原子のそれぞれの相対質量を (N, O, O) と表すことにして，可能な組み合わせをすべて書き出すと次のようになる。

$(N, O, O) = (14, 16, 16),\ (14, 16, 17),$
$(14, 16, 18),\ (14, 17, 17),$
$(14, 17, 18),\ (14, 18, 18),$
$(15, 16, 16),\ (15, 16, 17),$
$(15, 16, 18),\ (15, 17, 17),$
$(15, 17, 18),\ (15, 18, 18)$

これらの分子量を計算すると，NO_2 の取りうる値は 46, 47, 48, 49, 50, 51 となる。

問10　各選択肢の意味は次の通りである。

①　どちらの都市でも，毎年冬は最も大気中の窒素酸化物濃度が低下する季節である。

②　B市では，2018 年一年間の大気中の窒素酸化物濃度は，2008 年よりも低い。

③　どちらの都市でも，一年間の大気中の窒素酸化物濃度は，2008 年からずっと低下していない。

④　どちらの都市でも，一年間の大気中の窒素酸化物濃度は，毎年 1 月が最も低い。

⑤　両方の都市のデータをあわせてみると，最も高い大気中の窒素酸化物濃度は，2008 年 12 月に都市 A で観察されている。

❸

〔解答〕

問11　テ　①

問12　ト　④

問13　ナ　②　ニ　⓪　ヌ　①　ネ　⑥

問14　ノ　③

〔出題者が求めたポイント〕

問11　設問訳「子どもの数はどのように変化したか？適切な選択肢を選びなさい」　テ

選択肢訳

①　子供の数は10年前から減少している。

②　2010年の子ども数は、2020年の子ども数の2倍である。

③　過去5年間で子どもの数が75％まで減少している。

④　子どもの数は2014年に最も多かった。

問12　設問訳「次の文の空欄を埋めなさい」

この　ト　年間、猫の数は犬の数より多い。

問13　設問訳「次の文の空欄を埋めなさい」

犬と猫の数の差は、　ナニヌネ　年が最も小さかった。

問14　設問訳「上記の説明と数値を踏まえて、適切な選択肢を選びなさい」　ノ

選択肢訳

①　日本の15歳以下の子どもの数は、全人口の2割弱を占めている。

②　アメリカで飼われている猫の数は、この10年間ほとんど変化していない。

③　日本で飼われている犬の数は、2012年以降減少傾向にある。

④　日本で飼われている犬の大部分は純血種だが、猫は混血種が多い。

〔全訳〕

犬と猫は、日本では家族の一員として飼われる人気のペットであり、ペット産業の伸張が報告されている。他方、少子化の問題は年々深刻になっている。2003年には、犬・猫の頭数が子供の数を上回った。

グラフは、2010年から2020年の日本における犬の飼育頭数、猫の飼育頭数、15歳未満の子どもの数の推移を示している。黒く塗りつぶした棒と斜めの縞模様の棒は、それぞれ犬と猫のデータである。丸印のついた折れ線グラフは、子どものデータである。

表は、各年度の犬、猫、子どもの実数を示している。

❹

〔解答〕

問15　ハ　②

問16　ヒ　②

問17　フ　③

問18　ヘ　①

問19　ホ　④

〔出題者が求めたポイント〕

出題分野：体温調節

問15　②　28℃から35℃までの間で二酸化炭素排出量の変化が見られないので誤りである。

問16　①　体温上昇により，血管は拡張するので誤りである。

　③　骨格筋の収縮により震えが生じるのは，体温低下時のため誤りである。

　④　体温上昇時には心拍数は副交感神経系を介して心拍数は減少するので誤りである。

問17　チロキシンは，体温低下時や血糖量低下時に脳下垂体前葉から放出される甲状腺刺激ホルモンの作用によって甲状腺から分泌され，代謝を促進するホルモンである。よって，③が正しい。

問18　リード文と図から，感染により視床下部にある体温調節部位の体温設定温度が38.5℃付近に上昇し，その体温に至るまでの間に悪寒を感じていることが読み取れる。よって，①が正しい。

問19　発熱時には体温低下時と同様の反応が起こる。すなわち，交感神経の作用で心拍数の増加，立毛筋の収縮，体表の血管の収縮が起こり，ホルモンでは，アドレナリン，チロキシン，糖質コルチコイドなどの分泌が促され，血糖量が上昇して筋肉や肝臓での代謝が促進される。よって，④が誤りである。

5

〔解答〕

問20 マミ.ム 21.0　　メモ.ヤ 22.0
　　　ユヨ.ラ 23.0
　　　リル.レ 19.0　　ロワ.ン 20.0
　　　あい.う 21.0
問21 えお.か 22.0　　きく.け 20.0
　　　こ.さ 3.6　　　し.す 1.9
　　　せ.そ 1.9
問22 たちつ 120
問23 $\dfrac{\text{て}}{\text{とな}}$ $\dfrac{1}{60}$　　$\dfrac{\text{にぬ}}{\text{ねの}}$ $\dfrac{23}{40}$

〔出題者が求めたポイント〕

データの分析，場合の数，確率

〔解答のプロセス〕

問20　対照群を小さい順に並べ直すと

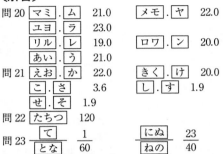

18.0, 20.0, 21.0, 22.0, 22.0, 22.0, 23.0, 23.0, 24.0, 25.0
$Q_1 = 21.0$　　$Q_2 = 22.0$　　$Q_3 = 23.0$

薬剤投与群についても同様に

16.0, 18.0, 19.0, 20.0, 20.0, 20.0, 21.0, 21.0, 22.0, 23.0
$Q_1 = 19.0$　　$Q_2 = 20.0$　　$Q_3 = 21.0$

問21　第2四分位数(中央値)との差を計算に用いると
　　　求めやすい。
　　　分散はどちらも3.6なので
$$\sqrt{3.6} = \sqrt{0.36 \times 10} = 0.6 \times \sqrt{10} = 1.896$$
問22　$_{10}C_3 = 120$
問23　薬剤投与群で平均が22.0g以上となるには，少な
　　　くとも1体は22.0gを超えた個体を選ばなければなら
　　　ないことに注目すると，選ぶ3個体は　3−4−5,
　　　4−5−8　の2通りのみ。
$$\therefore \quad \frac{2}{120} = \frac{1}{60}$$

対照群の3個体の平均が22.0g未満になるためには，
22.0gを超えない個体のいずれかを必ず含む。それは
1, 6, 9の3体なので，

　　　1−6−9　　　　　　　　　　　…1通り
　　　1と6を含む(9を含まない)　　…7通り
　　　6と9を含む(1を含まない)　　…7通り
　　　1と9を含む(6を含まない)　　…6通り
　　　1を含む(6と9を含まない)　　…3通り
　　　6を含む(1と9を含まない)　　…18通り
　　　9を含む(1と6を含まない)　　…9通り
の合計で51通り。
$$\therefore \quad 1 - \frac{51}{120} = \frac{23}{40}$$

6

〔解答〕

問24 は ②　　問25 ひ ④
問26 ふ ⑥　　問27 へ ②
問28 ほ ④　　問29 ま ⑤

〔出題者が求めたポイント〕

発酵，中和滴定

〔解答のプロセス〕

問24①　ATPを合成するのはミトコンドリア。誤り。
　　②　酵素にはATPを利用するものもあるが，アミラ
　　　　ーゼの場合は不要。これはだ液が生体外(口から外
　　　　へ出したとき)でも働けることからもわかる。正し
　　　　い。
　　③　水素結合によりらせんを描くのはDNA。誤り。
　　④　ATPに含まれる糖はリボースで，DNAはデオキ
　　　　シリボースである。誤り。
　　⑤　ATPはリン酸分子が3つ結合しているが，高エ
　　　　ネルギーリン酸結合はリン酸分子同士の結合なので
　　　　2本。誤り。
問25　アルコール発酵の化学反応式は
$$C_6H_{12}O_6 \longrightarrow 2C_2H_5OH + 2CO_2$$
　　　よって，1分子のグルコースからは2分子のエタノ
　　　ールが得られる。
問27　ホールピペットは共洗いをして用いるが，メスフ
　　　ラスコはしない。どちらも加熱乾燥できないことにも
　　　注意。
問28　求める酢酸濃度を$c(\text{mol/L})$として
$$c \times \frac{10}{1000} \times 1 = 0.10 \times \frac{8}{1000}$$
$$c = 0.08(\text{mol/L})$$
問29　「滴定用試料」のpHを聞かれていることに注意。
$$[H^+] = 0.08 \times 0.020 = 1.6 \times 10^{-3}(\text{mol/L})$$
$$\therefore \quad pH = -\log_{10}(1.6 \times 10^{-3})$$
$$= 4 - 4\log_{10}2 = 2.8$$

7

〔解答〕

問30　み　③
問31　む　④
問32　め　②
問33　も　③

〔出題者が求めたポイント〕

出題分野：体細胞分裂

　細胞周期の各期を一巡する間に，細胞当たりのDNA量（相対値）は，G1期に2であったものが，S期に2から4へ増加し，G2期と分裂期には4であったものが，分裂期の終了とともに再び2へ戻る経過をたどる。したがって，図8の「細胞当たりのDNA量」が2に該当するのはG1期，4に該当するのはG2期とM期，それ以外がS期の細胞となる。以上の内容から各設問の選択肢を検討する。

問30　S期にはDNA量が2から4へと漸進的に増加する。よって，③が誤りとなる。

問33　「各期の細胞数の割合とその期に要する時間が比例する」という前提条件から，観察している細胞群は，同調分裂をしておらず，細胞周期はそろっているものと捉えられる。したがって，「細胞数が2倍になる時間は25時間」という内容から，細胞周期は25時間とわかる。よって，分裂期に要する時間は，

$$25（時間）\times \frac{1000}{5000}＝5（時間）となる。$$

8

〔解答〕

問34　や　④
問35　ゆ　②
問36　よ　③
問37　ら　⑦　り　⑨

〔出題者が求めたポイント〕

問34　設問訳「図A、図Bにしたがって、適切な選択肢を選びなさい」　や
　　　選択肢訳
①　本調査の男性参加者の総数は約30000人である。
②　女性の場合、最も多い睡眠時間は8時間である。
③　男性の場合、3番目に少ない睡眠時間は5時間である。
④　睡眠時間が6時間未満の女性は、約3400人である。（正確な数字は、2908＋487＝3395）

問35　設問訳「女性の睡眠時間の箱ひげ図(box plot)を選びなさい」　ゆ
　　　（箱ひげ図は、上端が最大値、下端が最小値、中の線が中央値、箱の上部が75％、箱の下部が25％を示している。女性の睡眠時間においては7時間が中央値のため、②図が正解。）

問36　設問訳「図Cをもとに、適切な選択肢を選びなさい」　よ
①　睡眠時間に関係なく、男性の死亡率は女性の死亡率より低い。
②　睡眠時間が10時間以上の人の死亡率は、男性の方が女性より2倍高い。
③　ショートスリーパーとロングスリーパーの両方ともに死亡リスクが高い可能性がある。
④　男性では、死亡率と睡眠時間の間に正の相関が観察される。

問37　設問訳「睡眠時間が4時間以下の女性の推定死亡者数は　らり　人である」
　　　（487人×16.2％＝78.894人。この小数点以下を四捨五入した79人が正解となる。）

〔全訳〕

　睡眠時間が日々の心身のコンディションに影響を与えることは、多くの人が認めるところだろう。日本の成人男女を対象とした自己申告制のアンケート調査により、平日の平均睡眠時間が収集された。さらに、約10年間の追跡調査から死亡に関するデータを加えて、睡眠時間と死亡率との関連性が調査された。

　図A、Bはそれぞれ日本人男性、女性の睡眠時間の棒グラフである。各棒の上の数字は、実際の参加者数を示している。図Cは、各睡眠時間における死亡率を示したものである。黒い棒と灰色の棒は、それぞれ男性、女性のデータを表している。各棒の上の数字は、死亡率をパーセントで示している。

英　語

解答　4年度

1

〔解答〕
(1)　③　　(2)　①　　(3)　③　　(4)　①　　(5)　③
(6)　①　　(7)　③　　(8)　④　　(9)　③　　(10)　②

〔出題者が求めたポイント〕
(1)　measure「測る」。replace「取り替える」。support「支える」。integrate「統合する」。
(2)　正解の英文 the air you breathe
(3)　「心臓の鼓動が速くなり、肺の働きも活発になる」⇒「さらに多くのエネルギーが必要になる」という因果関係があるので、because が正解。
(4)　distributed「分散した」。directed「方向を持った」。dissolved「溶解した」。displayed「表示された」。
(5)　put on「（体重が）増える」。promote「昇進する」。accelerate「加速する」。gain「（体重が）増える」。impose「課する」。
(6)　have to do with「～と関係している」。
(7)　start の目的語には、動名詞か to 不定詞がくる。もしも選択肢に to use があればそれも可。
(8)　第5段落最終文に一致。
(9)　「血管の老化」は本文中に言及がない。
(10)　選択肢訳
　①　健康を維持する最善策は、できるだけ多くのビタミンを摂取することだ。
　②　体重を減らすには、食べる量を減らして、適度な運動をすることが必要だ。
　③　体を動かすための余分なエネルギーは、肺でろ過される。
　④　食べた栄養素の量を正確に記録する必要がある。

〔全訳〕
　人が食べる必要があるのは、食べ物がエネルギーになるからだ。このエネルギーは通常、カロリーで測定される。専門的に言えば、1カロリーとは水1グラムの温度を1度上げるのに必要な熱量である。あなたの体が必要とするエネルギーの一部は、最低限の基本的な生命システムを支えるためのものだ。しかし、どんな活動であれ、体を動かすたびに――単にこのページを読むために目を動かすだけでも――エネルギーが必要になる。

　休息しているときやテレビを見ているとき、また、寝ているときも体は働いている。これは、呼吸した空気から酸素をろ過するために肺がエネルギーを必要とするからだ。さらには、心臓は酸素を豊富に含んだ血液を体の細胞や臓器に送り出すためにエネルギーを必要とする。あなたの体は、常に体の一部を修復したり、交換したり、清掃したりしている。寝ているときも体温をコントロールする必要がある。起きているときは、心臓の鼓動がより速くなり、肺の働きも活発になるので、さらに多くのエネルギーが必要になる。

　人が必要とするエネルギーは2つのもの――食べる食物と体内に脂肪として蓄積されたエネルギー――から得られる。脂肪は全身に分布しているが、余分な脂肪は主に腰回りなど特定の場所に蓄積される。私たちはみな、体格と活動量に応じて食べる量が異なる。一般的に、成人男性は1日に約2,500キロカロリーの食べ物を食べる。健康的でいるためには、その中に、83gの脂質、60gのたんぱく質、25gの食物繊維、そしてさまざまなミネラルやビタミンが含まれている必要がある。

　体重を増やしたいとき、その解決策は容易なものだ。より多く食べて、より多くカロリーを摂取することだ。体重を減らしたいときは、通常食べる量を減らして、カロリーの摂取を減らす必要があるが、運動も必要だ。運動が重要な理由は、体の機能と関係している。実は、あなたの体は体重が減るのを好まない。だから、食事を減らしても、自動的に脂肪が使われはじめるわけではない。普通は代わりに水分が失われ、さらに筋肉も失われる。

　運動する際、多くの様々な活動から選択できるし、それはあまり激しい運動である必要はないが、毎日20分から30分程度、規則正しく行う必要がある。心臓の健康を保つには、週に3回程度の活発な運動もおすすめだ。

2

〔解答〕
(11)　④　　(12)　②　　(13)　④　　(14)　③　　(15)　②
(16)　④

〔出題者が求めたポイント〕
(11)　application「適用、申請」。information「情報」。nomination「指名」。inspection「点検」。
(12)　no matter how ～「たとえどれほど～でも」。
(13)　it is about time S V「そろそろ～する時間だ」の V には過去形（仮定法過去）がくる。be 動詞は were になることが多い。
(14)　be willing to V「喜んで～する」。
(15)　used to V「以前は～だった」。
(16)　refer to「～に言及する、～を参照する」。apply for「～に申し込む」。insist on「～を主張する」。agree with「～に同意する」。

〔問題文訳〕
(11)　A：このエレベーターは定期点検のため、現在使用できません。
　　　B：では、また後ほどお伺いします。私は階段を使うのは好きではないので。
(12)　A：このところ忙しくて、朝食を食べないことが多いのです。
　　　B：どんなに忙しくても、健康のためには朝食を摂らないといけないよ。

⒀　Ａ：さて、そろそろお別れの時間です。
　　Ｂ：家に帰ったら、必ずメールを送ってね。いい？
⒁　Ａ：今日は、数学の宿題がたくさんあります。
　　Ｂ：心配しないで。手伝ってあげるよ。
⒂　Ａ：私の母は以前ほど園芸に興味がないようなの。
　　Ｂ：それはとても残念ね。
⒃　Ａ：私は、エネルギーとして使う化石燃料の量を減
　　　らすことが必要だと思います。
　　Ｂ：私もそれは重要なポイントだと思います。あな
　　　たに同意しますね。

3

〔解答〕
⒄　②　　⒅　④　　⒆　②　　⒇　③　　㉑　①

〔出題者が求めたポイント〕
⒄　though「〜だが」。because「〜なので」。so that「〜
　するように」。if「もし〜ならば」。
⒅　reduce「減らす」。infect「感染させる」。decay「腐
　敗する」。pollute「汚染する」。
⒆　offering「提供している」。causing「引き起こして
　いる」。removing「取り除いている」。damaging「損
　なっている」。
⒇　executive「重役」。active「活発な」。alternative「取
　って代わる」。positive「積極的な」。
㉑　flow「流出」。connection「連結」。limit「限界」。
　slope「傾斜」。

〔全訳〕
　産業社会は、家庭を営み、自動車を走らせ、工場を操
業するのに膨大なエネルギーを必要とする。このエネル
ギーの80％以上は、石炭、石油、天然ガスを燃やすこ
とによって得られる。これらは、何百万年も前に地球上
に生息していた植物や小さな海の生き物からできたもの
なので、化石燃料と呼ばれている。化石燃料には、ガソ
リンやディーゼルエンジン、ジェット機用燃料など、石
油からつくられる燃料も含まれる。
　たいていの大規模発電所は化石燃料を燃焼させてい
る。その熱が、水を沸騰させ、蒸気をつくるのに使われ
る。その蒸気の力が、発電機を駆動するタービンを回転
させる。化石燃料の燃焼に関しては、主に2つの問題が
ある。第一は、化石燃料から排出されるガスが大気を汚
染することである。二酸化炭素は太陽の熱を取り込み、
地球温暖化を引き起こしている可能性があるのだ。第二
は、化石燃料は代替がきかないことだ。いずれは枯渇し
てしまうので、新しいエネルギー源を見つけなければな
い。
　化石燃料の使用を減らすには、取って代わるエネルギ
ー源が必要だ。将来性のあるものがある。水力発電は、
ダムの背後にある湖からの水の流出を利用して発電する
システムだ。太陽光パネルは、太陽の放射エネルギーを
使って水を温め、一方、太陽電池はそれを用いて発電す
る。風力発電は、巨大なタービン、つまり風車によって
発電機を稼働させる。

数　学

解答　4年度

第Ⅱ期

❶

〔解答〕

(1)

アイ	ウ
10	1

(2)

エ	オ	カ	キ	ク	ケ	コ	サ
6	5	6	3	2	3	2	3

(3)

シ	ス	セ
1	5	4

(4)

ソ	タ	チ
2	2	2

〔出題者が求めたポイント〕

(1) 式の計算

商を $(3x-m)$ とする。

$3x^3+x^2-ax-3=(x^2-x-b)(3x-m)-3x+1$

として、左辺と右辺の x^n の係数が同じになるような a, b, m を求める。

(2) 三角関数，2次関数

$\cos 2x=1-2\sin^2 x$

$f(x)$ を $\sin x$ について平方完成する。

$f(x)=-a(\sin x-p)^2+q$ となるとき，

$\sin x=p$ のとき最大値 q。最小値は，$\sin x=1$ のとき と $\sin x=-1$ のときの $f(x)$ の値の小さい方である。

(3) 指数関数，2次関数

$2^{2x}+2^{-2x}=(2^x+2^{-x})^2-2$

$2^x+2^{-x}=t$ として，$f(x)$ を t の2次式で表わし t について平方完成させて最小値を求める。

$a>0$, $b>0$ のとき，$a+b\geqq 2\sqrt{ab}$

(4) 平面図形

円と直線の交点を求める。

円を $x^2+y^2+ax+by+c=0$ として，通る3点を代入して，a, b, c を求める。

〔解答のプロセス〕

(1) 商を $3x-m$ とする。

$3x^3+x^2-ax-3=(3x-m)(x^2-x-b)-3x+1$

$\qquad =3x^3+(-3-m)x^2-(3b-m+3)x+bm+1$

$-3-m=1$, $3b-m+3=a$, $bm+1=-3$

従って，$m=-4$, $b=1$, $a=10$

(2) $\cos 2x=1-2\sin^2 x$

$f(x)=2\sin x+1-2\sin^2 x$

$\qquad =-2\left(\sin x-\dfrac{1}{2}\right)^2+\dfrac{3}{2}$

$\sin x=\dfrac{1}{2}$ のとき，$x=\dfrac{\pi}{6}$, $\dfrac{5}{6}\pi$ で，

このとき，$f(x)$ は最大値で，$\dfrac{3}{2}$

$\sin x=1$ のとき，$f(x)=1$

$\sin x=-1$ のとき，$f(x)=-3$（最小）

$x=\dfrac{3}{2}\pi$ のとき最小値で，-3

(3) $2^x+2^{-x}=t$ とおく。

$2^{2x}+2^{-2x}=(2^x+2^{-x})^2-2\cdot 2^x\cdot 2^{-x}=t^2-2$

$t=2^x+2^{-x}\geqq 2\sqrt{2^x\cdot 2^{-x}}=2$　より　$t\geqq 2$

$f(x)=t^2-2-5t+7=t^2-5t+5$

$\qquad =\left(t-\dfrac{5}{2}\right)^2-\dfrac{5}{4}$

$t=\dfrac{5}{2}(\geqq 2)$ のとき，$2^x+2^{-x}=\dfrac{5}{2}$

$2\cdot (2^x)^2-5(2^x)+2=0$

$(2\cdot 2^x-1)(2^x-2)=0$

$2^x=\dfrac{1}{2}$ より $x=-1$，$2^x=2$ より $x=1$

従って，$x=\pm 1$ のとき最小値 $-\dfrac{5}{4}$

(4) $x^2+y^2=4$ と $y=-x+1$ の交点

$x^2+(-x+1)^2=4$　より　$2x^2-2x-3=0$

$x=\dfrac{1\pm\sqrt{7}}{2}$　より　$y=\dfrac{1\mp\sqrt{7}}{2}$（複号同順）

円の方程式を $x^2+y^2+ax+bx+c=0$　とする。

$\left(\dfrac{1+\sqrt{7}}{2}\right)^2+\left(\dfrac{1-\sqrt{7}}{2}\right)^2$

$\qquad\qquad +a\left(\dfrac{1+\sqrt{7}}{2}\right)+b\left(\dfrac{1-\sqrt{7}}{2}\right)+c=0$

$\dfrac{1+\sqrt{7}}{2}a+\dfrac{1-\sqrt{7}}{2}b+c+4=0$　……①

$\left(\dfrac{1-\sqrt{7}}{2}\right)^2+\left(\dfrac{1+\sqrt{7}}{2}\right)^2$

$\qquad\qquad +a\left(\dfrac{1-\sqrt{7}}{2}\right)+b\left(\dfrac{1+\sqrt{7}}{2}\right)+c=0$

$\dfrac{1-\sqrt{7}}{2}a+\dfrac{1+\sqrt{7}}{2}b+c+4=0$　……②

(3, 1) を通るので，$9+1+3a+b+c=0$　……③

①－②より　$\sqrt{7}(a-b)=0$　よって，$a=b$

①より　$a+c+4=0$，③より　$4a+c+10=0$

従って，$a=-2$, $b=-2$, $c=-2$

❷

〔解答〕

(1)

ツ	テ
2	8

(2)

ト	ナ	ニ	ヌ	ネ
8	7	2	3	4

〔出題者が求めたポイント〕

対数関数，2次関数

(1) $\log_a b=\dfrac{\log_c b}{\log_c a}$ を使ってすべて $\log_2 ○$ の形にする。

$\log_2 x=t$ として2次方程式にして t を求めて x の値を求める。

(2) $\log_2 x$ について平方完成して，増減表をつくる。

〔解答のプロセス〕

(1) $\log_2 x=t$ とする。

$\log_x 2=\dfrac{\log_2 2}{\log_2 x}=\dfrac{1}{\log_2 x}=\dfrac{1}{t}$

$\dfrac{1}{t}+t=\dfrac{10}{3}$　より　$3t^2-10t+3=0$

$(3t-1)(t-3)$　より　$t=\dfrac{1}{3}$, 3

$\log_2 x=\dfrac{1}{3}$　より　$x=\sqrt[3]{2}$

$\log_2 x=3$　より　$x=2^3=8$

(2)　$y=\left(\log_2 x-\dfrac{1}{2}\right)^2-\dfrac{1}{4}+1=\left(\log_2 x-\dfrac{1}{2}\right)^2+\dfrac{3}{4}$

$\log_2 x=\dfrac{1}{3}$ のとき,

$y=\left(\dfrac{1}{3}-\dfrac{1}{2}\right)^2+\dfrac{3}{4}=\dfrac{1}{36}+\dfrac{3}{4}=\dfrac{7}{9}$

$\log_2 x=3$ のとき, $y=\left(3-\dfrac{1}{2}\right)^2+\dfrac{3}{4}=\dfrac{25}{4}+\dfrac{3}{4}=7$

$\log_2 x$	$\dfrac{1}{3}$		$\dfrac{1}{2}$		3
y	$\dfrac{7}{9}$	↘	$\dfrac{3}{4}$	↗	7

$\log_2 x=\dfrac{1}{2}$ のとき, $x=2^{\frac{1}{2}}=\sqrt{2}$

$\log_2 x=3$ のとき, $x=8$

$x=8$ で最大値 7, $x=\sqrt{2}$ で最小値 $\dfrac{3}{4}$

3
〔解答〕

(1) 　(2) 　(3)

ノ	ハヒ
1	10

フ
0

ヘ	ホ
3	5

〔出題者が求めたポイント〕

集合

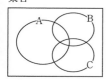

(1)　$P(A\cap B\cap \overline{C})=P(A\cap B)-P(A\cap B\cap C)$

(2)　$P(C\cap \overline{A\cup B})=P(C)-P(C\cap(A\cup B))$
　　　$=P(C)-\{P(A\cap C)+P(B\cap C)-P(A\cap B\cap C)\}$

(3)　$P(A\cap(B\cup C))$
　　　　　$=P(A\cap B)+P(A\cap C)-P(A\cap B\cap C)$
　$P(B\cup C)=P(B)+P(C)-P(B\cap C)$
　$P(\overline{A}\cap(B\cup C))=P(B\cup C)-P(A\cap(B\cup C))$
　$P(A)=P(A\cup B\cup C)-P(\overline{A}\cap(B\cup C))$

〔解答のプロセス〕

(1)　$P(A\cap B\cup \overline{C})=P(A\cap B)-P(A\cap B\cap C)$
　　　　　　　　$=\dfrac{1}{5}-\dfrac{1}{10}=\dfrac{1}{10}$

(2)　$P(C\cap \overline{A\cup B})=P(C)-P(C\cap(A\cup B))$
　　　$=P(C)-\{P(A\cap C)+P(B\cap C)-P(A\cap B\cap C)\}$
　　　$=\dfrac{3}{5}-\left(\dfrac{2}{5}+\dfrac{3}{10}-\dfrac{1}{10}\right)=\dfrac{3}{5}-\dfrac{3}{5}=0$

(3)　$P(A\cap(B\cup C))$
　　　$=P(A\cap B)+P(A\cap C)-P(A\cap B\cap C)$
　　　$=\dfrac{1}{5}+\dfrac{2}{5}-\dfrac{1}{10}=\dfrac{5}{10}=\dfrac{1}{2}$
　$P(B\cup C)=P(B)+P(C)-P(B\cap C)$
　　　$=\dfrac{1}{2}+\dfrac{3}{5}-\dfrac{3}{10}=\dfrac{8}{10}=\dfrac{4}{5}$
　$P(\overline{A}\cap(B\cup C))=P(B\cup C)-P(A\cap(B\cup C))$
　　　$=\dfrac{4}{5}-\dfrac{1}{2}=\dfrac{3}{10}$
　$P(A)=P(A\cup B\cup C)-P(\overline{A}\cap(B\cup C))$
　　　$=\dfrac{9}{10}-\dfrac{3}{10}=\dfrac{6}{10}=\dfrac{3}{5}$

4
〔解答〕

(1)

マ	ミ
2	3

(2)

ム	メ
2	3

〔出題者が求めたポイント〕

積分法

(1)　$\displaystyle\int_0^2 f(x)dx=k$ として, 左辺を計算して代入する。

(2)　(1)と同様にする。

$\displaystyle\int_0^2 g(x)dx=\int_0^1 g(x)dx+\int_1^2 g(x)dx(=k)$

と分けて, 絶対値をはずして積分する。

$0<a<1$ のとき解が無いことを示し, $1<a$ とし

$\displaystyle\int_0^a g(x)dx=\int_0^1 g(x)dx+\int_1^a g(x)dx=\dfrac{4}{3}$ とし a を

求める。

〔解答のプロセス〕

(1)　$\displaystyle\int_0^2 f(x)dx=k$ とする。$f(x)=x^2+k-1$

$\displaystyle\int_0^2 (x^2+k-1)dx=\left[\dfrac{1}{3}x^3+(k-1)x\right]_0^2$

　　　　　　　　　$=\dfrac{8}{3}+2(k-1)=2k+\dfrac{2}{3}$

よって, $2k+\dfrac{2}{3}=k$　従って, $k=-\dfrac{2}{3}$

(2)　$\displaystyle\int_0^2 g(x)dx=k$ とおく, $g(x)=|x^2-1|+k$

$\displaystyle\int_0^1 (-x^2+1+k)dx+\int_1^2 (x^2-1+k)dx$

$=\left[-\dfrac{x^3}{3}+(1+k)x\right]_0^1+\left[\dfrac{x^3}{3}+(k-1)x\right]_1^2$

$=\dfrac{2}{3}+k+\left(2k+\dfrac{2}{3}\right)-\left(k-\dfrac{2}{3}\right)=2k+2$

$2k+2=k$　より　$k=-2$

$0<x<1$ のとき, $g=-x^2+1-2=-x^2-1$

$1<x$ のとき, $g=x^2-1-2=x^2-3$

$a<1$ のとき

$$\int_0^a (-x^2-1)dx = \left[-\frac{x^3}{3} - x \right]_0^a = -\frac{a^3}{3} - a$$

$-\dfrac{a^3}{3} - a < 0$　より不適

$1 < a$ のとき，

$$\int_0^1 (-x^2-1)dx + \int_1^a (x^2-3)dx$$

$$= \left[-\frac{x^3}{3} - x \right]_0^1 + \left[\frac{x^3}{3} - 3x \right]_1^a = \frac{1}{3}a^3 - 3a + \frac{4}{3}$$

$\dfrac{1}{3}a^3 - 3a + \dfrac{4}{3} = \dfrac{4}{3}$　より　$\dfrac{1}{3}a(a+3)(a-3) = 0$

従って，$a = 3$

化　学

解答

4年度

1

〔解答〕

問1 [1]③　　問2 [2]③　　問3 [3]③　　問4 [4]⑥

問5 [5]③

〔出題者が求めたポイント〕

物質の分類，イオンの価数，分子の極性，結晶の種類，価電子の数

〔解答のプロセス〕

問1 [1]　①窒素，酸素，アルゴンなどの混合物

②液体の炭化水素の混合物

③分子式 $H_2C_2O_4$ の純物質（化合物）

④水と殺菌剤の混合物　　⑤水と塩化水素の混合物

⑥酸化アルミニウムの水和物と土の混合物

問2 [2]　(a) Ca^{2+}，2価　　(b) NO_3^-，1価

(c) Al^{3+}，3価　　(d) SO_4^{2-}，2価

(a)と(d)の価数が同じである。

問3 [3]　① HF，異種2原子分子で極性分子

② H_2S，折れ線形で極性分子

③ CO_2，左右対称の直線形で無極性分子

④ H_2O，折れ線形で極性分子

⑤ NH_3，三角錐形で極性分子

⑥ HCl，異種2原子分子で極性分子

問4 [4]　①正　Al^{3+} と O^{2-} からなるイオン結晶

②正　CO_2 の固体で，結晶は分子結晶

③正　C 6原子の正六角形の連続した平面の積重ねで共有結合結晶

④正　H_2O 分子が水素結合で結合した分子結晶

⑤正　Ca 原子が金属結合で結合した金属結晶

⑥誤り　ヨウ素は2原子分子 I_2 で，結晶は分子結晶

問5 [5]　① $_5B$ の電子配置は K 殻2個，L 殻3個。価電子（最外殻電子）は3個。

② $_{19}K$ の電子配置は K 殻2個，L 殻8個，M 殻8個，N 殻1個で，価電子は1個。

③ $_{16}S$ の電子配置は K 殻2個，L 殻8個，M 殻6個で価電子は6個。

④ $_{10}Ne$ の電子配置は K 殻2個，L 殻8個。最外殻電子は8個だが，他原子と結合しないので価電子は0個としている。

⑤ $_7N$ の電子配置は K 殻2個，L 殻5個で価電子は5個。

⑥ $_{12}Mg$ の電子配置は K 殻2個，L 殻8個，M 殻2個で価電子は2個。

2

〔解答〕

問1 (1) [6]②　　(2) [7]①　　(3) [8]③

問2 [9]②　　[10]③　　[11]③

問3 [12]③　　[13]④　　[14]⑤

問4 [15]⑤

〔出題者が求めたポイント〕

溶液の濃度，溶解度，化学反応式による計算，物質量

〔解答のプロセス〕

問1 (1) [6]　必要なグルコースは

$$0.250\,mol/L \times \frac{600}{1000}\,L = 0.150\,mol$$

質量は，$180\,g/mol \times 0.150\,mol = 27.0\,g$

(2) [7]　溶液は　$20\,g + 180\,g = 200\,g$

溶質は $CuSO_4$ で

$$20\,g \times \frac{CuSO_4}{CuSO_4 \cdot 5H_2O} = 20\,g \times \frac{160}{250} = 12.8\,g$$

質量%濃度 $= \dfrac{溶質の質量}{溶液の質量} \times 100$

$$= \frac{12.8}{200} \times 100 = 6.40\%$$

(3) [8]　塩酸1Lをとると，その質量は1200 g。そのうち塩化水素は　$1200 \times \dfrac{36.5}{100}\,g$　で

物質量は

$$\frac{1200 \times \dfrac{36.5}{100}\,g}{36.5\,g/mol} = 12.0\,mol$$

1L 中に HCl が 12.0 mol 含まれるから 12.0 mol/L

問2 [9]　溶解度より

$$\frac{溶質量}{飽和溶液量} = \frac{60.0\,g}{(100+60.0)g} = \frac{x\,(g)}{400\,g}$$

$$x = 150\,(g)$$

[10]　溶解度について

$$\frac{溶質量}{溶媒量} = \frac{25.0\,g}{125\,g} = \frac{x\,(g)}{100\,g} \qquad x = 20.0\,(g/\,水\,100\,g)$$

[11]　25%水溶液400 g 中の

物質 X：$400\,g \times \dfrac{25.0}{100} = 100\,g$

水　　：$400\,g \times \dfrac{75.0}{100} = 300\,g$

20℃で水 300 g に溶ける物質 X は

$$20.0\,g \times \frac{300\,g}{100\,g} = 60.0\,g$$

よって析出する物質 X は　$100\,g - 60.0\,g = 40.0\,g$

問3 [12]　$a = 1$ とすると，C の数より $c = 6$，H の数より $d = 6$，O の数より　$6 + 2b = 12 + 6$

$b = 6$

[13]　グルコース（分子量180）1 mol の燃焼により二酸化炭素6 mol が生じるから

$$\frac{3.00\,g}{180\,g/mol} \times 6 = 0.10\,mol$$

[14]　グルコース1 mol の燃焼により水（分子量18.0）6 mol が生じるから

$$18.0\,\text{g/mol} \times \frac{3.00\,\text{g}}{180\,\text{g/mol}} \times 6 = 1.80\,\text{g}$$

問4 ⑮　(a) $O_2 = 32.0$　であるから

$$\frac{64\,\text{g}}{32.0\,\text{g/mol}} = 2.0\,\text{mol}$$

(b) $\dfrac{33.6\,\text{L}}{22.4\,\text{L/mol}} = 1.50\,\text{mol}$

(c) CH_3COOH（分子量 60.0）1分子中に炭素原子2個が含まれるから

$$\frac{90\,\text{g}}{60.0\,\text{g/mol}} \times 2 = 3.0\,\text{mol}$$

よって　(c)＞(a)＞(b)

❸

〔解答〕

問1 ⑯③　　問2 ⑰①　　問3 ⑱④　　問4 ⑲⑥
問5(1)⑳③　(2)㉑⑤　(3)㉒④

〔出題者が求めたポイント〕

金属のイオン化傾向，塩の液性，中和曲線と酸・塩基，酸化数，酸化還元滴定

〔解答のプロセス〕

問1 ⑯　実験1　塩酸と反応して気体（水素）が発生するのは水素よりイオン化傾向が大きい金属であるから
　　A，B＞水素＞C
　　実験2　亜鉛を入れると単体が析出するのは，亜鉛よりイオン化傾向の小さい金属であるから
　　B＞亜鉛＞A，C
　　よってイオン化傾向の順は　B＞A＞C

問2 ⑰　水溶液が酸性を示すのは強酸と弱塩基の塩で，①が該当。HCl は強酸，NH_3 は弱塩基。
　　②，③は弱酸の H_2CO_3 と強塩基の NaOH の塩で塩基性，⑤は弱酸の CH_3COOH と強塩基の NaOH の塩で塩基性である。
　　④は強酸の HCl と強塩基の KOH の塩で中性である。

問3 ⑱　酸 a の価数を x とすると，NaOH 水溶液 15mL で中和したから

$$0.10 \times \frac{15.0}{1000}\,\text{mol} \times x = 0.10 \times \frac{15}{1000}\,\text{mol} \times 1$$

$$x = 1$$

滴定曲線より中和点は塩基性なので，a は1価の弱酸。選択肢より a は酢酸である。
　　酸 b の価数を y とすると，NaOH 水溶液 30mL で中和したから

$$0.10 \times \frac{15.0}{1000}\,\text{mol} \times y = 0.10 \times \frac{30}{1000}\,\text{mol} \times 1$$

$$y = 2$$

滴定曲線より中和点は中性なので，b は2価の強酸。選択肢より b は硫酸である。

問4 ⑲　N の酸化数は
　　A：$x + (-2) \times 2 = 0$　　$x = +4$
　　B：単体なので 0

C：$x + (+1) \times 3 = 0$　　$x = -3$
よって，C＜B＜A

問5(1)⑳　①正　MnO_4^- の Mn の酸化数は
　　$x + (-2) \times 4 = -1$　　より，$x = +7$
　　Mn^{2+}：単原子イオンであるから $+2$
　　②正　単原子イオンであるから Fe の酸化数は
　　Fe^{2+}：$+2$，Fe^{3+}：$+3$
　　③誤り　Fe^{2+} は e^- を与えているから還元剤
　　④正　授受する電子数より MnO_4^- と Fe^{2+} の数の比は，1：5 である。
　　⑤正　塩酸は $KMnO_4$ により酸化され，硝酸は Fe^{2+} を酸化するので，$KMnO_4$ の反応量が正しく求められない。
　　$2Cl^- \longrightarrow Cl_2 + 2e^-$
　　$HNO_3(希) + 3H^+ + 3e^- \longrightarrow 2H_2O + NO$

(2)㉑　$KMnO_4$ と $FeSO_4$ の物質量の比より

$$0.250\,\text{mol/L} \times \frac{15.6}{1000}\,\text{L} : x\,[\text{mol/L}] \times \frac{25.0}{1000}\,\text{L}$$

$$= 1 : 5$$

$$x = 0.780\,[\text{mol/L}]$$

(3)㉒　ホールピペット，ビュレットが濡れていると，量り取る溶液，滴下する溶液が薄まってしまい正しい滴定結果が得られないので，共洗いをして用いる。
　　コニカルビーカーに入れる溶液はホールピペット，ビュレットにより正確に求められるので，濡れていても構わない。

❹

〔解答〕

問1(1)㉓④　(2)㉔⑤　(3)㉕⑥　(4)㉖②　(5)㉗①
問2(1)㉘②　(2)㉙③　(3)㉚④　(4)㉛⑥　(5)㉜⑧

〔出題者が求めたポイント〕

気体の発生，芳香族化合物の推定

〔解答のプロセス〕

問1(1)㉓　ギ酸が脱水されて一酸化炭素（無色無臭）が発生
　　$HCOOH \longrightarrow H_2O + CO$
(2)㉔　銅が酸化されて一酸化窒素（無色）が発生。
　　$3Cu + 8HNO_3 \longrightarrow 3Cu(NO_3)_2 + 4H_2O + 2NO$
(3)㉕　揮発性の塩化水素（無色刺激臭）が発生。
　　$NaCl + H_2SO_4 \longrightarrow NaHSO_4 + HCl$
(4)㉖　塩酸が酸化されて塩素（黄緑色刺激臭）が発生。
　　$CaCl(ClO) \cdot H_2O + 2HCl \longrightarrow CaCl_2 + 2H_2O + Cl_2$
(5)㉗　塩素酸カリウムが分解して酸素（無色無臭）が発生
　　$2KClO_3 \longrightarrow 2KCl + 3O_2$

問2(1)㉘　トルエンが酸化されて安息香酸になる。

　　〔ベンゼン環〕$-CH_3 + 3O \longrightarrow$ 〔ベンゼン環〕$-COOH + H_2O$

(2)㉙　$FeCl_3$ で呈色するのはフェノール。フェノールは炭酸より弱い酸なので炭酸水素ナトリウムと反応しない。
(3)㉚　二酸化炭素が結合してサリチル酸ナトリウムになる。

(4) [31]　さらし粉で赤紫色になるのはアニリンの特徴。

(5) [32]　水素が付加してシクロヘキサンになる。

生　物

解答　4年度

1

〔解答〕

問1　④　　問2　②　　問3　①
問4　(オ)④　(カ)⑤　(キ)⑨　　問5　①

〔出題者が求めたポイント〕

動物の組織・細胞

問2　①は神経組織，③は筋組織，④は結合組織に属する細胞の特徴である。

問4　(オ)はミトコンドリア，(カ)はゴルジ体，(キ)は細胞膜を示している。①は核，②は核膜，③⑧は葉緑体，⑥は液胞，⑦はリボソームの働きである。

2

〔解答〕

問1　⑧　　問2　④　　問3　①　　問4　⑤
問5　(1)②　　(2)⑤⑥

〔出題者が求めたポイント〕

呼吸

問1，2　グルコース1分子は，解糖系で炭素数が3のピルビン酸2分子に分解される。その後，ピルビン酸はミトコンドリアのマトリックスに取り込まれ，CO_2 が外されて，炭素数が2のアセチル CoA に変換される。アセチル CoA は，クエン酸回路に入り，炭素数が4のオキサロ酢酸と結合し，炭素数が6のクエン酸1分子となる。解糖系とクエン酸回路で生成された $NADH$ と $FADH_2$ は，電子伝達系に電子を渡し，そのエネルギーを利用して多量の ATP が合成される。

問3　$NADH$ と $FADH_2$ から渡された電子のエネルギーによって，H^+ がマトリックスから膜間腔に能動輸送される。そうしてつくられる H^+ の濃度差を利用して，H^+ が ATP 合成酵素を通って膜間腔からマトリックスへ受動輸送される際に ATP が合成される。

問4　グルコース1分子を呼吸基質としたときに合成される最大の ATP は，解糖系で2分子，クエン酸回路で2分子，電子伝達系で34分子の，合計38分子となる。

問5　(2)　呼吸基質1gを完全に分解するのに必要な酸素の量は，炭水化物，タンパク質，脂肪の順で多くなる。

3

〔解答〕

問1　⑥　　問2　②　　問3　③　　問4　⑤
問5　①②　　問6　④　　問7　④

〔出題者が求めたポイント〕

遺伝子の発現

問1　DNA ポリメラーゼは，DNA 鎖の3′末端にある

OH 基を認識して次のヌクレオチドを結合させる。

問3　センス鎖の T を U に変えると転写してできた RNA となる。選択肢は 5′ と 3′ の位置がアンチセンス鎖と同じになっていることに注意する。

問4　人工 RNA の U と G の割合は 4：1 なので，この RNA の塩基が U である確率は 4/5，G である確率は 1/5 である。そこで，コドンの3つ組塩基が GGG となる確率は $(1/5)^3 = 1/125$，UUU となる確率は $(4/5)^3 = 64/125$ となる。

問5　実験結果より，フェニルアラニンの割合を 64 と考えると，バリンは約 20，ロイシンとシステインは 16，グリシンは約 5，トリプトファンは約 4 となる。ロイシンの割合はフェニルアラニン（UUU）の 1/4 である。フェニルアラニン（64/125）の 1/4 なのでロイシンは 16/125 で生じることとなる。するとコドンは，$4/5 × 4/5 × 1/5 = 16/125$ から，2つの U と 1つの G であることがわかる。バリンとグリシンはコドンの1番目の塩基が G となっていることと，グリシンの生じる割合から，GUU はバリンのコドンであることがわかる。UUG と UGU はシステインのコドンである可能性もある。

問6　トリプトファンは 4/125 生じることから，コドンは，$4/5 × 1/5 × 1/5 = 4/125$ より，1つの U と 2つの G であることがわかる。GUG と GGU は1番目の塩基が G となっていることと，実験結果でそれぞれのアミノ酸が生じる割合から，バリンまたはグリシンのコドンとわかるので，トリプトファンのコドンは UGG である。（バリンのコドンは GUU と GUG または GGU，グリシンのコドンは GGG と GUG または GGU である。）

問7　20種類のアミノ酸がランダムに4個結合するのだから，$20^4 = 1.6 × 10^5$ となる。

4

〔解答〕

問1　②　　問2　(1)④　　(2)②　　問3　②③
問4　(1)④　　(2)④　　(3)②

〔出題者が求めたポイント〕

体内環境

問1　肺静脈からの血液は左心房に流れ込む。

問2　(2)腎小体は皮質にある。

問3　(2)　放熱，伝導や対流による熱放散量は外気温の上昇とともに低下するが，蒸発による熱放散量は逆に上昇する。この二つを合わせて判断すると，④のようになる。

5

〔解答〕

問1　ア：⑧　イ：③　ウ：⓪　エ：⑦　オ：⑨

問2　③　　問3　②　　問4　(i)②　(ii)④

〔出題者が求めたポイント〕

植生

問1　ア．$(3＋2＋1＋1)÷6≒1.2$　イ．$2÷6≒0.3$
　　ウ．$(2＋1＋1＋2＋3＋1)÷6≒1.7$　エ．$6÷6＝1.0$
　　オ．$(1＋3＋4)÷6≒1.3$

問3　調査した地域に生育する植物はすべて草本である。

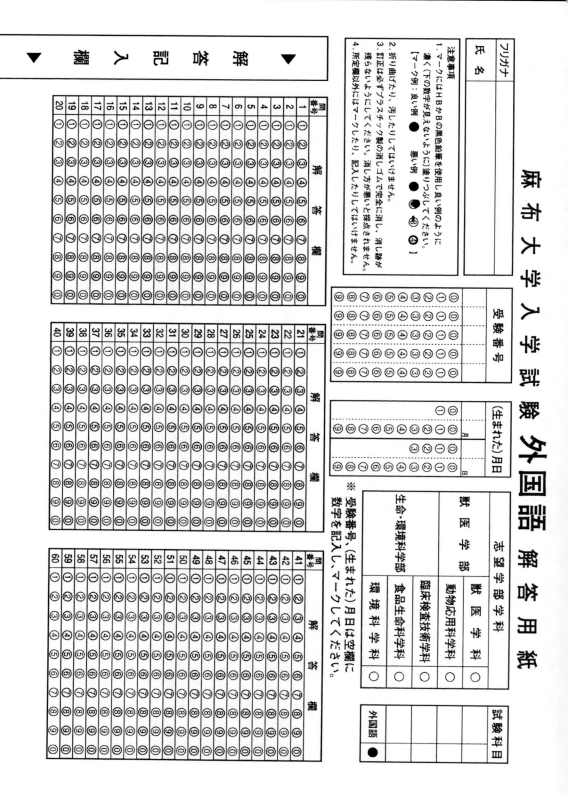

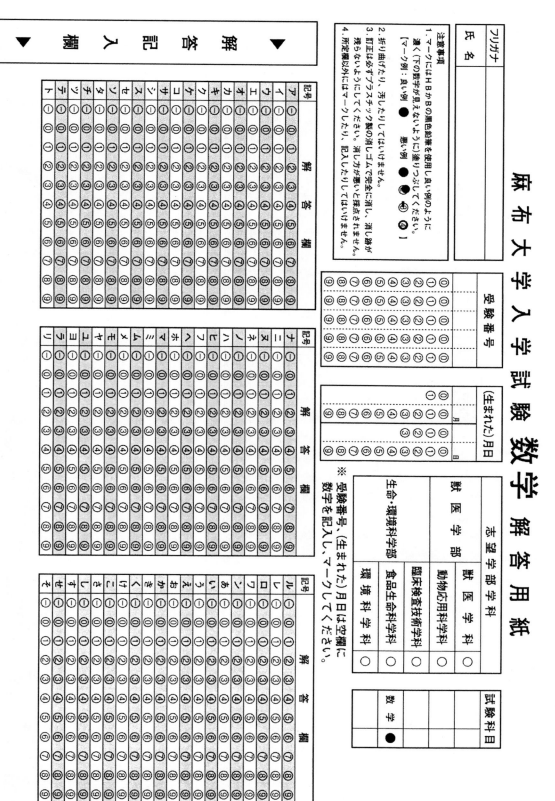

▼ 解答記入欄 ▼

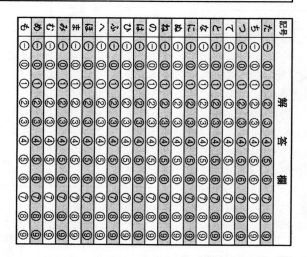

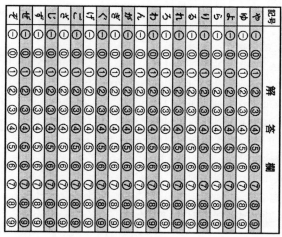

この解答用紙は 124％に拡大すると、ほぼ実物大になりま

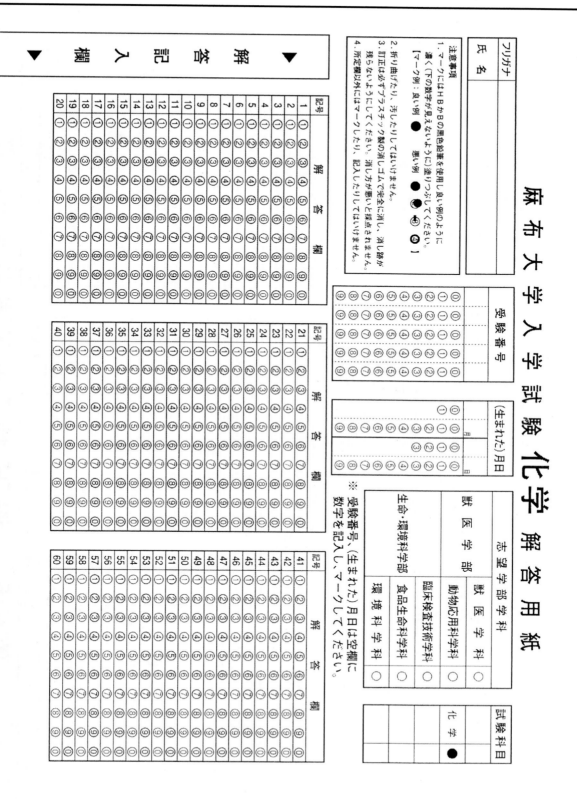

この解答用紙は124%に拡大すると、ほぼ実物大になります。

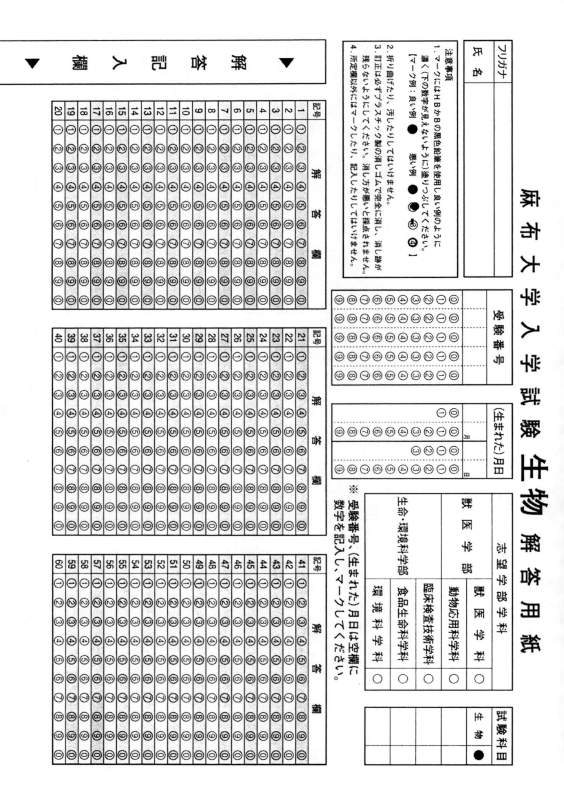

この解答用紙は124％に拡大すると、ほぼ実物大になりま

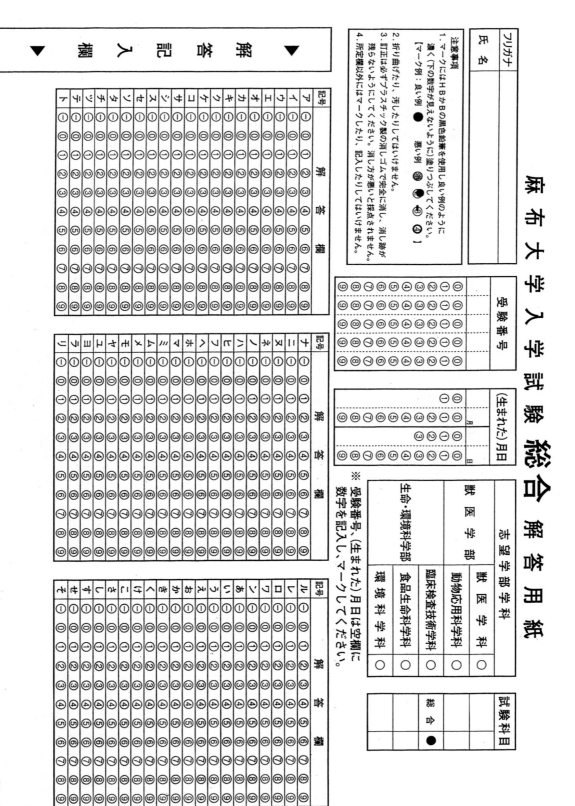

麻布大学入学試験　総合　解答用紙

フリガナ

氏　名

注意事項
1. マークにはHBかBの黒色鉛筆を使用し良い例のように濃く（下の数字が見えないように）に塗りつぶしてください。
［マーク例：良い例 ● 悪い例 ⦿ ◐ ◑ ）］
2. 折り曲げたり、汚したりしてはいけません。
3. 訂正は必ずプラスチック製の消しゴムで完全に消し、消し跡が残らないようにしてください。消し方が悪いと採点されません。
4. 所定欄以外にはマークしたり、記入したりしてはいけません。

受験番号

（生まれた）月日

月　日

志望学部学科

試験科目		
獣 医 学 部	獣 医 学 科	○
	動物応用科学科	○
	臨床検査技術学科	○
生命・環境科学部	食品生命科学科	○
	環境科学科	○

試験科目	
総合	●

※ 受験番号、（生まれた）月日は空欄に数字を記入し、マークしてください。

▼ 解 答 記 入 欄 ▼

裏面へつづく ※

この解答用紙は124%に拡大すると、ほぼ実物大になります。

▼ 解 答 記 入 欄 ▼

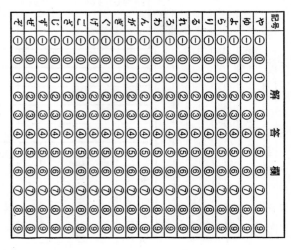

麻布大学　生命・環境科学部 / 獣医学部動物応用科学科　入試問題と解答

令和5年6月28日　初版第1刷発行

編　集　　みすず学苑中央教育研究所

発行所　　株式会社ミスズ　　　　　　　　　　定価　本体 3,100 円＋税

　　　　　〒167－0053

　　　　　東京都杉並区西荻南2丁目17番8号

　　　　　　　　　　ミスズビル1階

　　　　　電　話　03（5941）2924（代）

印刷所　　タカセ株式会社

●本シリーズ掲載の入試問題について、万一、掲載許可手続きに遺漏や不備があると思われるものがありましたら、当社までお知らせ下さい。

●乱丁・落丁等につきましてはお取り替えいたします。

●本書の内容についてのお問合せは、具体的な質問内容を明記のうえ、ハガキ・封書を当社宛にお送りいただくか、もしくは下記のアドレスまでお問合せ願います。

〈 お問合せ用アドレス：https://www.examination.jp/contact/ 〉

ISBN978-4-86792-003-9